Gesundheitsförderung
und
Selbsthilfe
Band Nr. 8

Rolf Rosenbock
Michael Bellwinkel
Alfons Schröer (Hrsg.)

Primärprävention im Kontext sozialer Ungleichheit

Wissenschaftliche Gutachten
zum BKK-Programm
'Mehr Gesundheit für alle'

Herausgeber:
Bundesverband der
Betriebskrankenkassen
Kronprinzenstraße 6
D-45128 Essen

Abteilung Gesundheit
Telefon: 0201/179-1261
Telefax: 0201/179-10 14
Email: gesundheit@bkk-bv.de
Internet: www.bkk.de

Layout:
Margret Kuhn
Rüdiger Lamm

Druck und Verlag:
Wirtschaftsverlag NW
Verlag für neue Wissenschaft GmbH
Bürgermeister-Smidt-Str. 74 - 76
D-27568 Bremerhaven
Telefon: 0471/ 9 45 44 - 0
Telefax: 0471/ 9 45 44 - 77
Email: info@nw-verlag.de
Internet: www.nw-verlag.de

Nachdruck oder fotomechanische
Wiedergabe, auch auszugsweise,
nur mit Genehmigung des Herausgebers

® Eingetragene Marke des
   BKK Bundesverbandes

1. Auflage 2004

ISBN 3-86509-226-8

Inhaltsverzeichnis

I   Vorwort des BKK Bundesverbandes 1

II   Primäre Prävention zur Verminderung sozial bedingter Ungleichheit von Gesundheitschancen – Problemskizze und ein Politikvorschlag zur Umsetzung des § 20 Abs. 1 SGB V durch die GKV
Prof. Dr. Rolf Rosenbrock 7

III   Die Praxis der Gesundheitsförderung im Setting
Dipl.-Soz. Holger Kilian; Dr. Raimund Geene
Dipl.-Psych. Tanja Philippi; Dipl.-Öktotrophologe Dietmar Walter 151

IV   Der Stadtteil als Ort von Gesundheitsförderung – Erfahrungen und Befunde aus stadtteilbezogenen Projekten
Dipl.-Soz. Gesine Bär, Dr. Martina Buhtz, Dr. Heike Gerth 233

V   Partizipative Qualitätssicherung und Evaluation für Präventionsangebote in Settings
Dr. Michael T. Wright, LICSW, MS 297

Autorenverzeichnis   **347**

I   Vorwort des BKK Bundesverbandes

Seit dem Jahr 2000 haben die Krankenkassen in Gestalt des § 20 SGB V wieder eine gesetzliche Grundlage für die Durchführung von Gesundheitsförderung und Prävention, nachdem ihnen diese zwischenzeitlich entzogen worden war. Danach sollen die Krankenkassen Leistungen zur allgemeinen primären Prävention und zur betrieblichen Gesundheitsförderung erbringen. Von vielen zunächst wenig beachtet ist eine Bestimmung, wonach Krankenkassen damit „insbesondere einen Beitrag zur Verminderung sozial bedingter Ungleichheit von Gesundheitschancen erbringen" sollen. Diese etwas sperrige Formulierung bedeutet letztlich nichts anderes, als dass Krankenkassen Primärprävention gerade für sozial Benachteiligte nutzbar machen sollen. Die Krankenkassen haben damit vom Gesetzgeber einen sozialkompensatorischen Auftrag erhalten, der in dieser Form für die gesamte Sozialversicherung ein absolutes Novum darstellt. Für die Krankenkassen bedeutet dies Ehre und Bürde zugleich: Ehre, weil ihnen zugetraut wird, neue Ansätze der Gesundheitsförderung und Prävention für sozial Benachteiligte zu entwickeln, Bürde, weil dieses Feld noch vergleichsweise unerschlossen ist und von den Krankenkassen eine enorme Innovations- und Entwicklungsleistung fordert.

Gleichwohl ist der im Gesetz geforderte Ansatz, spezielle Wege der Gesundheitsförderung und Prävention für sozial Benachteiligte zu suchen, richtig. Denn die Erfahrungen aus den 90er Jahren, als die Krankenkassen schon einmal den Auftrag hatten, Primärprävention zu betreiben, haben sehr deutlich gezeigt, dass sozial Benachteiligte über die üblichen Kursangebote, z.B. den Ernährungskurs bei der VHS, nicht erreicht werden. Alle empirischen Untersuchungen, auch die aktuellen Evaluationen der Krankenkassen zur Nachfrage der derzeit angebotenen Präventionskurse zeigen, dass dieser traditionelle Ansatz nahezu ausschließlich die Mittelschicht in der Bevölkerung erreicht. Typisch ist dabei die Teilnehmerin mittleren Alters mit einem durchschnittlichen Einkommen.

Um sozial Benachteiligte zu erreichen, muss man jedoch offensichtlich ganz andere Wege gehen. Wie schwierig das ist, zeigten bereits erste BKK-Projekte direkt nach Inkraftsetzen der geänderten gesetzlichen Bestimmungen. Im Sommer 2002 haben die Mitglieder des BKK Bundesverbandes daher beschlossen, ihr Engagement insbesondere in der Primärprävention zur Minderung sozial bedingter Ungleichheit von Gesundheitschancen zu verstärken. Die Vorstände des BKK Bundesverbandes und der BKK Landesverbände haben damals empfohlen, jeweils 5% des Richtwertes gem. § 20 Abs. 3 SGB V von derzeit 2,70 € je Versicherten (Richtwert für das Jahr 2004) für Maßnahmen der Gesundheitsförderung für sozial Benachteiligte auf der Bundes- und Landesebene zur Verfügung zu stellen. Der Verwaltungsrat des BKK Bundesverbandes ist dieser Empfehlung gefolgt und hat für diesen Zweck im Haushalt der Jahre 2003 und 2004 jeweils Mittel in Höhe von rd. 1,7 Mio. € zur Verfügung gestellt. Diese Mittel stellen die finanzielle Grundlage für das Anfang 2003 begonnene Programm "Mehr Gesundheit für alle" dar, mit dem der BKK Bundesverband versucht, den neuen gesetzlichen Auftrag beispielgebend für die BKK umzusetzen.

Damit hat auch die BKK Initiative „Mehr Gesundheit für alle" einen Beispielcharakter für die Stärkung der Prävention in Deutschland. Die Betriebskrankenkassen begrüßen den Willen des Gesetzgebers nachdrücklich, der Prävention endlich den ihr angemessenen Status im Rahmen des Sozialversicherungsrechtes zu verschaffen und auch im Rahmen der gesamtgesellschaftlichen Verantwortung von Bund, Ländern und Gemeinden zu verankern. Dies greift jedoch zu kurz, wenn wichtige Partner – wie zum Beispiel die Arbeitslosenversicherung – nicht integriert werden und bei den Beteiligten der Eindruck nicht beseitigt werden kann, dass mit dem Präventionsgesetz öffentliche Aufgaben durch Griffe in die Sozialkassen finanziert werden könnten. BKK steht mit „Mehr Gesundheit für alle" eindeutig für eine Stärkung der Prävention in allen gesellschaftlichen Bereichen, setzt aber auf Subsidiarität, Eigenverantwortung der Träger und wendet sich gegen jeden Rückzug der öffentlichen Hand aus seiner Verantwortung.

Im Rahmen von „Mehr Gesundheit für alle" haben wir bisher mehr als 30 Einzelprojekte gefördert, von denen einzelne bereits abgeschlossen wurden, andere noch laufen. Bei allen Projekten arbeiten wir mit in den jeweiligen Settings erfahrenen Partnern eng zusammen. Die geförderten Projekte lassen sich grundsätzlich zwei Typen zuordnen:

1. Zum einen erproben wir modellhaft Instrumente, Verfahren und Vorgehensweisen mit dem Ziel, diese Ansätze – sofern sie sich als tauglich erweisen – zu verbreitern. Beispiele hierfür sind Projekte für Ar-

Vorwort

beitslose, Migranten, alte Menschen und Kinder und Jugendliche in ihren jeweiligen Settings. Diese guten Praxisbeispiele empfehlen wir zudem gezielt den BKK in den Regionen zur Nachahmung.

2. Zum anderen investieren wir bewusst in Strukturen, um die Bedingungen für die Durchführung von Präventionsprojekten zu verbessern. Ein Beispiel dafür ist der Aufbau Regionaler Knoten zur Prävention für sozial Benachteiligte. Hier kooperieren wir mit der BZgA und Gesundheit Berlin e.V.

Begleitend zu dieser Projektförderung haben wir zur Erschließung der einzelnen Aufgabenfelder von Beginn an ausgewiesene Fachleute mit der Erstellung von Expertisen beauftragt. Das übergreifende Gutachten wurde an Prof. Rolf Rosenbrock, Wissenschaftszentrum Berlin, unter dem Titel „Primäre Prävention zur Verminderung sozial bedingter Ungleichheit von Gesundheitschancen – Problemskizze und ein Politikvorschlag zur Umsetzung des § 20 Abs. 1 SGB V durch die GKV" vergeben. Parallel dazu haben wir Ergänzungsgutachten in Auftrag gegeben, die uns Prof. Rosenbrock im Vorfeld vorgeschlagen hatte:

- ➢ „Die Praxis der Gesundheitsförderung für sozial Benachteiligte im Setting" (Holger Kilian et al, Gesundheit Berlin e.V.)

- ➢ „Der Stadtteil als Ort für Gesundheitsförderung" (Gesine Bär et al Weeber + Partner)

- ➢ „Partizipative Qualitätssicherung und Evaluation für Präventionsangebote im Setting" (Michael T. Wright, Wissenschaftszentrum Berlin)

Das Hauptgutachten sowie die drei Ergänzungsgutachten wurden am 12. August 2004 im Wissenschaftszentrum Berlin im Rahmen eines Expertenworkshops vorgestellt und mit Teilnehmern aus Wissenschaft und Praxis diskutiert. Die Ergebnisse dieser Diskussion wurden dann von den Autoren und Autorinnen in die im Folgenden zusammengestellten Gutachten eingearbeitet.

Damit ist es erstmals gelungen, einen konkreten Politikvorschlag zur Umsetzung des gesetzlichen Auftrags nach § 20 Abs. 1 SGB V – Krankenkassen sollen zur Verminderung sozial bedingter Ungleichheit von Gesundheitschancen beitragen – vorzulegen. Zudem konnten wir schon während des Entstehungsprozesses der Gutachten durch einen regen Austausch mit den Autorinnen und Autoren von den Anregungen und

Empfehlungen für unsere Arbeit im Rahmen von „Mehr Gesundheit für alle" profitieren und haben schon jetzt eine Vielzahl der Hinweise berücksichtigen können.

Durch die Veröffentlichung der Gutachten wollen wir diesen Nutzen auch anderen Akteuren zugänglich machen, eine Orientierung geben, aber auch eine Diskussionsgrundlage schaffen. Die Empfehlungen der Gutachten bieten Krankenkassen wie auch anderen Akteuren eine fundierte Grundlage zur Entwicklung konkreter Handlungskonzepte.

Mit der Veröffentlichung der Gutachten verbinden wir zugleich die Hoffnung, dass die nun vorliegenden Empfehlungen dazu beitragen, auf diesem bislang vernachlässigten Präventionsfeld die notwendigen Aktivitäten zu entfalten– eine dringende Aufgabe angesichts absehbar fortschreitender sozialer Verarmung und einer damit einher gehenden Zunahme gesundheitlicher Risiken.

Den Autorinnen und Autoren danken wir für ihre engagierten Beiträge.

Im September 2004

Michael Bellwinkel						Dr. Alfons Schröer

II Primäre Prävention zur Verminderung sozial bedingter Ungleichheit von Gesundheitschancen – Problemskizze und ein Politikvorschlag zur Umsetzung des § 20 Abs. 1 SGB V durch die GKV

Prof. Dr. Rolf Rosenbrock

Inhaltsverzeichnis

II Primäre Pravention zur Verminderung sozial bedingter Ungleichheit...

Befunde und Empfehlungen 9
Hintergrund 21
1 Was ist und warum betreiben wir primäre Prävention? 27
2 Sozial bedingte Ungleichheit von Gesundheitschancen – Ausmaß, Gründe und Möglichkeiten ihrer Verringerung 41
3 Implizite und explizite Gesundheitspolitik – Primärprävention als Teil-Kompensation 59
4 Was ist der ‚state of the art' für primärpräventive Intervention 62
5 Welche Typen und Arten der Primärprävention kommen infrage 67
6 Schaffung gesundheitsförderlicher Settings – betriebliche Gesundheitsförderung als Vorbild 79
7 Die Substanz des Modells betrieblicher Gesundheitsförderung ist übertragbar 87
8 Wie wirksam ist primäre Prävention zur Verminderung sozial bedingter Ungleichheit 93
9 Wie soll angesichts dieser Unsicherheiten die Qualität der Interventionen gesichert werden? 111
10 Kassengetragene Primärprävention zu Verminderung sozial bedingter Ungleichheit – make or buy? 115
11 Ausschreibung von Präventionsprojekten und Unterstützung bei Antragstellung 117
12 Ausschreibung und Vergabe der Antragunterstützung, des Projektmanagements und der Qualitätssicherung 127
13 Eliminierung von Fehlanreizen aus der Kassenkonkurrenz 131
Literaturverzeichnis 135

Befunde und Empfehlungen

(executive summary)

1. Befund:

Analysen der epidemiologischen Makrotrends in reichen Ländern weisen ebenso wie Ergebnisse erfolgreicher Interventionen und historische Erfahrungen darauf hin, dass der schwerpunktmäßige Auf- und Ausbau von Primärprävention eine der zentralen gesundheitspolitischen Herausforderungen des 21. Jahrhunderts ist. Die gesellschafts- und gesundheitspolitischen Rahmenbedingungen für die Umsetzung des § 20 Abs. 1 SGB V sind durch die Zunahme der Bezugsprobleme (s. u.: 3) und eine hohe programmatische Dynamik gekennzeichnet: Die Gründung des Deutschen Forums für Prävention und Gesundheitsförderung, die Vorbereitungen für ein Bundesgesetz für Prävention sowie zahlreiche politische Stellungnahmen und Bekenntnisse zur Prävention verweisen auf eine für das Thema günstige politische Konjunktur. Der diesbezügliche Auftrag an die GKV im § 20 Abs. 1 SGB V trifft auf Institutionen, die in den vergangenen Jahren ihre fachliche und organisatorische Kompetenz zur Entwicklung und Umsetzung moderner Prävention unter Beweis gestellt haben.

Empfehlung: Die Institutionen der GKV sollten der Erfüllung des im § 20 Abs. 1 SGB V enthaltenen Auftrags, einen wesentlichen Beitrag zum Auf- und Ausbau primärer Prävention in Deutschland zu leisten und dazu Primärprävention als Entwicklungsaufgabe und als neues und eigenständiges Aufgabenfeld der GKV zu gestalten, eine hohe politische und organisatorische Priorität einräumen und die für das Thema günstige politische Konjunktur nutzen. Dies impliziert fünf Aufgaben für Selbstverwaltung, Management und Mitarbeiter der Kassen:

- **Erarbeitung und Nutzung des gesundheitswissenschaftlichen Kenntnisstandes zur Primärprävention und qualitätsgesicherten Umsetzung in enger Zusammenarbeit mit Vertretern und Institu**
- **tionen der Gesundheitswissenschaften (Public Health) (Empfehlungen 1 - 9)**

- Berücksichtigung der politischen und institutionellen Gegebenheiten sowie der Dynamik der Interventionsfelder (Empfehlungen 3 und 13).
- Kriteriengeleitete Auswahl geeigneter Zielgruppen, Interventionsfelder und Interventionsformen (Empfehlungen 2, 5 - 7)
- Definition geeigneter Verfahren der Umsetzung, Aufbau entsprechender Strukturen und Kooperationen (Empfehlungen 8 - 12)
- Beseitigung von Fehlanreizen aus der Kassenkonkurrenz (Empfehlung 13)

2. Befund:

Die Jahrhundertaufgabe des Auf- und Ausbaus primärer Prävention ist ohne eine offene Thematisierung und faire Bearbeitung des Problems sozial bedingt ungleicher Gesundheitschancen nicht zu lösen. Die Verminderung sozial bedingter Ungleichheit nimmt seit einigen Jahren eine vordere Position auf der gesundheitspolitischen Agenda ein, nicht nur in Form des § 20 Abs. 1 SGB V in seiner neuen Fassung von 1999, sondern auch als (Querschnitts-) Ziel im Rahmen von gesundheitsziele.de und auch auf supranationaler Ebene z. B. in Form des EU-Projekts ‚Tackling Inequalities in Health'. Die Institutionen der GKV sind auch vor dem Hintergrund ihrer Entstehungsgeschichte besonders legitimiert, sich dieses sozial sensiblen Themas anzunehmen und dabei einen Beitrag dazu zu leisten, den im internationalen Vergleich bestehenden Rückstand Deutschlands bei der Thematisierung und Bearbeitung des Themas zu überwinden

Empfehlung: Die Institutionen der GKV sollten die Umsetzung des in § 20 Abs. 1 SGB V enthaltenen Auftrags, einen Beitrag zur Verminderung sozial bedingter Ungleichheit von Gesundheitschancen zu leisten, als unverzichtbar notwendigen Bestandteil des Auf- und Ausbaus wirksamer Primärprävention verstehen und betreiben. Die Kassen sollten sich dabei auf Interventionen mit den und für die sozial und gesundheitlich besonders benachteiligten Gruppen konzentrieren, ohne die sozialstrukturellen Ursachen der die gesamte Gesellschaft durchziehenden Chancenungleichheit aus den Augen zu verlieren oder zu dethematisieren. Nicht im Sinne einer trennscharfen Definition, sondern eher als Aufgreifkriterium sowie zur Bestim-

mung von Clustern kommen als Zielgruppen dabei insbesondere in Betracht:

- Personen mit sehr niedrigem Einkommen (z. B. Sozialhilfeempfänger und ihre Familienangehörigen)
- Personen mit sehr niedrigem sozialen Status (z. B. ungelernte ArbeiterInnen, MiniJobberInnen)
- Personen mir sehr niedriger Schulbildung (z. B. Personen ohne qualifizierten Hauptschulabschluss)
- Personen mir anderen sozialen Benachteiligungen (z. B. Arbeitslose, Alleinerziehende, MigrantInnen mit unsicherem Aufenthaltsstatus und/oder schlechten Deutschkenntnissen, Behinderte)

3. Befund:

Primärprävention zur Verminderung sozial bedingter Ungleichheit von Gesundheitschancen (explizite Gesundheitspolitik) kann immer nur einen Teil der durch den Arbeitsmarkt, die Einkommens- und Vermögensverteilung, die Bildungspolitik etc. (implizite Gesundheitspolitik) verursachten Ungleichheiten kompensieren. Das Ausmaß der sozial bedingten Ungleichheit in Deutschland ist groß und nimmt derzeit – im Gefolge anhaltender Massenarbeitslosigkeit, zunehmender Ungleichheit in der Einkommens- und Vermögensverteilung, gleichgerichteter Entwicklungen im Bildungssektor sowie des Abbaus sozialstaatlicher Leistungen – sehr wahrscheinlich zu. Insbesondere im Bereich sozial Benachteiligter (Arbeitslose, allein Erziehende, kinderreiche Familien, MigrantInnen) ist im Zuge der gegenwärtigen Wirtschafts- und Sozialpolitik mit weiteren relativen und absoluten Verschlechterungen der Gesundheitschancen zu rechnen. Kassengetragene Prävention als kompensatorische Bearbeitung von Teilproblemen und Problemteilen balanciert deshalb stets auf dem Grad zwischen Alibiveranstaltung einerseits und Thematisierungs-Treibsatz andererseits

Empfehlung: Die Institutionen der GKV sollten auch in ihren öffentlichen Verlautbarungen zur Primärprävention wo immer möglich auf den Zusammenhang zwischen impliziter und expliziter Gesund-

heitspolitik hinweisen. Der Auftrag aus dem § 20 Abs. 1 SGB V, einen Beitrag zur Verminderung sozial bedingter Ungleichheit von Gesundheitschancen zu leisten, verpflichtet die Kassen dabei zum Plädoyer für Politikvarianten, die die Ungleichheit zumindest nicht weiter vergrößern und im Optimalfall den Kriterien einer gesundheitsgerechten Gesamtpolitik („healthy public policy') genügen. Für die Wahrnehmung dieser anwaltschaftlichen Aufgabe („advocacy') sollten sich die Kassen darauf besinnen, dass die GKV insgesamt eine Solidargemeinschaft bildet (§ 1 SGB V) und nicht nur ein Verbund von Organisationen mit Unternehmenseigenschaften ist.

4. Befund:

Ungeachtet aller bleibenden Wissenslücken und offenen Fragen haben Theorie und Praxis von Public Health in den vergangenen ca. 20 Jahren substantielle Fortschritte im Hinblick auf Begründung, Durchführung, Qualitätssicherung und Ergebnisbestimmung primärpräventiver Interventionen zu verzeichnen. Gegenüber älteren, durchweg wirkungsärmeren Interventionen zeichnet sich moderne Primärprävention in nahezu allen Interventionsbereichen und -formen dadurch aus, (a) dass Interventionen gleichermaßen darauf zielen, Gesundheitsbelastungen zu senken wie Gesundheitsressourcen zu stärken, (b) dass Interventionen auch die Kontexte berücksichtigen und verändern, die die Gesundheit belasten bzw. fördern und in denen gesundheitlich belastendes bzw. förderndes Verhalten stattfindet, (c) dass sie häufig nicht auf die Prävention einzelner Erkrankungen zielen, sondern krankheitsunspezifisch Belastungen senken und Ressourcen vermehren und (d) dass eine maximale Beteiligung der Zielgruppen an der Problem- und Interventionsdefinition, der Umsetzung und Qualitätssicherung angestrebt wird. Die bisher erzielten und die künftig erwartbaren Verbesserungen der Struktur-, Prozess- und Ergebnisqualität gründen sich auf gute Dokumentation der Aktivitäten und Ergebnisse sowie auf enge Kooperation mit wissenschaftlicher Qualitätssicherung und Evaluation (s. auch Ziff. 9 und 10).

Empfehlung: Die Kassen sollten im Rahmen der Umsetzung des § 20 Abs. 1 SGB V prioritär solche sowohl krankheitsbezogene wie auch unspezifische Interventionen unterstützen und fördern, die

- sowohl auf Belastungssenkung als auch auf Ressourcenförderung abzielen,

- sowohl krankheitsspezifische als auch unspezifische Belastungen und Ressourcen in den Blick nehmen,
- gesundheitsrelevante Kontexte berücksichtigen und zu verändern versuchen,
- in größtmöglichem Ausmaß die Zielgruppen der jeweiligen Intervention auf allen Stufen der Problembearbeitung einbeziehen und zur Beteiligung an projektangemessener Qualitätssicherung bereit sind.

5. Befund:

Unter Berücksichtigung der drei Interventionsebenen von Primärprävention (Individuum, Lebenswelt/Setting/'community', Bevölkerung) und der Differenzierung zwischen Information, Aufklärung und Beratung einerseits sowie Veränderung des Kontextes andererseits ergeben sich sechs Typen und Arten von Primärprävention:

Typen und Arten der Primärprävention

	Informationen Aufklärung Beratung	Beeinflussung des Kontext
Individuum	II. z. B. Ärztliche Gesundheitsberatung	II. z. B. ‚präventiver Hausbesuch'
Setting	III. z. B. Anti-Tabak Aufklärung in Schulen	IV. z. B. Betriebl. Gesundheitsförderung als Organisationsentwicklung
Bevölkerung	V. z. B. ‚Esst mehr Obst', ‚Sport tut gut', ‚Rauchen gefährdet die Gesundheit'	VI. z. B. HIV/Aids-Kampagne

Für alle sechs Typen gibt es – unter bestimmten Rahmenbedingungen - sinnvolle Einsatzmöglichkeiten. Insbesondere unter dem Aspekt der Verminderung sozial bedingter Ungleichheit von Gesundheitschancen bieten kontextbezogene und kontextverändernde Interventionen auf der Ebene

des Settings die besten Erfolgschancen. Synergien zwischen diesem Interventionstyp und kontextbezogenen individuenbezogenen Interventionen sowie der Aktivitäten der Information, Aufklärung und Beratung im jeweiligen Setting sind möglich. Zwischen Kampagnen und kontextbezogenen Setting-Interventionen kann wechselseitige Synergie bestehen bzw. hergestellt werden; das gilt insbesondere für kontextbezogene Kampagnen.

Empfehlung: Die Kassen sollten den Schwerpunkt ihrer Aktivitäten zur Entwicklung und Förderung von Primärprävention auf Projekte bzw. Programme legen, mit denen die Gesundheitsgerechtigkeit von Settings bzw. Lebenswelten hergestellt bzw. verbessert werden kann. Die Unterstützung bzw. Förderung von kontextbezogenen Interventionen bei Individuen sowie Aktionen der Information, Aufklärung und Beratung im Setting sollte davon abhängig gemacht werden, ob sie in einem gesundheitswissenschaftlich plausiblen und positiven Zusammenhang mit Aktivitäten zur kontextbezogenen Intervention im jeweiligen Setting stehen. Da Kampagnen, die die jeweiligen Kontexte für die Gesamtbevölkerung (einer Region oder des ganzen Landes) hinreichend berücksichtigen, regelmäßig die Möglichkeiten der Kassen übersteigen, solche Kampagnen aber andererseits sehr wirksam sein und überdies auch die Wirksamkeit von Setting-Interventionen wesentlich verstärken können (Synergie), sollten Kassen solche Kampagnen anregen und ggf. auch – im Verbund mit anderen Akteuren - unterstützen. Individuenbezogene Prävention ohne Kontextbezug und bevölkerungsbezogene Kampagnen ohne Kontextbezug sollten regelmäßig nicht unterstützt bzw. gefördert werden.

6. Befund:

Bei der Förderung und Unterstützung von Interventionen zur Förderung von Gesundheitsgerechtigkeit auf der Ebene des Settings bzw. der Lebenswelt können sich die Kassen auf ihre vielfältigen und im Ergebnis positiven Erfahrungen mit betrieblicher Gesundheitsförderung stützen.

Empfehlung: Setting-bezogene Interventionen, die von den Kassen unterstützt werden, sollten die wesentlichen Merkmale erfolgreicher betrieblicher Gesundheitsförderung aufweisen. Das heißt, sie sollten im Sinne einer qualitätsgesicherten, kontinuierlichen systemischen Intervention (Organisationsentwicklung), an einem Leitbild orientiert, datengestützt und partizipativ angelegt sein. Die Kassen sollten für die Diffusion ihrer diesbezüglichen Erfahrungen Sorge tragen.

7. Befund:

Plausibilität und erste positive Praxiserfahrungen sprechen für die Übertragbarkeit des Modells betrieblicher Gesundheitsförderung auf andere Settings. Die Wahrscheinlichkeit erfolgreicher Übertragung ist desto größer,

- je klarer identifizierbar und institutionalisiert die Akteure und Interessenträger (*stakeholder*) im/am Setting sind
- je mehr stabile Strukturen und Interaktionen und
- je mehr Verbindlichkeit es gibt, und
- je geringer die Fluktuation ist.

Empfehlung: Unter Nutzung ihrer akkumulierten Erfahrungen mit diesem Präventionsansatz in der betrieblichen Gesundheitsförderung und unter Beachtung der fördernden und hemmenden Bedingungen einer erfolgreichen Übertragung sollten die Kassen die Entwicklung gesundheitsförderlicher Settings auch in anderen Sozialzusammenhängen, und zwar insbesondere in Bildungseinrichtungen sowie sozial benachteiligten Stadtteilen bzw. Orten sowie an sozialen Brennpunkten, nutzbar machen und ihre Anwendung befördern

8. Befund:

Die Feststellung der gesundheitlichen Wirksamkeit von primärpräventiven Interventionen stößt aus methodischen Gründen bis heute auf desto größere Schwierigkeiten, je komplexer die jeweilige Intervention ist. Andererseits gibt es gute Gründe, gerade von besonders komplexen Interventionen besonders große gesundheitliche Wirkungen zu erwarten. Wie die Medizin hat auch die Prävention noch einen langen Weg vor sich, bevor alle Entscheidungen den Wirksamkeitskriterien der *evidence based medicine* entsprechen. Der Aufbau wirksamer Primärprävention ist zudem ein gesellschaftliches Entwicklungsprojekt, zu dessen Bewältigung von den Kassen ein substanzieller Beitrag erwartet wird. Unter diesen Bedingungen können die Kassen sich nicht darauf beschränken, nur solche Interventionen zu fördern, für die ein unstrittiger Wirksamkeitsnachweis vorliegt.

Empfehlung: Die Kassen sollen primärpräventive Interventionen bei (noch) fehlendem Wirksamkeitsnachweis auch dann fördern,

- wenn für analoge Interventionen ein Wirksamkeitsnachweis vorliegt,
- wenn die Wirksamkeit plausibel ist und
- wenn eine professionelle Qualitätssicherung der Intervention gewährleistet ist.

Zugleich muss zum Zwecke der Erfahrungs- und Wissensakkumulation für eine sorgfältige Dokumentation solcher Interventionen und ihrer Ergebnisse Sorge getragen werden.

9. Befund:

In Defiziten der Qualität liegt das größte gemeinsame Problem der vielen Tausend Projekte, die sich – mit oder ohne expliziten Gesundheitsbezug – der Primärprävention mit Bezug zur Verminderung sozial bedingter Ungleichheit von Gesundheitschancen widmen. Gute Qualitätssicherung ist andererseits regelmäßig nicht gegen, sondern nur mit den ProjektmacherInnen zu bewerkstelligen und wenn diese dabei auch mit den Projektadressaten in einem partnerschaftlichen Verhältnis kooperieren.

Empfehlung: Die Kassen sollten bei der Umsetzung des § 20 Abs. 1 SGB V durch Verfahren und Zuständigkeiten sicher stellen, dass bei jeder geförderten Intervention die Qualität nach vorgegebenen Kriterien und Standards gesichert wird und sich auf alle Stufen der Problembearbeitung (Problemabschätzung, Strategieformulierung, Umsetzung, Evaluation/Qualitätssicherung; Public Health Action Cycle: assessment, policy formulation, assurance, evaluation) bezieht. In vielen Fällen wird es dazu der entsprechenden Beratung sowie der fachlichen, materiellen und logistischen Unterstützung der Projekte bedürfen. Diese Unterstützung bei der Qualitätssicherung sollte von den Kassen als integraler Teil der Umsetzung des § 20 Abs. 1 SGB V betrachtet und geleistet werden. Qualitätssicherung sollte dabei nicht als externe Kontrolle, sondern als offener Diskurs mit den ProjektmacherInnen, also partizipativ gestaltet werden. Da die Interventionen der primären Prävention z. B. in der Schule oder im Stadt-

teil keineswegs weniger komplex sind als in der betrieblichen Gesundheitsförderung, dürfte auch die zur Qualitätssicherung erforderliche fachliche, logistische und materielle Unterstützung einen ähnlichen Umfang annehmen.

10. Befund:

Mit dem Abbau gesundheitlicher und sozialer Benachteiligung beschäftigen sich in Deutschland bereits viele institutionell, konzeptionell, professionell und regional verstreute Akteure: Es gibt in Deutschland eine große Anzahl von Interventionen des öffentlichen Gesundheitsdienstes, von freien Trägern, von Kirchen, Kommunen und anderen Akteuren, die sich der Verbesserung der sozialen und gesundheitlichen Lage von sozial Benachteiligten widmen. Auf der anderen Seite sind die Kassen im Bereich der primären Prävention im Hinblick auf die Frage, ob sie die Leistungen selber erstellen oder die Aktivitäten anderer präventionspolitischer Akteure unterstützen, veranlassen oder kaufen wollen, wesentlich freier als in der Krankenversorgung. Kriterien diesbezüglicher Entscheidungen können sein:

- Qualität und Quantität eigener Kapazitäten,
- Qualität und Quantität der Kapazitäten anderer Akteure,
- zeitstabile Vernetzung präventionspolitisch relevanter Akteure sowie
- Minimierung des administrativen und logistischen Gesamtaufwandes.

Empfehlung: Die Kassen sollten bei der Umsetzung des § 20 Abs. 1 SGB V vorwiegend darauf setzen, solche Akteure zu unterstützen bzw. zu beauftragen, die in den von ihnen definierten Interventionsfeldern und -formen über Praxiserfahrungen verfügen und bereits tätig sind. Die Aktivitäten der Kassen sollten sich neben der materiellen Unterstützung entsprechender Projekte darauf konzentrieren, Zielgruppen, Interventionsfelder und -formen sowie Qualitätsstandards und Verfahren der Qualitätssicherung zu definieren. Geeignete Akteure sollten dann auf Basis von Ausschreibungen bzw. Bewerbungen identifiziert und beauftragt werden.

11. Befund:

Es gibt bislang kein Verfahren, um die vielen Tausend Sozial- und Gesundheitsprojekte, die den Kriterien der Kassen entsprechen und nach § 20 Abs. 1 SGB V gefördert werden könnten, zu identifizieren. Auch gibt es bislang keine Strukturen und Akteure, die eine hinreichende Unterstützung bei der Projektdurchführung, bei der Qualitätssicherung sowie beim Aufbau nachhaltiger Finanzierung gewährleisten

Empfehlung: Die Kassen sollten - bundesweit oder regional - Leistungen, Projekte und Programme zur Umsetzung des § 20 Abs. 1 SGB V unter Bekanntgabe der präferierten Zielgruppen sowie Interventionsfelder und -formen öffentlich ausschreiben, also v. a. für Bildungseinrichtungen mit Schwerpunkt auf Grund-, Haupt-, Berufs- und Sonderschulen sowie Kindertagesstätten in Gebieten mit ausgeprägten sozialen Problemen (hohe Arbeitslosigkeit, sehr niedrige Kaufkraft, Desintegrationserscheinungen) sowie für andere Projekte aus solchen Gebieten in Städten, aber auch im ländlichen Raum. Wegen der geringen Professionalisierung vieler für die Umsetzung des § 20 Abs. 1 SGB V besonders interessanter Projekte müssen die formalen Anforderungen an die erste Antragstellung sehr niedrig liegen. Gegebenenfalls sollte eine informelle Interessenbekundung zur Initiierung eines Förderungsvorgangs ausreichen können. Für Antragsteller mit interessanten Projekten und geringer Professionalisierung muss es eine regionale Antragsbetreuung geben, die auf Basis einer eigenen Problemabschätzung („rapid assessment') und – ggf. wiederholter – persönlicher Kontaktaufnahme und in partnerschaftlicher Kooperation mit den Projektmachern einen bewilligungsfähigen Antrag ausarbeitet, der auch verbindliche Angaben zur Qualitätssicherung enthalten muss. Auch für die Projektdurchführung, die Qualitätssicherung sowie den Aufbau nachhaltiger Finanzierung bedarf es kassengetragener Unterstützung

12. Befund:

Die fachliche, logistische und materielle Unterstützung sowie auch die Qualitätssicherung der im Rahmen des § 20 Abs. 1 SGB V zu fördernden Projekte und Programme bedarf erheblicher Kapazitäten in Personal, Qualifikation und Organisation. Die Definition sowie Unterstützung bei der Antragstellung, Durchführung und Qualitätssicherung dieser Projekte sollte so dezentral ("kontextnah") wie möglich stattfinden. Andererseits gibt es im Bereich der Wohlfahrtsverbände, der Landesvereinigungen für Gesundheit sowie anderer Nichtregierungsorganisationen (mit und ohne expliziten Gesundheitsbezug) sowohl zentral wie dezentral entsprechende Kapazitäten, die nach von den Kassen vorzugebenden inhaltlichen und Qualitäts-Kriterien die Betreuung der Antragstellung und Durchführung derartiger Projekte übernehmen könnten. Zudem baut die Bundeszentrale für gesundheitliche Aufklärung mit Unterstützung des Bundesverbandes der Betriebskrankenkassen derzeit eine bislang auf ausgewählte Bundesländer beschränkte Unterstützungsstruktur ("Regionale Knoten") für Projekte zur Verminderung sozial bedingter Ungleichheit von Gesundheitschancen auf.

Empfehlung: Die Kassen sollten die fachliche und logistische Unterstützung sowie auch die Qualitätssicherung der von ihnen bewilligten und materiell unterstützten Projekte und Programme zur Umsetzung des § 20 Abs. 1 SGB V nach öffentlicher Ausschreibung extern vergeben, soweit sie nicht selbst über einschlägige Kapazitäten verfügen. Als Auftragnehmer kommen in erster Linie nichtkommerzielle und - soweit möglich - im Bereich der gesundheitsbezogenen Arbeit mit sozial Benachteiligten erfahrene und vernetzte Organisationen aus dem Bereich der Wohlfahrtsverbände, der Landesvereinigungen für Gesundheit, der Selbsthilfe und andere Nichtregierungs-Organisationen, aber auch staatliche Stellen sowie seriöse gewinnorientierte Unternehmen infrage. Die Betreuungsleistungen (Unterstützung bei Antragstellung, Projektmanagement, Qualitätssicherung und Entwicklung zur Nachhaltigkeit) sollten so dezentral wie möglich organisiert und erbracht werden. Die Betreuungsleistungen und ihre Ergebnisse sollten zum Zwecke der Erfahrungs- und Wissensakkumulation in standardisierter Form bei einer von den Kassen zu bestimmenden (zum Beispiel beim Medizinischen Dienst der Spitzenverbände der GKV) bzw. zu schaffenden Stelle zentral gesammelt, dokumentiert und ausgewertet werden.

13. Befund:

Die Umsetzung des § 20 Abs. 1 SGB V hat in der Vergangenheit unter dem Widerspruch zwischen der Konkurrenz der Krankenkassen um gute Risiken einerseits und dem gesetzlichen Auftrag zur Verminderung sozial bedingter Ungleichheit von Gesundheitschancen andererseits gelitten. Ob der für das Jahr 2007 geplante morbiditätsorientierte Risikostrukturausgleich den Anreiz zur Bevorzugung guter Risiken und damit diesen Widerspruch tatsächlich eliminieren wird, ist unsicher. Deshalb ist es sinnvoll, diesen Missstand schon heute anzugehen. Sowohl die Initiative ‚Mehr Gesundheit für alle' des Bundesverbandes der Betriebskrankenkassen als auch die Pläne zur Etablierung einer übergreifenden ‚Stiftung Prävention und Gesundheitsförderung' sind geeignet, dieses Implementationshindernis auszuräumen bzw. zumindest substanziell zu verkleinern.

Empfehlung: Insoweit der für die Umsetzung des § 20 Abs. 1 SGB V notwendigen Entscheidungs- und Handlungslogik Anreize aus der Konkurrenz der Kassen und Kassenarten untereinander entgegenstehen, sollten Entscheidungen über die Gestaltung der Primärprävention nicht von der einzelnen Kasse, sondern auf der Ebene der Spitzenverbände bzw. des GKV-Systems bzw. der Sozialversicherungsträger bzw. einer nationalen Stiftung getroffen werden. Dies würde u. a. durch den Fortfall von Anreizen zur Bevorzugung ‚guter Risiken' zu einer – im Sinne der Vorschrift – zielführenderen Verwendung der Mittel führen. Zum anderen würde auf diese Weise die Voraussetzung dafür geschaffen werden, die Aktivitäten zur Umsetzung des § 20 Abs. 1 SGB V und damit das sozialpolitisch hohe Ziel der Verringerung sozial bedingter Ungleichheit von Gesundheits- und Lebenschancen als Werbung nicht mehr für die einzelne Kasse, sondern für das GKV-System (als Kernelement der Sozialpolitik) nutzbar zu machen. Angesichts der sozialpolitischen Entwicklung in Deutschland und der zunehmenden Frustration der Versicherten im Hinblick auf die Leistungen der in der Bevölkerung nach wie vor hoch geschätzten GKV besteht zu einer solchen Werbung zugunsten solidarischer Absicherung von Gesundheits- und Lebensrisiken aller Grund und Anlass.

Hintergrund

Den Organisationen der Gesetzlichen Krankenversicherung ist seit dem Jahr 2000 im novellierten § 20 Abs. 1 des SGB V (wieder) der Auftrag erteilt worden, in ihren Satzungen Leistungen der primären Prävention vorzusehen. Diese sollen den allgemeinen Gesundheitszustand verbessern und insbesondere einen Beitrag zur Verminderung sozial bedingter Ungleichheit von Gesundheitschancen leisten.

Dieser Auftrag ist nicht nur gesundheitspolitisch außerordentlich sinnvoll und notwendig, sondern er koinzidiert auch mit der politischen Konjunktur – sowohl für Primärprävention als auch für die Verminderung sozial bedingter Ungleichheit von Gesundheitschancen: Die Legitimation zum Handeln ist also groß.

- **Primärprävention hat Konjunktur.** Der ,Runde Tisch', im Jahre 2001 für kurze Zeit Hoffnungsträger der Reformer im Gesundheitswesen, ist zwar weitgehend spurlos verschwunden, aber im Hinblick auf die Prävention war er nicht ohne Wirkung: aus ihm ist das Deutsche Forum für Prävention und Gesundheitsförderung hervorgegangen, von dem bis heute wenigstens nicht auszuschließen ist, dass es zu einem handlungsfähigen Akteur der Prävention werden könnte. Eine Organisationsstruktur sowie eine Reihe von Absichtserklärungen jedenfalls hat das Forum schon hervorgebracht. Ein Nationaler Aktionsplan für die Prävention ist angekündigt. Das vom BMGS geförderte Projekt ,gesundheitsziele.de' hat inzwischen nicht nur Ziele – darunter auch solche zur Primärprävention – entwickelt sondern auch erste Vorschläge zur Umsetzung veröffentlicht (GVG 2003). Parallel dazu arbeitet des BMGS an einem ,Präventionsgesetz', mit dem Begriffe, Konzepte, Zuständigkeiten und Finanzierung der Prävention auf eine gemeinsame und verbindliche Basis gestellt werden sollen (U. Schmidt 2004; Apitz/Winter 2003). Das Ganze ist unterlegt von einer ganzen Serie von Stellungnahmen und Bekenntnissen zur Prävention – Gewerkschaften, Arbeitgeber, politische Parteien, die Konferenz der Gesundheitsminister der Länder etc.

- Die **Verminderung sozial bedingter Ungleichheit** nimmt seit einigen Jahren eine **vordere Position auf der gesundheitspolitischen Agenda** ein, nicht nur in Form des § 20 Abs. 1 SGB V in seiner neuen

Fassung von 1999, sondern auch als (Querschnitts-) Ziel im Rahmen von gesundheitsziele.de, aber auch auf supranationaler Ebene z. B. in Form des EU-Projekts ‚Tackling Inequalities in Health' (BZgA 2002). Andere europäische Nationen, z. B. Schweden und Großbritannien, haben die Verminderung sozial bedingter Ungleichheit von Gesundheitschancen zum prioritären Ziele ihrer nationalen Gesundheitspolitik erhoben. (Mackenbach/Bakker 2002, Nutbeam 2004).

Die Krankenkassen haben sich ohne Verzug, mit Sachkunde und Engagement daran gemacht, diese Gesetzesvorschrift umzusetzen. Sie konnten sich dabei auf praktische und organisatorische Erfahrungen mit der Umsetzung des ‚alten' § 20 SGB V aus den Jahren 1989 bis 1996 stützen.

Konzepte und Praxis der Umsetzung durch die Kassen haben neben Anerkennung auch Kritik gefunden. Die Kritik bezieht sich zum einen auf ein Übergewicht der ‚individuellen Prävention' gegenüber Verhältnisprävention v. a. in Setting-Projekten, sowie zum andern – damit verbunden – auf Defizite bei der Umsetzung des Auftrages zur Verminderung sozial bedingter Chancen-Ungleichheit (SVR 2002, Bd. I, Ziff. 129, Rosenbrock 2001a, 2001c).

Das Aufkommen von Kontroversen über die optimale Umsetzung des gesetzlichen Auftrages aus § 20 Abs. 1 SGB V durch die Kassen kann nicht überraschen:

Zum einen unterscheidet sich das Handlungsfeld der Primärprävention im Hinblick auf Relevanz- und Aufgreifkriterien vom gewohnten Feld der Krankenversorgung: Relevant sind nicht Erkrankungen und einzelne Fälle sondern Erkrankungswahrscheinlichkeiten und Bevölkerungsgruppen. Der bei moderner Primärprävention, die über individuelle Beratung und Kurse hinausgeht, notwendige Bezug auf Gruppen, die nicht durch ihre Zugehörigkeit zu einer Krankenkasse, sondern durch gemeinsame Lebensumstände oder gemeinsame Gesundheitsrisiken definiert sind, löst die für die Logik klassischen Kassenhandelns konstitutive versichertenbezogene Zuordnung von Leistungen auf. Zwar hat die Versicherungsaufsicht dies mittlerweile rechtlich zugelassen (vgl. BVA-Brief vom 13.05. 2002, A.-Z.: II 1 – 5113.0 - 575/2000), aber eine solche pragmatische Liberalisierung hebt die Verankerung dieses Kriteriums in der Wahrnehmung und im Handeln der Kassen nicht automatisch auf.

Auch im Hinblick auf Kooperationen, Vertragsbeziehungen und Akteurkonstellationen verlangt die Umsetzung des § 20 Abs. 1 SGB V von den Kassen Neues ab: Ihre Partner sind nicht mehr die aus dem Korporativismus gewohnten Verbände, auch haben sie es nicht mehr nur mit professionellen Leistungserbringern und deren Organisationen zu tun. Vielmehr geht es bei der Organisation von primärer Prävention häufig darum, funktionierende Kooperationen mit Nichtregierungsorganisationen (NGO), mit Basisbewegungen und anderen schwer fassbaren Organisationsformen herzustellen und zu betreiben. Diese Organisationen funktionieren nicht durchgängig auf Basis der gewohnten Motive der professionellen Reputation und der Einkommensmaximierung und verfügen auch häufig nicht über eine vergleichbare Bindungswirkung im Hinblick auf ihre eigenen Mitglieder wie z. B. eine Kassenärztliche Vereinigung. Kurz: Primäre Prävention unterscheidet sich im Hinblick auf Akteure, Motive und Regulierung ganz grundsätzlich von der den Kassen vertrauten Welt der Finanzierung und Steuerung der Krankenversorgung.

Zum anderen können sich die Kassen bei der Lösung der dabei auftretenden Unklarheiten und Probleme auch nicht auf einen wissenschaftlichen oder politischen Konsens im Hinblick auf Gegenstandsbereich, Interventionsfelder, Konzepte, Wirkungserwartungen und Qualität in der Prävention etc. stützen. Die Spannweite reicht hier von hergebracht konventionellen Vorstellungen, nach denen sich Primärprävention wesentlich auf Versuche der Verhaltensbeeinflussung unter der Regie des Öffentlichen Gesundheitsdienstes beschränkt (Hegger/Beske 2003) und Konzepten, nach denen alle Lebensbereiche im Hinblick auf die Optimierung von Gesundheitsbelastungen und Gesundheitsressourcen durchforstet und entsprechend umgestaltet werden sollen (Baric/Conrad 2000, Trojan/Legewie 2001, Rosenbrock 2001b, 2004b). Auch über Inhalt und Stellenwert von Selbst- bzw. Eigenverantwortung bei der Vermeidung von Krankheit gibt es keinen Konsens (Ahrens 2004, Richter/Mielck 2000).

Zum dritten gibt es im Hinblick auf primäre Prävention auch weder einen wissenschaftlichen noch einen politischen Konsens über fachliche und institutionelle Zuständigkeiten zwischen Staat, Krankenkassen, anderen Sozialversicherungen, gewinnwirtschaftlichen Unternehmen, NGOs etc. (SVR 2002, Bd. I, Kap. 2.4).

Gefordert ist also nicht nur von den Kassen, sondern von allen beteiligten Akteuren eine soziale Innovation (Rosenbrock 1995)

Und schließlich – zum vierten – unterliegen zahlreiche infrage kommenden Akteure einschließlich der Kassen materiellen wie immateriellen Anreizen, die vielfach einer zielführenden Umsetzung primärer Prävention mit dem Schwerpunkt auf Aktivitäten mit und für sozial benachteiligte Gruppen nicht förderlich sind und deshalb der neuen Aufgabenstellung angepasst werden müssen (Rosenbrock 2001a, 2002a, 2004a).

Kurz gesagt: Den Krankenkassen fällt durch die Gesetzesvorschrift des § 20 Abs. 1 SGB V auf dem Gebiet der Verringerung sozial bedingter Ungleichheit von Gesundheitschancen durch primäre Prävention die Rolle eines mit zwar insgesamt, d. h. gemessen am gesellschaftlichen Handlungsbedarf, völlig unzureichend geringen, aber im Vergleich mit anderen Akteuren vergleichsweise vielen Ressourcen und übertragbaren Erfahrungen ausgestatteten (zusätzlichen) Akteurs zu, der auf diesem weithin unübersichtlichen, in jedem Fall aber sehr lebendigen und vielgestaltigen und großen Gelände mit seinem erheblichen und wachsenden Handlungs- und Entwicklungsbedarf Leistungen bewirken soll, die nach sozial- und gesundheitswissenschaftlich transparenten Kriterien ausgesucht und qualitätsgesichert sein sollen und die neben und zusätzlich zu den gesundheitlichen Wirkungen zur Weiterentwicklung der Qualität sowie zur nachhaltigen Aktivierung weiterer Akteure sowie zur flexibel-stabilen Vernetzung dieser Akteure beitragen sollen.

Es ist daher angebracht, die Frage der optimalen Umsetzung des § 20 Abs. 1 SGB V parallel zu den Suchprozessen der präventiven Praxis im Lichte neuerer Konzepte und Debatten aus dem Bereich von Public Health auch wissenschaftlich anzugehen. Dazu soll das hier vorgelegte Gutachten einen Beitrag leisten.

Dazu werden im Folgenden zunächst zentrale Befunde der Sozialepidemiologie sowie historische Erfahrungen zusammengefasst, die die Notwendigkeit und die Potenziale der primären Prävention deutlich machen (1). Im Anschluss daran werden Ausmaß, Gründe sowie Möglichkeiten der Verringerung sozial bedingter Ungleichheit von Gesundheitschancen in reichen Ländern skizziert (2). Nur ein Teil dieser Ungleichheit kann durch das, was gemeinhin unter Gesundheitspolitik verstanden wird, beeinflusst werden (3). Die dabei zielführenden Instrumente der Gesundheitspolitik weisen eine Reihe von Gemeinsamkeiten auf (4), aus denen sich eine Typologie der Interventionsarten entwickeln lässt (5). Im Hinblick auf die Verminderung sozial bedingter Ungleichheit von Gesundheitschancen ist dabei die partizipativ gestaltete Entwicklung gesundheitsförderlicher Settings besonders geeignet. Die Kassen haben diesen Interventionstyp (6) wesentlich mit entwickelt, so dass dieser Ansatz nunmehr auch auf andere Bereiche übertragen werden kann (7). Grundsätzlich ist die Feststellung und Messung der Wirksamkeit primärer Prävention notwendig und möglich, aber auch schwierig (8). In der Praxis tritt deshalb an die Stelle der Wirksamkeitsmessung häufig die Qualitätssicherung (9). Vor dem Hintergrund der in Deutschland sehr zahlreichen Projekte mit Gesundheitsbezug im Bereich sozialer Benachteiligung wird den Kassen empfohlen, die Mittel aus § 20 Abs. 1 SGB V vorwiegend dafür zu verwenden, bestehende Projekte und Initiativen zu fördern und ihre Qualität zu verbessern bzw. zu sichern (10). Dies soll auf Basis öffentlicher Ausschreibungen geschehen (11), wobei die Kassen auch die Leistungen der laufenden Projektbetreuung und Qualitätssicherung – ebenfalls auf Basis öffentlicher Ausschreibungen - an geeignete Akteure delegieren können (12). Ob das damit gesundheitswissenschaftlich begründete und in seinen Durchführungsschritten skizzierte Handlungsmodell zielführend funktionieren kann, hängt auch davon ab, dass gegenläufige Anreize aus der Kassenkonkurrenz durch Verankerung von Entscheidungskompetenz zum Beispiel auf der Ebene der Spitzenverbände oder einer zu gründenden Stiftung neutralisiert werden (13).

Der im Hinblick auf Zeit und Umfang vorgegebene Rahmen des vorliegenden Gutachtens zwingt dazu, viele Sachverhalte lediglich anzureißen und auch dort im Skizzenhaften zu bleiben, wo tiefer schürfende Analysen und größere Detailfreudigkeit angemessen und wünschenswert gewesen wären.

1 Was ist und warum betreiben wir primäre Prävention?

Strategien und Maßnahmen der Prävention (vgl. SVR 2002, Bd. I, Kap. 2) zielen generell auf die Vermeidung eines schlechteren Zustandes, während Kuration und Rehabilitation einen besseren Zustand zu erreichen suchen. Prävention setzt zeitlich vor Eintritt eines Risikos an, Therapie danach.

Primärprävention bezeichnet die Verminderung von (Teil-)Ursachen bestimmter Erkrankungen oder von Krankheit überhaupt. Das Ziel ist die Senkung von Eintrittswahrscheinlichkeiten oder Inzidenzraten.

Sekundärprävention ist die Entdeckung von symptomlosen, aber biomedizinisch eindeutigen Frühstadien einer Erkrankung und die dadurch ermöglichte erfolgreiche Frühtherapie. Gelegentlich wird unter Sekundärprävention auch die Verhinderung des Wiedereintritts eines Krankheitsereignisses verstanden, z. B. die Verhütung des Re-Infarktes sowie allgemein Rezidivprophylaxe.

Unter Tertiärprävention kann sowohl die wirksame Verhütung bzw. Verzögerung der Verschlimmerung einer manifesten Erkrankung (weites Konzept, umschließt die medizinische Behandlung chronischer Krankheiten einschließlich der Rezidivprophylaxe) als auch die Verhinderung bzw. Milderung bleibender, v. a. sozialer Funktionseinbußen infolge einer Erkrankung verstanden werden (enges Konzept, bezieht sich v. a. auf Rehabilitation).

Bei der Umsetzung des § 20 Abs. 1 SGB V geht es also um die „generelle Vermeidung ... bestimmter Erkrankungen ... vor Eintritt einer fassbaren biologischen Schädigung" und damit um „die Senkung der Inzidenzrate oder der Eintrittswahrscheinlichkeit bei einem Individuum oder einer (Teil-)Population" (SVR 2002, Bd. I, Ziff. 110). Nicht gemeint sind also Interventionen verbesserter Früherkennung zur Vorverlegung der medizinischen Intervention (Sekundärprävention) oder z. B. Patienten-Training und -Schulung zur Verhütung bzw. Verzögerung von Chronifizierungen akuter Erkrankungen (z. B. Rückenschulen) oder zur Rezidivprophylaxe (z. B. Herz-Sport-Gruppen) (Sekundär- bzw. Tertiärprävention).

Sowohl Strategien der Verhaltensbeeinflussung bzw. Gesundheitserziehung als auch solche der gesundheitsgerechten Gestaltung von materiellen und sozialen Umwelten können sich zwar in manchen Fällen darauf beschränken, tatsächliche oder mögliche Gesundheitsbelastungen (also z. B. chemische, physikalische und biologische Belastungen, Disstress, körperliche und seelische Erschöpfungszustände, geringe Verhaltensspielräume, schlechte Ernährung, Rauchen, Bewegungsmangel, soziale Isolierung) zu beeinflussen. Meist wird es jedoch zugleich auch darauf ankommen, die Vermehrung von gesundheitsdienlichen Ressourcen (z. B. Selbstbewusstsein, Selbstwirksamkeit, Kompetenzen, Information, Bildung, Handlungswissen, Einkommen, angemessene Partizipation, Verhaltensspielräume, Unterstützung durch soziale Netze, Erholung) der betroffenen Individuen bzw. Zielgruppen anzustreben. Sei es, (1) um die physischen bzw. psychischen Bewältigungsmöglichkeiten von Gesundheitsbelastungen zu erhöhen; sei es, (2) um die individuellen Handlungsspielräume zur Überwindung gesundheitlich belastenden Verhaltens zu vergrößern, sei es, (3) um Handlungskompetenz für die Veränderung von Strukturen zu entwickeln bzw. freizusetzen, die (a) entweder direkt die Gesundheit belasten oder (b) gesundheitsbelastendes Verhalten begünstigen.

Dieser Aspekt – die Stärkung bzw. Vermehrung von Ressourcen – entspricht dem Ansatz der Gesundheitsförderung. Seit der Ottawa-Charta der WHO zur **Gesundheitsförderung** von 1986 bezeichnet Gesundheitsförderung Prozesse, die Individuen oder Zielgruppen zu mehr Selbstbestimmung über ihre Gesundheit verhelfen. Diesen Vorgang wie auch die Ergebnisse solcher Prozesse bezeichnet man auch als *empowerment*. Mit der Ottawa Charta hielten der Prozesscharakter von Gesundheit und Gesundheitsinterventionen sowie das Basiskonzept von Partizipation bzw. Selbstbestimmung Einzug in Theorie und Praxis der Prävention. (Rosenbrock 2001b, 2004b).

‚Gesundheitsförderung' ist also für sich genommen weder eine Strategie noch ein Handlungstyp. Folgt man der Logik der Ottawa-Charta, der wir dieses Konzept verdanken, dann geht es bei der Gesundheitsförderung immer um die Stärkung der individuellen und kollektiven Gesundheitsressourcen im Sinne des Erwerbs der oben genannten spezifischen und unspezifischen Kompetenzen durch Partizipation und praktische Befähigung. Gesundheitsförderung bezeichnet in diesem Sinne, der – implizit – auch der Formulierung der gegenwärtigen Fassung des § 20 Abs. 1 SGB

V sowie den dazu erarbeiteten ‚Gemeinsamen und einheitlichen Handlungsfeldern und Kriterien der Spitzenverbände der Krankenkassen zur Umsetzung von § 20 Abs. 1 und 2 SGB V" (AOK Bundesverband et al. 2003) zugrunde liegt, immer das Korrelat zur Belastungssenkung und bi

det erst zusammen mit der Belastungssenkung moderne, gesundheitswissenschaftlich fundierte Primärprävention[1].

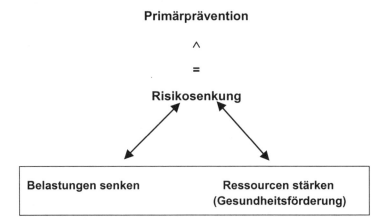

Abbildung 1: eigene Darstellung

Die inflationäre und irreführende[2] Verwendung des Begriffs ‚Gesundheitsförderung' anstelle von Prävention oder als Zusatz zur Prävention ist

---

[1] Dem steht auch nicht die begriffliche Inkonsistenz zwischen § 20 Abs. 1 SGB V (‚primäre Prävention') und § 20 Abs. 2 SGB V (‚betriebliche Gesundheitsförderung') entgegen, die ihre Ursache in der spezifischen Entwicklung und der gewachsenen Arbeitsteilung zwischen Arbeitgeber, Arbeitsschutz, Gesetzlicher Unfallversicherung und Gesetzlicher Krankenversicherung im betrieblichen Gesundheitsschutz bzw. Arbeitsschutz hat.

[2] Einer der Gründe für die häufig auch logisch nicht konsistente Verwendung der Begriffe liegt darin, dass ‚Risiko' bzw. ‚Risikosenkung' einerseits und ‚Gesundheitsförderung' andererseits als auf ein und derselben logischen Ebene angesiedelt gesehen werden. Tatsächlich aber ist der Begriff des Risikos logisch übergeordnet, da es das Ziel jeder Primärprävention ist, das Risiko, d. h. die Eintrittswahrscheinlichkeit von Erkrankung und Tod zu senken und sich die Größe des Risikos erst als Ergebnis der Bilanzierung aus Belastungen und Ressourcen ergibt. Die häufig irreführende Verwendung wird auch durch den Begriff der ‚Risikofaktoren' (Tabakrauchen, hohe Cholesterinwerte etc.) nahe gelegt, die zutreffender als ‚Belastungsfaktoren' zu bezeichnen sind.

fachlich verfehlt und gesundheitspolitisch nicht ohne Gefahren: Gesundheitsförderung ist ein Querschnittsaspekt jeder modernen Gesundheitssicherung, dessen Förderung und Ausbau nicht nur in der Prävention, sondern ebenso auch in der Kuration, in der Pflege wie in der Rehabilitation notwendig ist. Ganz besonders, wenn es um die Verminderung sozial bedingter Ungleichheit von Gesundheitschancen geht und völlig unverzichtbar dann, wenn Prävention in Settings organisiert werden soll, wenn es also um die Entwicklung gesundheitsförderlicher Lebenswelten geht (s. u.). Das Konzept der Gesundheitsförderung als Komplement zur Belastungssenkung beinhaltet Instrumente, die zur Erzielung des jeweils angestrebten Gesundheitsergebnisses (Krankheitsvermeidung, Heilung, Bewältigung) wirksam, wichtig und in vielen Fällen ganz unverzichtbar sind. Nur dieser Bezug zum Leistungsspektrum der Krankenkassen (in seiner weiten Fassung des § 1 SGB V) lässt es auch zu, Maßnahmen und Strategien der Gesundheitsförderung im Rahmen des SGB V (und damit auch begrenzt z. B. durch die Kriterien des § 12 SGB V) von Krankenkassen organisieren bzw. finanzieren zu lassen.

Fazit: Moderne Primärprävention schließt Gesundheitsförderung im Sinne von Ressourcensteigerung in aller Regel ein[3]. Der Zusatz „und Gesundheitsförderung" im Zusammenhang mit Primärprävention ist insofern regelmäßig pleonastisch. Wenn durch ihn aber der Gefahr begegnet werden soll, den Aspekt der Ressourcenstärkung aus den Augen zu verlieren (Glaeske/Kolip 2004) und wenn auf diese Weise der Unterschied zwischen ‚old' und ‚new' Public Health markiert werden soll, so ist dagegen sicherlich nichts einzuwenden.

Warum ist primäre Prävention wichtig und sinnvoll?

Eine erste, grobe Antwort ergibt sich durch einen Blick auf stabile Befunde aus der Sozialepidemiologie und aus den Bereichen von Public Health. Danach kennzeichnen drei Megatrends die gesundheitliche Lage in industrialisierten reichen Ländern:

a) Die durchschnittliche Lebenserwartung wächst in reichen Industrieländern pro Jahrzehnt bislang um etwas mehr als ein Jahr, die älter werden-

---

[3] Ausnahmen bilden im Wesentlichen technische Interventionen, durch die ohne Mitwirkung (und u. U. auch ohne Wissen) der Betroffenen z. B. Schadstoffe, schädliche Strahlen o. ä. aus der physischen Umwelt eliminiert werden.

den Menschen werden dabei im Durchschnitt immer gesünder älter. Deutschland bewegt sich im Hinblick auf die durchschnittliche Lebenserwartung und ihre Entwicklung – je nach Berechnung – knapp über oder knapp unter dem Durchschnitt der OECD-Länder, nimmt also keine besonders gute Position ein (SVR 2002, Bd. 1, Ziff. 26 - 35). Von diesen im Durchschnitt kontinuierlich anfallenden Gesundheitsgewinnen sind bei Männern 10 - 30 %, bei Frauen 20 - 40 % auf das Wirken der klinischen Medizin zurückzuführen (SVR 2002, Bd. I, Ziff. 95). Auf die Konten der Verbesserung der Lebensbedingungen und des verbesserten Gesundheitsverhaltens geht also in jedem Falle wesentlich mehr als die Hälfte der Gewinne an Gesundheit und Lebenszeit. Zumindest für die USA konnte mittlerweile auch empirisch gezeigt werden (Fries 2003), dass sich im Bevölkerungsdurchschnitt der Eintritt chronischer Erkrankung im Lebensalter schneller nach hinten verschiebt als die durchschnittliche Lebenserwartung zunimmt. Das bedeutet, dass die Lebensphase mit chronischer Erkrankung im Bevölkerungsdurchschnitt kürzer wird (*compression of morbidity*). Die Möglichkeit einer solchen epidemiologischen Entwicklung war in den 80er Jahren erstmals als Hypothese formuliert und kontrovers diskutiert worden (Fries 1987, 1989; Verbrugge 1984). Da sich diese Hypothese jetzt als im Bevölkerungsdurchschnitt zumindest für die USA als zutreffend gezeigt hat, dürfen nunmehr nicht nur alle jene Meinungen als widerlegt gelten, die von einer Verlängerung des Lebens lediglich eine Verlängerung der multimorbiden Phase erwarteten, sondern es eröffnet sich auch eine aussichtsreiche Perspektive für die Gesundheitspolitik: den mit der Gesellschaftsentwicklung

quasi naturwüchsig verlaufenden (und von den Erfolgen der Prävention unterstützten) Prozess der *compression of morbidity* zu verstärken, bewusst zu gestalten und zu organisieren. Konkret heißt dies: diesen Prozess auch (verstärkt) für untere Sozialschichten zu öffnen bzw. zu beschleunigen.

b) Die Gesundheitsgewinne – und damit auch die Geschwindigkeit der *compression of morbidity* sind stabil ungleich verteilt: die sozial bedingte Ungleichheit von Gesundheitschancen ist auch in reichen Ländern groß und nimmt in den meisten dieser Länder zu (Mielck 2000). Mit Blick auf die Entwicklungen der Einkommens- und Vermögensverteilung, der Bildungs- und Arbeitschancen ist das sehr wahrscheinlich auch in Deutschland so, aber mangels hinreichender politischer und wissenschaftlicher Aufmerksamkeit liegen hierzu keine belastbaren Daten vor. Was wir hingegen für Deutschland kennen, ist das relativ stabile Grundmuster: Wenn man sich die gesamte in Deutschland lebende Bevölkerung nach ihrer Ausbildung, der Stellung im Beruf und dem Einkommen als Pyramide vorstellt und diese Pyramide in fünf gleich große Teile („Schichten") teilt, so ergibt sich für Gesundheit und Lebenserwartung ein Bild, das sich im Gegensatz zu den Durchschnittsziffern für die Gesamtbevölkerung leider seit Jahrzehnten nicht verbessert: Angehörige des untersten Fünftels (Quintil) tragen in jedem Lebensalter – von der Wiege bis zur Bahre – statistisch betrachtet ein ungefähr doppelt so hohes Risiko, ernsthaft zu erkranken oder vorzeitig zu sterben wie Angehörige des obersten Fünftels (Mielck 1994). Das bedeutet ca. sieben Jahre Unterschied in der durchschnittlichen Lebenserwartung zwischen dem obersten und dem untersten Fünftel und mindestens die gleiche Anzahl an Jahren Differenz im Hinblick auf ein behinderungsfreies Leben. Allein das Merkmal mit Abitur/ohne Abitur markiert in Deutschland für Frauen und Männer einen statistischen Unterschied von ca. dreieinhalb Jahren Lebenserwartung (Mielck 2000). US-amerikanische Untersuchungen an großen Populationen kommen zu dem Ergebnis, dass Menschen aus sozial benachteiligten Gruppen darüber hinaus durchschnittlich ca. zehn behinderungsfreie Jahre weniger haben als wohl Situierte (House et al. 1980). Die Unterschiede finden sich – mit den Ausnahmen Brustkrebs und weniger schweren allergischen Erkrankungen bei Kindern[4] – bei allen wichtigen[5] Krankheiten und bei den Unfällen. Nur zum Teil sind sie auf das – ebenfalls durch die soziale Lage stark beeinflusste – riskantere Gesundheitsverhalten in sozial weniger privilegierten Schichten und Gruppen zurückzuführen. Wie groß der Teil der Unterschiede der Gesundheits- und Lebenschancen zu veranschlagen ist, der durch Verhaltensunterschiede zu erklären ist, ist auch in der Epidemiologie strittig. Befürworter der Verhaltensprävention verweisen dabei häufig z. B. auf die sehr große und methodisch sehr sorgfältige US-amerikanische Nurses Health Study. Danach erklärt sich die Wahrscheinlichkeit des Eintretens von koronaren Herzkrankheiten zu 82 % aus der Ausprägung von Gesundheitsbelastungen aus Ernährung, Zigarettenrauchen, Bewegung, Cholesterinspiegel und Körpergewicht (Stampfer et al. 2000). Da aber die ‚Nurses' in den USA (anders als z. B. Krankenschwestern und Pfleger in Deutschland)

---

[4] Bei den schweren Allergien hingegen ist das Risiko für Kinder aus sozial benachteiligten Schichten wiederum erheblich größer als bei Kindern aus höheren Sozialschichten.
[5] Im Sinne von epidemiologisch größeren Erkrankungen.

eine nach Bildung, Einkommen und Stellung im Beruf relativ homogene Gruppe innerhalb der besser gestellten Mittelschicht bilden, erlaubt diese Studie selbstverständlich keine Aussagen über schichtenspezifisch ungleiche Gesundheitschancen und den Einfluss unterschiedlichen Verhaltens auf schichtenspezifische Ungleichheit, sondern verweist mit 18 % nicht durch Verhalten erklärbarer Varianz eher auf den geringen Einfluss statusbezogener Gesundheitsbelastungen auf die Gesundheitschancen dieser Gruppe. Andere, ebenfalls sehr große und methodisch ebenso sorgfältige Längsschnittstudien mit repräsentativen Bevölkerungsstichproben kommen dagegen zu dem Ergebnis, dass die Gesundheitschancen in erster Linie vom sozialen Status anhängen, und dass dieser Zusammenhang sich auch nur unwesentlich abschwächt, wenn das Gesundheitsverhalten konstant gesetzt („statistisch kontrolliert') wird (Lantz et al. 1998). Auch die weithin bekannte Whitehall-Studie (Marmot, Rose et al. 1978, Marmot/Steptoe 2002) kommt zu dem Ergebnis, dass von dem vierfach erhöhten Risiko für koronare Erkrankungen in der untersten Beschäftigtengruppe im öffentlichen Dienst in London weit über die Hälfte nicht durch das Gesundheitsverhalten erklärt werden kann. Richter und Mielck (2000) veranschlagen den Einfluss sozialstrukturell und durch Verhalten verursachter Gesundheitsrisiken ungefähr gleich groß, verweisen aber darauf, dass auch das Verhalten in erheblichem Umfang durch den Platz der Individuen in der Sozialstruktur beeinflusst wird.

Für präventionspolitische Überlegungen folgt aus dieser Unklarheit, dass sich die Bemühungen gleichermaßen auf den Abbau von Gesundheitsbelastungen, die Verringerung bzw. Kompensation von Statusunterschieden und die Förderung von Gesundheitsressourcen richten sollten.

Die sozial bedingte Ungleichheit von Gesundheitschancen ist dabei nicht einfach ein Problem von Armut oder die Summe der Probleme von „Randgruppen" (Hauss, Naschold, Rosenbrock 1981, S. 225-228), sondern sie bildet ein Kontinuum entlang der gesellschaftlichen Hierarchie von ganz unten bis ganz oben: auch der zweit-privilegiertesten Gruppe geht es noch etwas schlechter als der privilegiertesten (Wilkinson 1996). Auch ergibt sich kein Bild der Verelendung der unteren Sozialschichten: auch dort erhöht sich im Allgemeinen die durchschnittliche Lebenserwartung.[6] Zur Erklärung der statistisch sehr engen Beziehung zwischen dem Einkommen und dem Gesundheitszustand bzw. der Lebenserwartung werden drei Hypothesen diskutiert (Raphael 2003, Berkman/Kawachi 2000):

- Materialistische Modelle gehen davon aus, dass Menschen mit unterschiedlichen Einkommen über ihre gesamte Biografie hinweg in unterschiedlichem Ausmaß positiven und negativen Einflüssen auf ihre Gesundheit ausgesetzt sind, das Ausmaß der Unterschiede ergibt sich aus der individuell erlebten Akkumulation sowohl von Belastungen als auch von Ressourcen.

- Neo-materialistische Modelle gehen von der Beobachtung aus, dass in Regionen bzw. Orten bzw. Verwaltungsbezirken mit eher geringen Einkommen typischer Weise auch weniger in die öffentliche Infrastruktur investiert wird (Hygiene, Erholung, Umwelt, Bildung etc.). Die Wirkung von geringem Einkommen auf die Gesundheit erklärt sich dann aus der Kombination individuell höherer Gesundheitsbelastungen und geringerer Gesundheitsressourcen, verstärkt durch die Wirkungen von systematischer Vernachlässigung der physischen und sozialen Infrastruktur. Tatsächlich konnte Robert anhand einer für die USA repräsentativen Bevölkerungsstudie (Robert 1998) zeigen, dass der Gesundheitszustand von Personen und Gruppen sich zwar primär aus ihrer sozioökonomischen Position erklärt, dass aber die sozioökonomischen Umstände ihrer sozialen Umgebung (Community, Setting) ebenfalls einen eigenständigen Einfluss ausüben. Zu einem ähnlichen Ergebnis kommen Yen und Syme (1999) im Ergebnis einer sorgfältigen Literaturstudie.

- Die neo-materialistische Hypothese bildet auch einen möglichen Übergang zur Hypothese vom ‚sozialen Vergleich'. Danach ergeben sich die gesundheitlichen Wirkungen unterschiedlichen Einkommens nicht nur aus der materiellen und kulturellen Benachteiligung, sondern aus der jeweiligen Deutung der eigenen Position innerhalb der sozialen Hierarchie, die zu vermehrtem Stress und schlechter Gesundheit

---

[6] Graham (2004) berichtet allerdings, dass in GB die Mortalität in der (untersten) Klasse V zunimmt, während sie in allen höheren Schichten (IV – I) sinkt. Da scheint tatsächlich bis Mitte der 90er Jahre der Fall gewesen zu sein. Seither scheint die unterste Schicht (V) aber sogar überproportional aufzuholen (ONS 2003).

führt. Je größer die Spanne zwischen ‚unten' und ‚oben', desto schwächer auch die soziale Kohäsion und desto schwächer auch das soziale Kapital, mit der Folge zunehmenden Misstrauens (mit all seinen faktischen und psychologischen Folgen) und dem entsprechenden Stress. Die Hypothese vom ‚sozialen Vergleich' erklärt auch am schlüssigsten den auf den ersten Blick erstaunlichen Befund, dass Gesundheits- und Lebenserwartung nicht nur von der individuellen Position auf der gesellschaftlichen Stufenleiter abhängen, sondern auch davon, wie breit gespreizt die gesellschaftliche Ungleichheit im Hinblick auf Einkommens- und Vermögensverteilung ist, wie lang also gewissermaßen die gesellschaftliche Stufenleiter ist: Menschen mit gleichen Gesundheitsbelastungen und gleicher Ressourcenausstattung haben schlechtere Gesundheitschancen, wenn sie in einer Gesellschaft mit schärfer akzentuierter Ungleichheit leben (Wilkinson 1996, Berkman/Kawachi 2000, Rosenbrock/Geene 2000; Borgers/Abholz 2001).

c) Das heutige Krankheits- und Sterbegeschehen wird in industrialisierten Ländern zu ca. drei Vierteln von chronischen, überwiegend degenerativ verlaufenden Krankheiten bestimmt. Diese sind trotz der in der Vergangenheit erzielten und für die Zukunft zu erwartenden Fortschritte in der kurativen Medizin in der großen Mehrzahl der Fälle nicht heilbar im Sinne einer Restitio ad integrum, sondern verlangen regelmäßig nach lebenslänglicher Begleitung (SVR 2002, Band III). Auftreten und der Verlauf chronischer Erkrankungen sind in hohem Maße abhängig vom individuellen Verhalten sowie von Fehlanreizen und gesundheitlichen Belastungen aus der sozialen und physischen Umwelt (Siegrist 2003). Die sozial ungleiche Verteilung sowohl von gesundheitlichen Belastungen als auch von gesundheitsrelevanten Ressourcen sowie die weitgehend daraus erklärbaren Unterschiede im gesundheitlichen Verhalten sind auch die wichtigste Ursache für die sozial bedingten Ungleichheiten in Gesundheitszustand und Lebenserwartung.

Aus dieser sich absehbar weiter verschärfenden Entwicklung lassen sich die beiden zentralen gesundheitspolitischen Herausforderungen der nächsten Jahre und Jahrzehnte herleiten: die Schaffung integrierter Versorgungsformen für chronisch Erkrankte und die Entwicklung primärer Prävention. Auf beide Herausforderungen kann nicht mir bloßer Weiterentwicklung von Bekanntem und Bewährtem geantwortet werden, vielmehr sind Neuentwicklungen im Sinne von sozialen Innovationen (Zapf

1994) gefordert. Das impliziert u. a., dass Suchprozesse organisiert und Experimente zugelassen werden müssen.

Von chronischen Erkrankungen sind je nach Berechnung 20 % bis über 50 % der Bevölkerung betroffen. Dies führt auch zu einer entsprechenden Konzentration der Versorgungskosten: ca. 80 % der Kosten für Krankenversorgung in der GKV werden für ca. 20 % der Versicherten aufgewendet (Winkelhake et al. 2002). Dabei handelt es sich überwiegend um chronisch Kranke, unter denen Menschen aus unteren Sozialschichten überrepräsentiert sind (Mielck 2000). Zur Verteilung der Versorgungskosten auf soziale Schichten sind sicherlich noch weitere Forschungen erforderlich, ebenso zu den Gründen der – mutmaßlich ebenfalls schichtenspezifisch – höchst unterschiedlichen Muster der Nutzung des Versorgungssystems. Es kann jedoch die Hypothese aufgestellt werden, dass solche Forschungen zu einer auch gesundheitsökonomischen Begründung für eine Konzentration der Prävention auf die unteren Sozialschichten führen würden: Wenn die Versorgungskosten für chronische Erkrankungen das eigentliche Kostenproblem in der GKV ausmachen (vgl. SVR 2002, Band III, sowie Schwartz et al. 1999) und diese überproportional häufig bei sozial Benachteiligten auftreten und wenn infolgedessen auch bei diesen Gruppen die höchsten Versorgungskosten anfallen[7], dann müssten sich auch die präventiven Bemühungen auf diese Gruppen und Schichten konzentrieren.

Neben diese drei aktuellen Begründungszusammenhänge tritt eine historische Begründung für die Schwerpunktbildung in der nicht-medizinischen Primärprävention: Auch der Sieg über die großen europäischen Seuchen des 19. und der erstem Jahrzehnte des 20. Jahrhunderts war keineswegs primär ein Sieg der Medizin, sondern das Ergebnis von gesellschaftlichen Entwicklungsprozessen, die insbesondere für die sozialen Unterschichten zur Senkung von Gesundheitsbelastungen und zur Vermehrung von Gesundheitsressourcen führten.

---

[7] Dabei wird – im Rahmen der deutschen GKV immer noch vorstellbar - das Wirken des ‚inverse care law' (Tudor Hart 1971, Rosenbrock 2004a) vernachlässigt, es wird also unterstellt, dass alle Erkrankten ungehinderten Zugang zu hochwertiger und vollständiger Krankenversorgung haben.

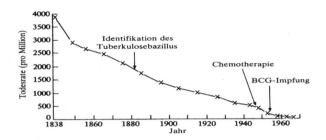

Abbildung 2: Entwicklung der Epidemiologie der Tuberkulose in Großbritannien (Quelle: McKeown 1982)

Am Beispiel der Tuberkulose (Abb. 2) wird deutlich, dass die Sterblichkeit bereits auf weit unter die Hälfte ihres Spitzenwertes gefallen war, als um 1880 der Erreger entdeckt wurde. Als schließlich - mehr als 60 Jahre später - eine wirksame Chemotherapie gefunden wurde, war die Sterblichkeit als Erfolg der Prävention um weitere drei Viertel gefallen, auf ungefähr ein Achtel des Ausgangswertes. Als die naturwissenschaftliche Medizin mit den ihr eigenen Instrumenten der Immunisierung und Therapie eingriff, konnte sie diesen Erfolg dann befestigen und sichern. Der britische Sozialmediziner McKeown, der diese Entwicklung für alle bedeutenden Infektionskrankheiten im Europa des 19. Jahrhunderts analysiert hat, bemerkt dazu (1982, S. 22): „Medizinische Forschung und medizinische Dienste sind fehlgeleitet; was die Gesellschaft für das Gesundheitswesen ausgibt, stellt eine entsprechende Fehlinvestition dar, da bei der Mittelverwendung von falschen Annahmen über die Grundlagen menschlicher Gesundheit ausgegangen wird. Man betrachtet den Körper als Maschine, die vor allem durch direkte Eingriffe in ihre internen Vorgänge vor Krankheit und ihren Folgen geschützt werden könne. Diese Betrachtungsweise führte dazu, dass Umwelteinflüssen und persönlichem Verhalten – den wichtigsten gesundheitsrelevanten Faktoren - mit Gleichgültigkeit begegnet wurde."

McKeown zeigte, dass es vor allem Verbesserungen in der Ernährung und der Bildung, sowie technischen und sozialen Reformen in der Arbeitswelt und v. a. städtischen Umwelt zu verdanken war, dass zumindest in industrialisierten Ländern die große Geißel der Infektionsseuchen von den Menschen genommen wurde. Gerade im Hinblick auf aktuelle Debatten und Kontroversen zur Prävention ist ein weiterer Befund von McKeown besonders wichtig: Es waren diese Änderungen der Lebensverhältnisse, die ihrerseits für die Prävention unverzichtbare Veränderungen im Verhalten vor allem der sozialen Unterschichten bewirkten: Zu nennen sind hier u. a. persönliche Hygiene, ausgleichendes Freizeitverhalten und abnehmender Alkoholkonsum, die sich im Wechselverhältnis mit politisch bewirkten Fortschritten in den Lebensverhältnissen verbesserten, oder modern ausgedrückt: es war Verhältnisprävention auf den Ebenen einzelner Settings bzw. der Gesamtbevölkerung (s. u. 5), die ihrerseits zu belastungssenkenden und ressourcenfördernden Verhaltensmodifikationen führte.

Zwei weitere Lehren ergeben sich aus dem historischen Rückblick:

Die Thematisierung und erst recht die Umsetzung wirksamer Prävention auf Bevölkerungsebene weist regelmäßig starke Bezüge zur Politik auf, und zwar nicht nur zur Politik durch Regierung und Staat, sondern auch zu sozialen Bewegungen (Gewerkschaften etc.), und nicht nur zur Gesundheitspolitik, sondern auch zum Geschehen auf anderen Politikfeldern (Arbeitsmarkt, Bildung, Sozialleistungen, s. u. 3). Wenn Kassen in Umsetzung des § 20 Abs. 1 SGB V einen Beitrag zur Verminderung sozial bedingter Ungleichheit von Gesundheitschancen leisten wollen, dürfen sie keine Berührungsängste im Hinblick auf die damit verbundenen politischen Themen sowie die auf diesem Gebiet tätigen, staatlichen wie nicht staatlichen Akteure haben. Sie könne dabei an Erfahrungen aus früheren Epochen der deutschen Gesundheitspolitik anknüpfen (Tennstedt 1983; Asmus 1982; Hansen et al. 1981).

Schließlich zeigt ein Blick auf die Geschichte, dass zutreffende Kenntnisse über die Mechanismen der Krankheitsverursachung und der Krankheitsverhütung keineswegs immer notwendige Voraussetzungen für zielführende Vorschläge und auch Maßnahmen der Primärprävention waren: wirksame und bis heute fruchtbare Präventionsprogramme wurden auf Basis unzureichender, zum Teil sogar falscher Vorstellungen über Ätiologie und Pathogenese, aber gestützt auf hohe Plausibilität in Gang gesetzt. Das gilt zum Beispiel für Rudolf Virchow und die Bekämpfung des Typhus in Oberschlesien 1848, für John Snow und die Bekämpfung der Cholera in London 1854 oder für Max von Pettenkofer und die Bekämpfung der Cholera in München 1855 (Labisch 1990, 1992; Evans 1996).

Mit diesen Eckpunkten – Dominanz chronischer, medizinisch nicht heilbarer, aber grundsätzlich weitgehend prävenierbarer Erkrankungen in einer alternden Gesellschaft, sozial bedingte Ungleichheit von Gesundheitschancen aufgrund ungleicher Verteilung von Belastungen und Ressourcen - ist das Feld der Prävention abgesteckt. Deutlich wird bereits an diesem Punkt, dass Prävention populationsbezogen desto größere Gesundheitsgewinne erbringt, je mehr sie zur Verringerung sozial bedingter Ungleichheit von Gesundheitschancen beiträgt.

Der schwerpunktmäßige Auf- und Ausbau von Primärprävention erweist sich damit als eine der zentralen gesundheitspolitischen Herausforderungen des 21. Jahrhunderts. Die gesellschafts- und gesundheitspolitischen Rahmenbedingungen für die Umsetzung des § 20 Abs. 1 SGB V sind durch die Zunahme der Bezugsprobleme (s. u.: 3) und eine hohe programmatische Dynamik gekennzeichnet: Die Gründung des Deutschen Forums für Prävention und Gesundheitsförderung, die Vorbereitungen für ein Bundesgesetz für Prävention sowie zahlreiche politische Stellungnahmen und Bekenntnisse zur Prävention verweisen auf eine für das Thema günstige politische Konjunktur. Der diesbezügliche Auftrag an die GKV im § 20 Abs 1 SGB V trifft auf Institutionen, die in den vergangenen Jahren ihre fachliche und organisatorische Kompetenz zur Entwicklung und Umsetzung moderner Prävention unter Beweis gestellt haben.

Empfehlung: Die Institutionen der GKV sollten der Erfüllung des im § 20 Abs. 1 SGB V enthaltenen Auftrags, einen wesentlichen Beitrag zum Auf- und Ausbau primärer Prävention in Deutschland zu leisten und dazu Primärprävention als Entwicklungsaufgabe und als neues und eigenständiges Aufgabenfeld der GKV zu gestalten, eine hohe politische und organisatorische Priorität einräumen und die für das Thema günstige politische Konjunktur nutzen. Dies impliziert fünf Aufgaben für Selbstverwaltung, Management und Mitarbeiter der Kassen:

- Erarbeitung und Nutzung des gesundheitswissenschaftlichen Kenntnisstandes zur Primärprävention und qualitätsgesicherter Umsetzung in enger Zusammenarbeit mit Vertretern und Institutionen der Gesundheitswissenschaften (Public Health) (Empfehlungen 1 - 9)

- Berücksichtigung der politischen und institutionellen Gegebenheiten sowie der Dynamik der Interventionsfelder (Empfehlung 3 und 13).
- Kriteriengeleitete Auswahl geeigneter Zielgruppen, Interventionsfelder und Interventionsformen (Empfehlungen 2, 5 - 7)
- Definition geeigneter Verfahren der Umsetzung, Aufbau entsprechender Strukturen und Kooperationen (Empfehlungen 8 - 12)
- Beseitigung von Fehlanreizen aus der Kassenkonkurrenz (Empfehlung 13)

2. Sozial bedingte Ungleichheit von Gesundheitschancen - Ausmaß, Gründe und Möglichkeiten ihrer Verringerung

Warum sind Gesundheitschancen sozial ungleich verteilt?

Die Zusammenhänge zwischen sozialer Ungleichheit und Gesundheit, die begrenzte Rolle der Medizin sowie die Rolle von Belastungen und Ressourcen für die Gesundheit sind im folgenden Schema (Abb. 3) stark vereinfacht wiedergegeben.

Die Abbildung 3 lässt sich wie folgt lesen: Die Soziale Ungleichheit in den zentralen gesellschaftlichen Ressourcen 'Wissen, Geld, Macht und Prestige' führt sowohl zu unterschiedlichen gesundheitlichen Beanspruchungen als auch zu Unterschieden im Zugang und der Qualität gesundheitlicher Versorgung. Die gesundheitlichen Beanspruchungen spielen dabei eine erheblich stärkere Rolle: der Zuwachs in Gesundheit und Lebenserwartung während der letzten 50 Jahre in Europa erklärt sich nur zu max. 30 % durch Verbesserungen der Medizin und der Versorgung (SVR 2002, Bd. I, Ziff. 95), die Beanspruchungen als Bilanz aus Gesundheits-Belastungen und Gesundheitsressourcen stehen für ca. 70 % und mehr der erzielten Gesundheitsgewinne. Gesundheitsbelastungen und Gesundheitsressourcen sind in diesem Konzept so weit gefasst, wie die sozialepidemiologische Forschung trägt: zu den Belastungen gehören neben biologischen, chemischen und physikalischen Belastungen auch Disstress, schlechte Ernährung, Tabakrauchen, Bewegungsmangel, sozialer Ausschluss etc. Diese Belastungen werden zum Teil kompensiert bzw. gepuffert durch Gesundheitsressourcen, zu deren wichtigsten Selbstbewusstsein, Selbstwirksamkeit, Bildung, Einkommen, Transparenz, Partizipation, Verhaltensspielräume, Erholungsmöglichkeiten und soziale Unterstützung durch Netzwerke zählen. Einige Faktoren sind bei (zu) niedriger Ausprägung Gesundheitsbelastungen und ab einem (nicht immer exakt zu beschreibenden) Schwellenwert Gesundheitsressourcen (z. B. soziale Unterstützung, soziale Integration). Jede dieser Belastungen und jeder dieser Ressourcen bildet allein oder in Kombination mit anderen einen möglichen Ansatzpunkt für Strategien zur Verminderung sozial bedingter Ungleichheit von Gesundheitschancen.

Als materielle Schüsselressourcen für die Gesundheitschancen gelten Einkommen, Bildung und Stellung im Beruf, auf der psychosozialen Seite

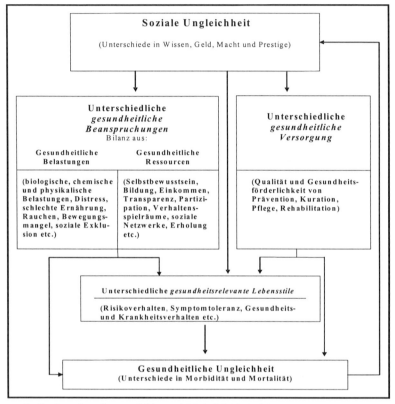

Quelle: eigene Darstellung modifiziert nach Elkeles/Mielck: Soziale Ungleichheit, WZB Discussion Paper P93-208, Berlin 1993

Abb. 3: Zusammenhänge zwischen sozialer und gesundheitlicher Ungleichheit

werden meist Selbstwirksamkeit, Partizipation und soziale Unterstützung als wichtigste Ressourcen genannt.

Sowohl die ungleiche Verteilung der zentralen gesellschaftlichen Ressourcen als auch die unterschiedlichen Gesundheitsbeanspruchungen als auch die unterschiedliche Versorgungsqualität führen zu unterschiedlichen Lebensstilen, also zu Unterschieden im Risikoverhalten, in der

Symptomtoleranz sowie zu unterschiedlichem Gesundheits- und Krankheitsverhalten. Die unterschiedlichen gesundheitlichen Lebensstile erklären in erheblichem Umfang die beobachtbaren gesundheitlichen Ungleichheiten. Diese Ungleichheiten erklären sich aber nicht nur aus unterschiedlichen Lebensstilen, sondern auch direkt aus den Unterschieden der gesundheitlichen Belastungen und den Qualitätsunterschieden der gesundheitlichen Versorgung.

In Theorie und Praxis immer noch sehr beliebt ist die Übung, lediglich den Zusammenhang zwischen Lebensstil und Gesundheit zu betrachten und daraus zu schließen, dass die sozial weniger gut Gestellten selbst Schuld an ihrem kürzeren Leben und ihrem Mehr an Krankheit sind. Die Ausblendung der dahinter liegenden Variablen verstellt den Blick und den Weg zu zielführenden Fragen und Politiken und führt bekanntlich stattdessen geradewegs zur Verhöhnung der Opfer (‚blaming the victims', Crawford 1979). Dies ignoriert sowohl die sozialen Determinanten von Verhalten als auch die Tatsache, dass die Ungleichheit von Gesundheitschancen sich nur zu einem Teil aus unterschiedlichem Gesundheits-Verhalten erklärt (s. o. 1., Lantz et a. 1998).

Die gesundheitliche Ungleichheit ergibt sich damit aus dem komplexen, zum Teil synergetisch, zum Teil kompensatorisch wirkenden Zusammenspiel von direkten Auswirkungen sozialer Ungleichheit mit Unterschieden der gesundheitlichen Beanspruchungen wie auch der gesundheitlichen Versorgung, die ihrerseits zum Teil direkt und zum Teil vermittelt über unterschiedliche Lebensstile auf die gesundheitliche Ungleichheit einwirken.

Die Debatte über die gesellschaftlichen Faktoren, die auf die Gesundheit einwirken (‚Social Determinants of Health'), wird weltweit geführt. Ein Zwischenfazit hat das europäische Regionalbüro der WHO im Jahre 2003 gezogen, dessen Kernaussagen im Folgenden dokumentiert werden (siehe Kasten).

Richard Wilkinson/Michael Marmot (eds.): Social Determinants of Health. The Solid Facts, Second Edition, WHO-Europe: Kopenhagen 2003

Auszug: Befunde und Schlussfolgerungen für die Politik, Übersetzung: Rolf Rosenbrock

1. Das soziale Gefälle
Je tiefer auf der sozialen Stufenleiter der Gesellschaft, desto kürzer die Lebenserwartung und desto häufiger die meisten Krankheiten. Gesundheitspolitik muss die sozialen und wirtschaftlichen Bedingungen der Gesundheit in Angriff nehmen.
...
Schlussfolgerungen für die Politik:
Solange die Politik es versäumt, diese Tatsachen anzusprechen, ignoriert sie nicht nur die wichtigsten Bedingungen der Gesundheit in modernen Gesellschaften, sondern auch eines der wichtigsten Themen sozialer Gerechtigkeit, vor denen moderne Gesellschaften stehen.
• Das Leben enthält eine Reihe von entscheidenden Übergängen: Emotionale und materielle Veränderungen in der frühen Kindheit, der Übergang von der Primär- zur Sekundärerziehung, der Beginn des Arbeitslebens, das Verlassen des Elternhauses und der Aufbau einer eigenen Familie, Berufs- und Stellenwechsel sowie die Konfrontation mit möglicher Entlassung, und schließlich die Verrentung. Jeder dieser Wechsel kann Auswirkungen auf die Gesundheit haben, indem er Menschen auf mehr oder weniger vorteilhafte Entwicklungspfade schiebt. Weil Menschen, die in der Vergangenheit bereits benachteiligt wurden, das größte Risiko der Benachteiligung auch bei jedem folgenden Übergang haben, muss Sozialpolitik nicht nur Sicherheitsnetze bereithalten, sondern auch Sprungbretter, um frühere Benachteiligungen zu kompensieren.
• Gute Gesundheit umfasst die Verminderung von Misserfolgen in der Bildung sowie von sozialer Unsicherheit und Arbeitslosigkeit sowie Verbesserungen der Wohnsituation. Gesellschaften, die alle ihre BürgerInnen in die Lage versetzen, eine vollständige und nützliche Rolle im sozialen, wirtschaftlichen und kulturellen Leben jeder Gesellschaft zu spielen, sind gesünder als solche, in denen Menschen soziale Unsicherheit, Ausschluss und Entbehrungen erleben.

2. Stress
Wenn Stress dazu führt, dass Menschen sich besorgt, ängstlich und unfähig zur Bewältigung fühlen, dann schädigt dies die Gesundheit und kann zu vorzeitigem Tod führen.
...
Schlussfolgerungen für die Politik:
Obwohl die medizinische Antwort auf die biologischen Folgen von Stress in der Gabe symptomlindernder Arzneimitteln liegen kann, sollte sich die Aufmerksamkeit auf die Verringerung der wichtigen Ursachen von chronischem Stress – also gewissermaßen ‚stromaufwärts' – richten.
- In Schulen, Arbeitszusammenhängen und anderen Institutionen ist die Qualität des sozialen Zusammenlebens und der materiellen Sicherheit oft ebenso wichtig für die Gesundheit wie die physische Umwelt. Institutionen, die den Menschen das Gefühl geben, dazu zu gehören, teilzuhaben und geschätzt zu werden, sind wahrscheinlich gesündere Plätze als solche, wo Menschen sich ausgeschlossen, missachtet und ausgenutzt fühlen.
- Regierungen sollten berücksichtigen, dass sich Sozialleistungsprogramme sowohl auf materielle als auch auf psychosoziale Nöte beziehen sollten, weil beide zu Angst und Unsicherheit führen. Regierungsprogramme sollten insbesondere Familien mit kleinen Kindern unterstützen, Gemeinschaftsaktivitäten anregen, soziale Isolierung bekämpfen, materielle und finanzielle Unsicherheit verringern und die Entwicklung von Bewältigungsfähigkeiten in der Bildung und Rehabilitation unterstützen.

3. Erste Lebensjahre
Hilfe für einen guten Start ins Lebens zu geben bedeutet Mütter und kleine Kinder unterstützen: Die gesundheitlichen Wirkungen der frühen Entwicklung und Erziehung dauern das ganze Leben lang.
Schlussfolgerungen für die Politik:
Die Gesundheitsrisiken für das kleine Kind sind unter ärmlichen sozioökonomischen Bedingungen erheblich größer und können am besten durch verbesserte Gesundheitsvorsorge vor der ersten Schwangerschaft, für Mütter und Kleinkinder in Einrichtungen der prä- und postnatalen Gesundheitssicherung und durch Maßnahmen für Säuglinge, Kleinkinder und in Schulen sowie

durch Verbesserungen in der Bildung für Eltern und Kinder vermindert werden. Solche Gesundheits- und Bildungsprogramme zeigen direkte Erfolge. Sie verbessern die Aufmerksamkeit der Eltern für die Bedürfnisse ihrer Kinder und ihre Aufnahmefähigkeit für Informationen über Gesundheit und Entwicklung; und sie vergrößern das Zutrauen der Eltern in ihre eigene Handlungsfähigkeit.

Programme zur Verbesserung der Gesundheit in den frühen Lebensphasen sollten darauf zielen,
• das Niveau der Ausbildung generell zu erhöhen und für Chancengleichheit im Zugang zur Bildung zu sorgen, um die Gesundheit von Müttern und Kleinkindern auf längere Sicht zu verbessern;
• gute Ernährung, Gesundheitserziehung, Gesundheitsversorgung, angemessene soziale und materielle Ressourcen zur Verfügung zu stellen, und zwar vor der ersten Schwangerschaft, während der Schwangerschaft und in der Kindheit, um auf diese Weise Wachstum und Entwicklung vor der Geburt und während der Kindheit zu gewährleisten und Erkrankungsrisiken und Fehlernährung in der Kindheit zu vermeiden;
• Eltern-Kind-Beziehungen von der Geburt an zu unterstützen, am besten durch Hausbesuche und die Ermutigung guter Beziehungen zwischen Eltern und Schulen, um die Kenntnisse der Eltern über die emotionalen und kognitiven Bedürfnisse ihrer Kinder zu verbessern, um die kognitive Entwicklung und sozialverträgliches Verhalten der Kinder anzuregen und um dem Missbrauch von Kindern vorzubeugen.

4. Sozialer Ausschluss
Das Leben ist kurz, wenn seine Qualität schlecht ist. Die Produktion von Not, Verbitterung, Armut, sozialem Ausschluss und Diskriminierung kostet Leben.
...
Schlussfolgerungen für die Politik:
Keine Regierung kann es vermeiden, einen wesentlichen Einfluss auf die Einkommensverteilung auszuüben – durch Steuerpolitik, Sozialleistungen, Arbeitsmarktpolitik, Bildungspolitik, Wirtschaftspolitik und viele andere Politikfelder. Die unbestreitbare Wirkung solcher Politiken auf Sterberaten und Krankheitsverteilung erlegt der Politik die Pflicht zur Verhinderung abso-

luter Armut sowie zur Verminderung materieller Ungleichheit auf.
• Alle BürgerInnen sollten durch ein garantiertes Mindesteinkommen, durch garantierte Mindestlöhne sowie durch Zugang zu öffentlichen Dienstleistungen geschützt sein.
• Interventionen zur Verringerung von Armut und sozialem Ausschluss sollten sowohl auf individueller wie auch auf der Ebene des Stadtteils/Quartiers ansetzen.
• Gesetzgebung kann dazu beitragen, Minderheiten und besonders verletzbare Gruppen vor Diskriminierung und sozialem Ausschluss zu schützen.
• Public-Health-Politik sollte Hindernisse zur Nutzung von Gesundheitsversorgung und öffentlichen Dienstleistungen sowie von erschwinglichem Wohnraum beseitigen.
• Arbeitsmarkt-, Bildungs- und Familienpolitik sollten darauf zielen, soziale Ungleichheit zu vermindern.

5. Arbeitswelt
Stress am Arbeitsplatz vergrößert das Erkrankungsrisiko. Menschen mit größerem Handlungsspielraum in ihrer Arbeit sind gesünder.
...
Schlussfolgerungen für die Politik:
Gesundheit und Arbeitsproduktivität stehen nicht in Konkurrenz zueinander. Vielmehr können beide gesteigert werden: Verbesserte Arbeitsbedingungen führen zu gesünderen Arbeitskräften, was zu erhöhter Produktivität führt. Dadurch verbessern sich die Voraussetzungen zur Schaffung noch gesünderer und noch produktiverer Arbeitsplätze.
• Die angemessene Einbeziehung in die Entscheidungsfindung nützt wahrscheinlich den Beschäftigten auf allen Hierarchieebenen einer Organisation. Deshalb sollten Voraussetzungen für die Einflussnahme der Beschäftigten auf die Einrichtung und die Veränderung ihres Arbeitsplatzes geschaffen werden, um ihnen auf diese Weise mehr Gestaltungsmöglichkeiten und Entwicklungsangebote in der Arbeit zu bieten.
• Gute Menschenführung beinhaltet die Sorge für angemessene Anerkennung in Form von Geld, Status und Selbstwertgefühl für alle Beschäftigten.

- Um die muskulo-skelettalen Erkrankungen zu vermindern, müssen Arbeitsplätze ergonomisch angemessen konstruiert sein.
- Gesundheitsschutz am Arbeitsplatz benötigt neben einer dafür wirksamen Infrastruktur mit staatlichen Kontrollen und Inspektionen auch innerbetriebliche Dienste, die auch Gefahren für die psychosoziale Gesundheit frühzeitig erkennen und entsprechend intervenieren können.

6. Arbeitslosigkeit

Arbeitsplatzsicherheit verbessert die Gesundheit, das Wohlbefinden und die Arbeitszufriedenheit. Höhere Raten von Arbeitslosigkeit verursachen mehr Krankheit und vorzeitigen Tod.
...
Schlussfolgerungen für die Politik:
Die Politik sollte drei Ziele verfolgen: Arbeitslosigkeit und Arbeitsplatzunsicherheit verhüten; die durch Arbeitslosigkeit verursachte Not zu verringern; und Menschen wieder auf sichere Arbeitsplätze zu bringen. Wirtschaftspolitik, die die Hochs und Tiefs der Konjunktur ausgleicht, kann einen wichtigen Beitrag zur Arbeitsplatzsicherheit und zur Verringerung von Arbeitslosigkeit leisten.
- Begrenzungen der Arbeitszeit können ebenfalls hilfreich sein, wenn sie zusammen mit Maßnahmen zur Arbeitsplatzsicherheit und zur Arbeitszufriedenheit verfolgt werden.
- Um Menschen für die vorhandenen Arbeitsplätze zu qualifizieren, sind hohe Bildungsstandards und gute Weiterbildungsprogramme besonders wichtig.

Für Arbeitslose haben Unterstützungsleistungen, die in einem angemessenen Verhältnis zum Lohneinkommen stehen, einen gesundheitsschützenden Effekt.
- Spar- und Kreditvereine können hilfreich sein, um Schulden zu verringern und soziale Netzwerke zu stärken.

7. Soziale Unterstützung

Freundschaft, befriedigende soziale Beziehungen und starke unterstützende Netzwerke verbessern die Gesundheit – zu Hause, am Arbeitsplatz und in der Gemeinschaft.
...

Schlussfolgerungen für die Politik:
Experimente zeigen, dass befriedigende soziale Beziehungen die physiologischen Folgen von Stress reduzieren können. Interventionsstudien haben gezeigt, dass soziale Unterstützung die Genesungsraten für eine Reihe von Krankheiten verbessern kann. Soziale Unterstützung kann auch die Gesundheit von Schwangeren und Neugeborenen in verletzbaren Gruppen verbessern.
• Die Verminderung sozialer und wirtschaftlicher Ungleichheit und die Verminderung von sozialem Ausschluss können zu einem größeren sozialen Zusammenhalt und besserer Gesundheit beitragen.
• Die Verbesserung von Sozialbeziehungen in Schulen, auf der Arbeit und in den jeweiligen Gemeinschaften führt dazu, dass sich die Menschen in ihrem Wert geschätzt und in ihren Aktivitätsfeldern unterstützt fühlen. Dies trägt zu ihrer Gesundheit, und speziell zu ihrer geistigen und seelischen Gesundheit bei.
• Die Schaffung von Gelegenheiten für Zusammenkünfte und sozialen Austausch kann die geistige und seelische Gesundheit verbessern.
•Auf allen Gebieten des persönlichen und institutionellen Lebens sollten Praktiken vermieden werden, die bestimmte Menschen als sozial unterlegen oder weniger wertvoll diskriminieren. Solche Praktiken tragen zur Zerklüftung der Gesellschaft bei.

8. Sucht
Es sind Individuen, die sich dem Alkohol, den Drogen und dem Tabak zuwenden und an den Folgen des Gebrauchs leiden; aber Drogengebrauch ist von der sozialen Lebenswelt beeinflusst.
...
Schlussfolgerungen für die Politik:
•Die Arbeit an Problemen sowohl mit legalen wie mit illegalen Drogen kann sich nicht auf die Unterstützung und Behandlung von Menschen beschränken, die süchtig geworden sind, sondern muss auch die Muster sozialer Entbehrungen und Verluste ansprechen, in denen diese Probleme ihre Wurzeln finden.
•Die Verfügbarkeit von Drogen muss durch Preissetzung und Zulassung reguliert werden. Programme müssen Menschen über weniger schädliche Gebrauchsmuster informieren, sie

müssen mit den Mitteln der Gesundheitserziehung junge Menschen vom Gebrauch abhalten und sie müssen wirksame Behandlung für Süchtige anbieten.
• Keines dieser Programme wird Erfolg haben, wenn die sozialen Faktoren, die den Drogengebrauch hervorbringen, unverändert bleiben. Versuche, den Drogengebrauchern die gesamte Verantwortung zuzuschieben, sind offensichtlich eine unangemessene Antwort. Damit werden die Opfer verhöhnt, anstatt die Komplexität der sozialen Umstände anzusprechen, die den Drogengebrauch hervorrufen. Eine wirksame Drogenpolitik muss deshalb vom ganzen Arsenal der Sozial- und Wirtschaftspolitik unterstützt werden.

9. Ernährung
Weil global operierende Marktkräfte das Nahrungsangebot bestimmen, ist gesunde Ernährung eine politische Angelegenheit.
...
Schlussfolgerungen für die Politik:
Lokale, nationale und internationale Regierungen, Nicht-Regierungsorganisationen und die Ernährungsindustrie sollten sicherstellen;
• dass Perspektiven der Gesundheit der Bevölkerung dergestalt in das Ernährungssystem integriert werden, dass erschwingliche, nahrhafte und frische Nahrung für alle, insbesondere für die verletzlichsten Gruppen, verfügbar ist;
• dass in allen Fragen der Regulierung der Ernährung demokratische und transparente Verfahren der Entscheidungsfindung und der Verantwortlichkeit geübt werden, an denen alle interessierten Akteure einschließlich der Konsumenten, teilnehmen;
• dass nachhaltige Methoden der Landwirtschaft und der Ernährungsproduktion unterstützt werden, die die natürlichen Ressourcen und die Umwelt dauerhaft erhalten;
• dass sich eine stärker gesundheitsbezogene Ernährungskultur, insbesondere durch Schulunterricht entwickelt, um das Wissen über Nahrungsmittel und Ernährung, Kochfertigkeiten, die Möglichkeiten eigener Nahrungsproduktion sowie den sozialen Wert gemeinsamen Kochens und Essens zu stärken;
• dass zutreffende und verständliche Information über Nahrungsmittel, Diät und Gesundheit, insbesondere für Kinder verfügbar sind;

• dass wissenschaftlich begründete Angaben über Inhaltsstoffe sowie Ernährungsleitlinien benützt werden, um die Entwicklung und Umsetzung von Ernährungsprogrammen zu erleichtern.

10. Transport
Gesunder Transport heißt weniger Autofahren und mehr Gehen und Radfahren, unterstützt durch verbesserte öffentliche Transportsysteme.
...
Schlussfolgerungen für die Politik:
Das 21. Jahrhundert steht vor der Herausforderung, die Abhängigkeit der Menschen vom Auto zu reduzieren. Trotz ihrer gesundheitsschädigenden Wirkungen nimmt jedoch in allen europäischen Ländern die Autobenutzung rasch zu, während immer weniger Wege zu Fuß oder per Fahrrad zurückgelegt werden. Nationale und lokale Programme müssen diesen Trend umkehren. Freilich haben die Transportlobbys starke gegenläufige Eigeninteressen. Viele Branchen – Öl, Gummi, Straßenbau, Automobilbau, -vertrieb und -reparatur sowie auch die Werbung – ziehen Gewinn aus der Benutzung von Autos.
• Insbesondere in Städten sollten die Straßen für kurze Strecke den Fahrradfahrern und Fußgängern den Vorrang einräumen.
• Für längere Strecken sollten öffentliche Transportsysteme verbessert werden, mit regelmäßigen und häufigen Verbindungen für ländliche Gebiete.
• Die Anreize müssen verändert werden, z. B. durch Verminderung staatlicher Subventionen für den Straßenbau, durch wachsende finanzielle Unterstützung für öffentliche Transportsysteme, durch die steuerliche Benachteiligung der geschäftlichen Nutzung von Autos und durch Anhebung der Gebühren und Strafen fürs Parken.
• Im Hinblick auf den Landgebrauch sind Änderungen notwendig, so durch die Umwandlung von Straßenland in Grünflächen, durch die Verminderung von Parkplätzen, durch die Umwidmung von Straßen für die Benutzung durch Fußgänger und Radfahrer, durch vermehrte Busspuren und Fahrradwege sowie durch Maßnahmen zur Verhinderung des weiteren Wachstums dünn besiedelter Vorstädte und der Entstehung außerhalb der Städte liegender Einkaufszentren, die die Benutzung von Pkw ansteigen lassen.

> • Es wird immer deutlicher, dass der Bau zusätzlicher Straßen zu mehr Autoverkehr führt, während Verkehrseinschränkungen entgegen den Erwartungen den Andrang verringern.

In den meisten europäischen Ländern nimmt die sozial bedingte Ungleichheit von Gesundheitschancen weiterhin zu (Mielck 2000 mit weiteren Nachweisen). Da hierzulande bei anhaltender Massenarbeitslosigkeit und abnehmenden Sozialleistungen die Ungleichheit in der Einkommens- und Vermögensverteilung kontinuierlich zunimmt (Bundesregierung 2001) und eine gleichgerichtete Bewegung auch im Bildungssektor zu verzeichnen ist (Deutsches PISA-Konsortium 2002), erscheint eine solche Entwicklung auch in Deutschland als hoch wahrscheinlich. Insbesondere im Bereich sozial Benachteiligter (Arbeitslose, allein Erziehende, kinderreiche Familien, Menschen mit Migrationshintergrund und niedriger Bildung) ist im Zuge der gegenwärtigen Wirtschafts- und Sozialpolitik mit weiteren Verschärfungen zu rechnen.

Was heißt ‚Verminderung sozial bedingter Ungleichheit von Gesundheitschancen'?

Das Thema der Verminderung sozial bedingter Ungleichheit von Gesundheit hat nicht nur in Deutschland, sondern auch in vielen anderen reichen Ländern sowie auch auf EU-Ebene (Projekt:‚Tackling Inequalities of Health'; BZgA 2002) in den letzten Jahren eine beachtliche Karriere auf einen der vorderen Plätze der gesundheitspolitischen Agenda zu verzeichnen (Mackenbach/Bakker 2002), ohne dass völlig klar wäre, was damit gemeint ist (Graham 2004). Vielleicht erklärt sich die Popularität des Themas zum Teil auch aus dieser Unklarheit, die verschiedene Lesarten offen hält (Humpage 2001).

Ausgehend von der skizzierten sozialepidemiologischen Lage (s. o. 1) können mit dem Slogan ‚Verminderung sozial bedingter Ungleichheit von Gesundheitschancen' mindestens drei konzeptionell unterscheidbare Herangehensweisen verstanden werden, die sich auf einer Skala ordnen lassen (zum Folgenden vgl. Graham 2004).

In der konzeptionell engsten Version (**‚remedying health disadvantages'**) geht es darum, die Verbindung zwischen Armut und schlechter Gesundheit aufzubrechen, also die Gesundheit der Ärmsten in der Gesellschaft zu verbessern. Interventionen nach diesem Konzept identifizieren gesundheitlich besonders von sozialer Benachteiligung betroffene Gruppen und intervenieren zu deren Gunsten. Die konzeptionelle Schwäche dieses Ansatzes besteht v. a. darin, dass er das gesellschafts- und damit auch bevölkerungsweit existierende Problem sozioökonomisch bedingter Ungleichheit von Gesundheit und Gesundheitschancen auf ein Phänomen reduziert, das nur die Ärmsten in der Gesellschaft betrifft. Darauf gegründete Strategien können im Einzelfall erfolgreich und deshalb verdienstvoll sein. Damit bleibt aber die generelle Ungleichheit unbearbeitet und wird sogar dethematisiert. Zudem enthält dieses Konzept keinen genuinen Erfolgsmaßstab: da sich der Gesundheitszustand und die Gesundheitschancen in den weniger benachteiligten und auch den privilegierten Bevölkerungsgruppen kontinuierlich rascher verbessern als in den ärmsten Gruppen, kann der Fall eintreten (und ist nicht einmal unwahrscheinlich), dass Interventionen zugunsten der ärmsten Gruppen der Bevölkerung zwar für sich betrachtet erfolgreich sind, der Abstand zu den anderen Gruppen bzw. der Gesamtbevölkerung aber gleichwohl und gleichzeitig zunimmt. Das ist immer dann der Fall, wenn die Effekte der Interventionen nicht stark genug sind, um die gesellschaftlich produzierte Scherenentwicklung zumindest zu kompensieren.

Auf dieses Problem reagiert der konzeptionell weitere Ansatz ('**narrowing health gaps'**) mit der Zielstellung, den Abstand der Gesundheitschancen zwischen den ärmsten bzw. sozial am meisten benachteiligten Schichten der Gesellschaft und dem Bevölkerungsdurchschnitt oder – was konzeptionell keinen großen Unterschied macht – zu den privilegiertesten Gruppen der Gesellschaft zu vermindern. Dieses Konzept unterliegt z. B. Zielstellungen der WHO, wenn diese fordert, die gesundheitlichen Unterschiede zwischen sozioökonomischen Gruppen durch substanzielle Verbesserungen der gesundheitlichen Lage der besonders benachteiligten Gruppen zu verringern. Zur bloßen Verbesserung der gesundheitlichen Lage der am meisten Benachteiligten (enges Konzept s. o.) tritt in diesem Konzept die Forderung hinzu, dass diese Verbesserung schneller verlaufen soll als die entsprechende Bewegung (Verbesserung) in den sozial besser gestellten Bevölkerungsgruppen. Damit wird zwar im Gegensatz zum engen Konzept die Verringerung der Ungleichheit zur Zielgröße, die Ungleichheit von Gesundheitschancen wird aber immer noch als Benachteiligung der ärmeren Bevölkerungsschichten und nicht als Teil genereller, d. h. alle Bevölkerungsgruppen einschließender Ungleichheit gesehen.

Dieses Defizit hebt die weite Konzeption („**reducing health gradients'**") auf, indem sie vom Kontinuum der für alle Gruppen zwischen ‚ganz unten' und ‚ganz oben' ungleichen Gesundheitschancen ausgeht. Damit werden die systematischen, d. h. gesellschaftsstrukturell verankerten Unterschiede in den Gesundheits- und Lebenschancen, Lebensstandards und Lebensstilen, soweit sie mit unterschiedlichen Positionen in der gesellschaftlichen Hierarchie verknüpft sind, thematisiert. Da es nicht darum gehen kann, die Verminderung sozial bedingter Ungleichheit von Gesundheitschancen durch Verschlechterungen bei den wohlhabenden Gruppen der Gesellschaft zu erzielen, ergibt sich aus dem weiten Konzept im Ergebnis ein schlüssiges Politikkonzept, das sowohl das enge wie auch das mittlere Konzept in sich einschließt: es geht dann darum, die Gesundheit bzw. Gesundheitschancen der gesamten Bevölkerung zu verbessern, wobei die Geschwindigkeit dieser Verbesserung mit jedem Schritt abwärts in der Stufenleiter der sozialen Privilegierung zunehmen muss, und zwar schneller zunehmen muss als die – gegenwärtig scheinbar naturwüchsige, tatsächlich aber gesellschaftlich und politisch produzierte – Scherenentwicklung der schichtenspezifischen Chancenentwicklung.

Diese Überlegungen enthalten keine Aussagen über den Inhalt oder die Wirkung unterschiedlicher Maßnahmen oder Strategien. Interventionen im Rahmen dieser Überlegungen können jede Form, beginnend bei Verhaltensappellen (z. B. zur Ernährung, zur Bewegung, zum Genussmittelgebrauch etc) über praktische Unterstützung (z. B. beim Einkauf und der Herstellung gesunder Ernährung) bis hin zu Interventionen zur Verbesserung der jeweiligen Lebenswelt (z. B. durch Quartiersmanagement) annehmen. Sie können sich aber auch ebenso gut (und gesundheitlich wahrscheinlich sehr viel wirksamer) auf Veränderung von Einkommen- und Vermögensverteilungen, auf den Arbeitsmarkt, die Bildung, den Wohnungsbau sowie auf die Ausgestaltung von Steuern und Transfers beziehen. Im Hinblick auf die Erfüllung der mit den drei Modellen verbundenen Kriterien zählt nicht die Interventionsmethode, sondern einzig das Interventionsergebnis.

Angesichts der bis heute durchweg unlösbaren Probleme der Bestimmung und Messung der Wirkungen von Interventionen auf Gesundheit und Lebenserwartung von Bevölkerungsgruppen dürfte es in der Praxis unmöglich sein, empirisch zu bestimmen, ob eine Gesundheitspolitik oder eine bestimmte präventionspolitische Herangehensweise dem Doppelkriterium des weiten Ansatzes (1. Verbesserung der Gesundheitschancen aller Gruppen; 2. Verminderung der Abstände zwischen den Gruppen) genügt. Das aber ist auch weder die Zielstellung noch die Stärke dieses Ansatzes. Diese besteht zunächst einmal darin, den logischen und politischen Zusammenhang zwischen den unterschiedlichen Politiktypen konzeptionell herzustellen und diese untereinander in Beziehung zu setzen. Dabei wird deutlich, dass die Formulierung des § 20 Abs. 1 SGB V („...allgemeinen Gesundheitszustand verbessern und insbesondere einen Beitrag zur Verminderung sozial bedingter Ungleichheit von Gesundheitschancen...") offensichtlich auf das weite Konzept zielt.[8] Angesichts des rudimentären Entwicklungsstandes des gesamten Politikfeldes bestätigt diese hier wiedergegebene Überlegung die grundsätzliche Empfehlung an die Kassen, besonders und primär und besonders stark bei den Schwächsten zu intervenieren ohne das Ungleichheitsproblem mit einem Armutsproblem zu verwechseln.

Angesichts des Fehlens einer Gesamtpolitik zur Verminderung gesundheitliches Chancenungleichheit und des insgesamt geringen Umfangs der für dieses Politikziel zur Verfügung stehenden Ressourcen bedarf die Umsetzung dieses weiten Politikkonzepts einer Operationalisierung in der Form einer inneren Priorisierung. Dabei sollte – grob und allgemein gesprochen – dem (Doppel-)Kriterium gefolgt werden, zunächst mit Priorität dort zu intervenieren, wo der Bedarf und die Erfolgsaussichten am größten sind. Alternativ könnten die Auswahlentscheidungen auch an eine übergeordnete Ebene delegiert werden, indem zum Beispiel nationalen oder regionalen Gesundheitszielen gefolgt wird. Da aber entsprechende Zielsysteme in Deutschland (GVG 2003, Rosenbrock/Gerlinger 2004) regelmäßig die Verminderung von sozial bedingter Ungleichheit bislang allenfalls als Querschnittaspekt zu krankheits- bzw. gruppenbezogenen Zielen ausweisen, hilft auch diese Orientierung zumindest gegenwärtig in Deutschland nicht viel weiter. Andere Kriterien (die ihrerseits auch für die Definition konkreter Gesundheitsziele von Nutzen sein könnten) können z. B. sein

---

[8] Sonst müsste es im § 20 Abs. 1 SGB V zum Beispiel heißen: „...einen Beitrag zur Verbesserung der Gesundheitschancen für besonders benachteiligte Bevölkerungsgruppen erbringen...' (enges Konzept) oder „...den Abstand der Gesundheitschancen zwischen besonders benachteiligten Gruppen und dem Bevölkerungsdurchschnitt verringern...' (mittleres Konzept).

a. Indikatoren einer besonderen Bedürftigkeit, etwa nach der Armuts- und Reichtumsberichterstattung (Bundesregierung 2001)

b. Aussagen der Sozialepidemiologie über Gesundheitsrisiken oder Erkrankungen oder ungünstige Lebenserwartung,

c. Erfahrungen mit der Erreichbarkeit besonders bedürftiger Gruppen,

d. Evaluationen, die bei sozial Benachteiligten besonders gute gesundheitliche Ergebnisse mit bestimmten Interventionen anzeigen,

e. Know-how der präventionspolitischen Akteure, z. B. der Krankenkassen, im Hinblick auf bestimmte Formen und Strategien der Intervention.

Angesichts des rudimentären Zustandes sowohl des Politikfeldes ‚Präventionspolitik' als auch der Bemühungen um Verminderung sozial bedingter Ungleichheit von Gesundheitschancen wird in dieser Hinsicht eine pragmatische Herangehensweise empfohlen, bei der sämtliche genannten Kriterien zur Anwendung kommen können. Entscheidend für die weitere Entwicklung der Treffsicherheit der Maßnahmen und Strategien und der Wissensbasierung des Politikfeldes ist es jedoch, dass die Fragen nach den Kriterien der jeweiligen Entscheidung – als Teil der Qualitätssicherung - explizit reflektiert und auch dokumentiert werden.

Nicht im Sinne einer trennscharfen Definition, sondern eher als Aufgreifkriterium und zur Bestimmung von Clustern kommen als Zielgruppen dabei insbesondere infrage:

- Personen mit sehr niedrigem Einkommen (z. B. Sozialhilfeempfänger und ihre Familienangehörigen)

- Personen mit sehr niedrigem sozialen Status (z. B. ungelernte ArbeiterInnen, MiniJobber)

- Personen mir sehr niedriger Schulbildung (z. B. Personen ohne qualifizierten Hauptschulabschluss)

- Personen mir anderen sozialen Benachteiligungen (z. B. Arbeitslose, Alleinerziehende, Migranten mit unsicherem Aufenthaltsstatus und/oder schlechten Deutschkenntnissen).

Es wird ausdrücklich nicht empfohlen, bei Ausschreibungen, Auswahlverfahren oder Entscheidungen etc. diesen oder einen anderen Kriterienkatalog explizit zu benutzen. Dies könnte nämlich zum einen dazu führen, dass strategisch (z. B. unter dem Aspekt der Erreichbarkeit, des Zugangsweges oder der Interventionsmethode) wichtige Projekte nur deshalb ungefördert bleiben, weil sie in Ausnahmefällen keinem dieser Kriterien voll entsprechen. Und zum anderen ist mit der öffentlichen Handhabung eines solchen Kriterienkataloges immer auch das Problem der Diskriminierung von Zielgruppen verbunden, was die Akzeptanz der Maßnahmen sowohl in der Öffentlichkeit als auch bei (Teilen der) Zielgruppen gefährden kann[9].

In der Praxis der Umsetzung des § 20 Abs. 1 SGB V dürfte neben der Festlegung von derartigen (Einschluss-) Kriterien für Zielgruppen auch das Gegenteil an Bedeutung gewinnen, also die Identifikation von sozialen Gruppen, für die keine Projekte nach § 20, Abs. 1 SGB V aufgelegt werden sollen, weil bei ihnen zwar ein als sozial verursacht zu definierender Bedarf nach Primärprävention und evtl. auch ein geeigneter Zugangsweg besteht, sie aber nicht zu den besonders Benachteiligten der Gesellschaft gehören.

Zusammengefasst lässt sich festhalten, dass die Jahrhundertaufgabe des Auf- und Ausbaus primärer Prävention ohne eine offene Thematisierung und faire Bearbeitung des Problems sozial bedingt ungleicher Gesundheitschancen nicht sinnvoll zu bearbeiten ist. Günstig für die Bearbeitung ist, dass die Verminderung sozial bedingter Ungleichheit seit einigen Jahren eine vordere Position auf der gesundheitspolitischen Agenda einnimmt, nicht nur in Form des § 20 Abs. 1 SGB V in seiner neuen Fassung von 1999, sondern auch als (Querschnitts-) Ziel im Rahmen von gesundheitsziele.de und auch auf supranationaler Ebene z. B. in Form des EU-Projekts ‚Tackling Inequalities in Health'. Die Institutionen der GKV sind auch vor dem Hintergrund ihrer Entstehungsgeschichte besonders legitimiert, sich dieses sozial sensiblen Themas anzunehmen und dabei einen Beitrag dazu zu leisten, den im internationalen Vergleich bestehenden Rückstand Deutschlands bei der Thematisierung und Bearbeitung des Themas zu überwinden.

---

[9] Die Gefahr der Diskriminierung von sozial benachteiligten Zielgruppen wird am leichtesten in Setting-Interventionen vermieden (s. u. 5)

Empfehlung: Die Institutionen der GKV sollten die Umsetzung des in § 20 Abs. 1 SGB V enthaltenen Auftrags, einen Beitrag zur Verminderung sozial bedingter Ungleichheit von Gesundheitschancen zu leisten, als unverzichtbar notwendigen Bestandteil des Auf- und Ausbaus wirksamer Primärprävention verstehen und betreiben. Die Kassen sollten sich dabei auf Interventionen mit den und für die sozial und gesundheitlich besonders benachteiligten Gruppen konzentrieren, ohne die sozialstrukturellen Ursachen der die gesamte Gesellschaft durchziehenden Chancenungleichheit aus den Augen zu verlieren oder zu dethematisieren. Nicht im Sinne einer trennscharfen Definition, sondern eher als Aufgreifkriterium sowie zur Bestimmung von Clustern kommen als Zielgruppen dabei insbesondere in Betracht:

- Personen mit sehr niedrigem Einkommen (z. B. Sozialhilfeempfänger und ihre Familienangehörigen)

- Personen mit sehr niedrigem sozialen Status (z. B. ungelernte ArbeiterInnen, MiniJobberInnen)

- Personen mir sehr niedriger Schulbildung (z. B. Personen ohne qualifizierten Hauptschulabschluss)

- Personen mir anderen sozialen Benachteiligungen (z. B. Arbeitslose, Alleinerziehende, MigrantInnen mit unsicherem Aufenthaltsstatus und/oder schlechten Deutschkenntnissen, Behinderte).

3. Implizite und explizite Gesundheitspolitik – Primärprävention als Teil-Kompensation

Eine Quantifizierung der die Gesundheit belastenden bzw. fördernden Faktoren ist schon für sozial streng definierte Teilgruppen methodisch bis heute nicht möglich, erst recht gilt dies für große Populationen, wobei darauf zielende Versuche die für Theorie und Praxis wichtigsten Unterschiede möglicherweise durch statistische Durchschnittsbildung sogar unsichtbar machen würden.

Zumindest qualitativ lässt sich dagegen bestimmen, welche dieser Faktoren im Einflussbereich der expliziten und welche Faktoren eher im Bereich der impliziten Gesundheitspolitik liegen. **Implizite Gesundheitspolitik**, also Politik, die zwar die Gesundheit der Bevölkerung in relevantem Umfang beeinflusst, ohne – verkürzt gesagt – zum Ressort des Gesundheitsministeriums zu gehören, ist die eigentliche Antriebsmaschine für die Bewegungen der Ungleichheit von Gesundheitschancen. Hier sind in erster Linie die Einkommens- und Vermögensverteilung sowie die Arbeitsmarkt-, Bildungs-, Wohnungs-, Verkehrspolitik etc. zu nennen. Implizite Gesundheitspolitik wirkt aber nicht nur auf Interventionen vor Risiko-Eintritt, also auf die Chancen, gesund zu bleiben, sondern auch auf Interventionen nach Risikoeintritt, also auf die Versorgungschancen; hier sind – selbst bei formal undiskriminierten Zugang zur Versorgung – v. a. sozialpsychologische Variablen wie die gesellschaftliche Akzeptanz von Krankheit und Kranken, aber auch die Gewichtung der gesundheitlichen Chancengleichheit bei Akteuren der Krankenversorgung von besonderer Bedeutung (Rosenbrock 2004a).

	Intervention... vor Risikoeintritt (Primärprävention)	Nach Risikoeintritt (Krankenversorung)
Implizite Gesundheitspolitik	Einkommens- und Vermögensverteilung, Arbeitsmarkt-, Bildungs-, Wohnungs-, Verkehrs-Politik etc.	Gesellschaftliche Akzeptanz von Krankheit und Kranken, Unterstützung bei Hilfesuche, Bewältigung und Behinderung, Gewichtung von 'equity'
Explizite Gsundheitspolitik	Spezifische und unspezifische Prävention (i.d.R. Belastungs-Senkung kombiniert mit Ressourcenstärkung, also einschl. Gesundheitsförderung)	Finanzierung und Steuerung Zugänglichkeit, der Qualitäten, Preise und Mengen von Leistungen des Krankenversorgungssystems

Abb. 4: Implizite und explizite Gesundheitspolitik

Explizite Gesundheitspolitik bewegt sich im Rahmen von impliziter Gesundheitspolitik und kann deren Wirkungen meist nur partiell kompensieren. Umso wichtiger ist die selten genug wahrgenommene gesellschaftliche Verantwortung von Gesundheitswissenschaftlern und präventionspolitischen Akteuren, die Öffentlichkeit und die Politik immer wieder darauf aufmerksam zu machen, dass mit Entscheidungen z. B. über Arbeitsmarktpolitik oder Sozialleistungen zugleich auch immer sehr gewichtige Entscheidungen über Lebenserwartung und Gesundheit getroffen werden. Wenn zum Beispiel infolge der Umwandlung der bisherigen Arbeitslosenhilfe in das euphemistisch so genannte ‚Arbeitslosengeld II' ungefähr auf Sozialhilfeniveau in Zukunft einige hunderttausend Kinder mehr unter Bedingungen der Armut oder in deren Nähe aufwachsen, dann entlastet das zwar kurzfristig den Bundeshaushalt, der gesundheitspolitische Problemhaushalt erfährt dagegen einen langfristigen und erheblichen Zuwachs (Martens 2003; Klocke 2001).

In Zeiten, in denen soziale und gesundheitliche Probleme mit einer Dynamik geschaffen werden, gegen die keine der heute bekannten Präventionspolitiken kompensatorisch ankommen kann, läuft Prävention Gefahr, zum hilflosen gesellschaftlichen Alibi zu verkommen, weil alles, was Präventionspolitik bewirken kann, gegenüber der Dynamik der Problemproduktion wie symbolische Politik wirken muss.

Zusammengefasst: Primärprävention zur Verminderung sozial bedingter Ungleichheit von Gesundheitschancen (explizite Gesundheitspolitik) kann immer nur einen Teil der durch den Arbeitsmarkt, die Einkommens- und Vermögensverteilung, die Bildungspolitik etc. (implizite Gesundheitspolitik) verursachten Ungleichheiten kompensieren. Das Ausmaß der sozial bedingten Ungleichheit in Deutschland ist groß und nimmt derzeit – im Gefolge anhaltender Massenarbeitslosigkeit, zunehmender Ungleichheit in der Einkommens- und Vermögensverteilung, gleichgerichteter Entwicklungen im Bildungssektor sowie des Abbaus sozialstaatlicher Leistungen – sehr wahrscheinlich zu. Insbesondere im Bereich sozial Benachteiligter (Arbeitslose, allein Erziehende, kinderreiche Familien, Menschen mit Migrationshintergrund und niedriger Bildung) ist im Zuge der gegenwärtigen Wirtschafts- und Sozialpolitik mit weiteren relativen und absoluten Verschlechterungen der Gesundheitschancen zu rechnen. Kassengetragene Prävention als kompensatorische Bearbeitung von Teilproblemen und Problemteilen balanciert deshalb stets auf dem Grad zwischen Alibiveranstaltung einerseits und Thematisierungs-Treibsatz andererseits

Empfehlung: Die Institutionen der GKV sollten auch in ihren öffentlichen Verlautbarungen zur Primärprävention wo immer möglich auf den Zusammenhang zwischen impliziter und expliziter Gesundheitspolitik hinweisen. Der Auftrag aus dem § 20 Abs. 1 SGB V, einen Beitrag zur Verminderung sozial bedingter Ungleichheit von Gesundheitschancen zu leisten, verpflichtet die Kassen dabei zum Plädoyer für Politikvarianten, die die Ungleichheit zumindest nicht weiter vergrößern und im Optimalfall den Kriterien einer gesundheitsgerechten Gesamtpolitik ('healthy public policy' genügen. Für die Wahrnehmung dieser anwaltschaftlichen Aufgabe ('advocacy') sollten sich die Kassen darauf besinnen, dass die GKV insgesamt eine Solidargemeinschaft bildet (§ 1 SGB V) und nicht nur ein Verbund von Organisationen mit Unternehmenseigenschaften ist.

4. Was ist der ‚state of the art' für primärpräventive Interventionen?

Die Entwicklung von Methoden und Strategien der Primärprävention hat in den letzten Jahrzehnten einen deutlichen Aufschwung genommen[10]. Eine zentrale Rolle spielte dabei die im Jahre 1986 verabschiedete Ottawa Charta für Gesundheitsförderung im Jahre 1986, die auf breiten und prozessorientierten Konzepten sowohl von Gesundheit/Krankheit als auch von Intervention aufbaute und damit den Stand der internationalen Diskussion zusammenfasste, der – zeitlich parallel und unabhängig von der Charta – auch in anderen Interventionsfeldern der Primärprävention, zum Beispiel im Hinblick auf Aids, zu ähnlicher Praxis geführt hatte (Rosenbrock/Schaeffer 2002).

Gegenüber der hergebrachten Praxis der Gesundheitserziehung und von ‚Old Public Health' impliziert dies vier Innovationen[11]:

Belastungssenkung und Ressourcenförderung

Sowohl Strategien der Verhaltensbeeinflussung bzw. Gesundheitserziehung als auch solche der gesundheitsgerechten Gestaltung von materiellen und sozialen Umwelten können sich zwar in manchen Fällen darauf beschränken, tatsächliche oder mögliche **Gesundheitsbelastungen** (also z. B. chemische, physikalische und biologische Belastungen, Disstress, körperliche und seelische Erschöpfungszustände, geringe Verhaltensspielräume, schlechte Ernährung, Rauchen, Bewegungsmangel, soziale Isolierung) zu beeinflussen. Meist wird es jedoch zugleich auch darauf ankommen, die Vermehrung von **gesundheitsdienlichen Ressourcen** (z. B. Selbstbewusstsein, Selbstwirksamkeit, Kompetenzen, Information, Bildung, Handlungswissen, Einkommen, angemessene Partizipation, Verhaltensspielräume, Unterstützung durch soziale Netze, Erholung) der betroffenen Individuen bzw. Zielgruppen anzustreben. Sei es, (1) um die physischen bzw. psychischen Bewältigungsmöglichkeiten von Gesund-

---

[10] Ein guter Indikator für die relative Reife eines Feldes ist das Erscheinen von Lehrbüchern, vgl. Naidoo/Wills 2003 und Hurrelmann/Klotz/Haisch 2004.
[11] Elemente dieser Innovationen finden sich verstreut auch schon in früher angewendeten Interventionen. Der mit der Ottawa Charta dokumentierte und angestoßene Paradigmenwechsel besteht v. a. darin, diese Innovationen als essentielle Bestandteile primärer Prävention aufgewertet und systematisiert zu haben.

heitsbelastungen zu erhöhen; sei es, (2) um die individuellen Handlungsspielräume zur Überwindung gesundheitlich belastenden Verhaltens zu vergrößern, sei es, (3) um Handlungskompetenz für die Veränderung von Strukturen zu entwickeln bzw. freizusetzen, die (a) entweder direkt die Gesundheit belasten oder (b) gesundheitsbelastendes Verhalten begünstigen.

Aufwertung unspezifischer Interventionen

Schon die Geschichte erfolgreicher Primärprävention (s. o. 3.) zeigt, dass mit ein und derselben Maßnahme bzw. Strategie (z. B. Stadtassanierung, allgemeine Bildung etc.) Beiträge zur Senkung der Inzidenz mehrerer und verschiedener Krankheiten erzielt werden können. Der gleiche Effekt zeigt sich zum Beispiel auch bei der Anwendung integrierter Strategien betrieblicher Gesundheitsförderung (Lenhardt et al. 1997; Lenhardt 2003). Die Beeinflussung von scheinbar weit von den unmittelbaren Krankheitsursachen angesiedelten ('distalen') Faktoren (Partizipation, soziale Unterstützung), deren Beitrag zur Krankheitsentstehung in vielen Fällen noch nicht hinreichend erforscht ist, kann danach einen größeren präventiven Effekt haben – sowohl im Hinblick auf bestimmte Zielkrankheiten als auch im Hinblick auf die Gesamt-Morbidität/-Mortalität – als die Bearbeitung von Faktoren, deren kausale Beziehung zu Krankheitsentstehung sehr viel enger ist. Das gilt sowohl für die Senkung von Gesundheitsbelastungen als auch für die Vermehrung von Gesundheits-Ressourcen.

Priorität für Kontextbeeinflussung

Um eine möglichst große Wirkung bei sozial benachteiligten Zielgruppen zu erzielen, reicht es regelmäßig nicht aus, die Intervention auf die Anwendung der Instrumente ‚Information, Aufklärung und Beratung' zu beschränken. Vielmehr steigt die Wahrscheinlichkeit des Erfolgs mit der Beeinflussung des Verhaltenskontextes, sei es auf individueller Ebene, sei es im Setting oder sei es im Rahmen von integrierten, multimodalen und intersektoralen Kampagnen für die gesamte Bevölkerung oder definierte Teilgruppen. Da Interventionen, die sich auf Information, Aufklärung und Beratung beschränken, wegen ihrer regelmäßig geringeren Komplexität, Konfliktivität und Kosten leichter durchzusetzen, aber regelmäßig auch weniger wirksam und nachhaltig sind, sollte im Interesse einer optimalen Verwendung von Beitragsgeldern als Policy-Leitlinie für die Kassen die regelmäßige Orientierung auf die **Einbeziehung und Veränderung des Kontextes** gelten (,gegentendenzielle Politik', Kühn/Rosenbrock 1994). Bei jeder Intervention ist neben dem Ziel der Senkung von Gesundheitsbelastungen das Kriterium der Stärkung von Gesundheitsressourcen, also der Gesundheitsförderung zu beachten.

Priorität für Partizipation

Spätestens seit den praktischen und theoretischen Arbeiten von Paolo Freire in den 70er Jahren darf als etabliert gelten, dass insbesondere Menschen mit geringer formaler Bildung sowohl kognitiv wie habituell desto erfolgreicher lernen, je besser und unmittelbarer das Lernangebot an ihrem praktischen Alltag anknüpft und je mehr sie das zu Erlernende in ihrem praktischen Alltag ausprobieren und selbst entwickeln können (Freire 1980). Aus dem Leitbeispiel erfolgreicher Primärprävention im Setting, der betrieblichen Gesundheitsförderung ist zudem bekannt, dass Verhaltens- und Verhältnisänderungen desto erfolgreicher und nachhaltiger sind, je stärker die Beschäftigten an der Problemeinschätzung, der Konzipierung und Implementation der Veränderungen sowie auch an der Qualitätssicherung direkt beteiligt sind. Aus diesem Sachverhalt folgt eine weitere Policy-Leitlinie für die Kassen zur Umsetzung des § 20 Abs. 1 SGB V: die Kassen sollten grundsätzlich solche Interventionen bevorzugen, die **einen hohen Grad an direkter Partizipation** der Zielgruppe aufweisen

Um die Potenziale dieser vier Innovationen der Primärprävention nachhaltig zur Gestaltung zu bringen und zu verallgemeinern, tritt ein **Querschnittserfordernis** hinzu:

Die Anwendung von Konzepten und Strategien, die diese vier Innovationen aufgreifen und benutzen, führt zu sehr beachtlichen Erfolgen in der Prävention (Smedley/Syme 2001, Minkler 1997), ohne dass die Wirkmechanismen vollständig bekannt wären. Primäre Prävention nach dem ‚state of the art' der Ottawa Charta und verwandter Konzepte ist deshalb nicht einfach die Anwendung bekannter Regeln, sondern immer auch eine Entwicklungsaufgabe. Für die Praxis bedeutet dies, dass bei jeder Intervention wo immer möglich dafür gesorgt werden muss, dass die gesundheitliche und soziale Ausgangslage, die relevanten Aspekte der Intervention und die Ergebnisse der Intervention nach wissenschaftlichen

Standards dokumentiert werden, um auf diese Weise Auswertungen zu ermöglichen, die den Stand des Wissens über die Potenziale und die Wirkmechanismen primärer Prävention weiter entwickeln. In der Praxis wird gegen dieses gesundheitswissenschaftlich begründete Postulat regelmäßig verstoßen (Emmons 2001), weil sich Möglichkeiten, Strategien, Zeitpunkte und Dauer präventiver Interventionen regelmäßig nach anderen Kriterien (Zugang, Finanzierung etc.) als solchen der Forschung und Evaluation richten. Die Durchführung zunehmend standardisierter Interventionen im Rahmen geplanter und wissensbasiert gesteuerter Programme, wie sie die Umsetzung des § 20 Abs. 1 SGB V nahe legt, ist deshalb nicht nur eine Chance für die Präventionspolitik, sondern kann zugleich wertvolle Beiträge zur Methodenentwicklung im Hinblick auf Auswahl, Durchführung, Qualitätssicherung, Vernetzung und Evaluation von präventiven Interventionen und Strategien leisten. Die Bereitschaft an der Mitwirkung an derartiger Qualitätssicherung sollte deshalb eine Voraussetzung der Förderung von Interventionen nach § 20 Abs. 1 SGB V sein.

Zusammengefasst: Ungeachtet aller bleibenden Wissenslücken und offenen Fragen haben Theorie und Praxis von Public Health in den vergangenen ca. 20 Jahren substantielle Fortschritte im Hinblick auf Begründung, Durchführung, Qualitätssicherung und Ergebnisbestimmung primärpräventiver Interventionen zu verzeichnen. Gegenüber älteren, durchweg wirkungsärmeren Interventionen zeichnet sich moderne Primärprävention in nahezu allen Interventionsbereichen und -formen dadurch aus, (a) dass Interventionen gleichermaßen darauf zielen, Gesundheitsbelastungen zu senken wie Gesundheitsressourcen zu stärken, (b) dass sie häufig nicht auf die Prävention einzelner Erkrankungen zielen, sondern krankheitsunspezifisch Belastungen senken und Ressourcen vermehren, (c) dass Interventionen auch die Kontexte berücksichtigen und verändern, die die Gesundheit belasten bzw. fördern und in denen gesundheitlich belastendes bzw. förderndes Verhalten stattfindet, und (d) dass eine maximale Beteiligung der Zielgruppen an der Problem- und Interventionsdefinition, der Umsetzung und Qualitätssicherung angestrebt wird. Die bisher erzielten und die künftig erwartbaren Verbesserungen der Struktur-, Prozess- und Ergebnisqualität gründen sich auf gute Dokumentation der Aktivitäten und Ergebnisse sowie auf enge Kooperation mit wissenschaftlicher Qualitätssicherung und Evaluation (s. auch unten Ziff. 9 und 10).

Empfehlung: Die Kassen sollten im Rahmen der Umsetzung des § 20 Abs. 1 SGB V prioritär solche sowohl krankheitsbezogene wie auch unspezifische Interventionen unterstützen und fördern, die

- sowohl auf Belastungssenkung als auch auf Ressourcenförderung abzielen,
- sowohl krankheitsspezifische als auch unspezifische Belastungen und Ressourcen in den Blick nehmen,
- gesundheitsrelevante Kontexte berücksichtigen und zu verändern versuchen,
- in größtmöglichem Ausmaß die Zielgruppen der jeweiligen Intervention auf allen Stufen der Problembearbeitung einbeziehen
- und zur Beteiligung an projektangemessener Qualitätssicherung bereit sind.

5. Welche Typen und Arten der Primärprävention kommen infrage?

Primärpräventive, d. h. Belastungen senkende und Ressourcen vermehrende Aktivitäten und Strategien lassen sich drei Interventionsebenen zuordnen: dem Individuum, dem Setting und der Bevölkerung. Je nachdem, ob die Intervention sich auf Information, Aufklärung und Beratung beschränkt oder ob sie auch Interventionen zur Veränderung gesundheitsbelastender bzw. ressourcenhemmender Faktoren der jeweiligen Umwelt/des jeweiligen Kontextes einschließt, ergeben sich sechs Strategietypen, zu denen in Abbildung 5 jeweils ein Beispiel gegeben wird.

	Information, Aufklärung, Beratung	Beeinflussung des Kontexts
Individuum	I. z. B. Ärztliche Gesundheitsberatung, Gesundheitskurse	II. z. B. ‚präventiver Hausbesuch'
Setting	III. z. B. Anti-Tabak Aufklärung in Schulen,	IV. z. B. betriebl. Gesundheitsförderung als Organisationsentwicklung
Bevölkerung	V. z. B. ‚Esst mehr Obst', ‚Sport tut gut', ‚Rauchen gefährdet die Gesundheit', ‚Seid nett zueinander'	VI. z. B. HIV/Aids-Kampagne, Trimming 130

Abbildung 5: Typen und Arten der Primärprävention

Für jeden dieser sechs Strategietypen lassen sich zweckmäßige Einsatzfelder identifizieren, jeder dieser Handlungstypen erfordert unterschiedliche Instrumente, Ressourcen, Akteurkonstellationen und Methoden der Qualitätssicherung[12]. Es ist eine zentrale gesundheitspolitische Steuerungsaufgabe, dafür zu sorgen, dass je nach Zielgruppe und Gesundheitsrisiko der jeweils angemessene Strategietyp zum Einsatz kommt. Im Selbstlauf tendiert die Politik (auf Makro-, Meso- und Mikro-

---

[12] Nur noch einmal zur Klarstellung: Jeder dieser sechs Strategietypen enthält – wenn er nach dem *state of the art* durchgeführt wird – sowohl das Moment der Belastungssenkung wie jenes der Ressourcenstärkung, also der Gesundheitsförderung.

Ebene) dazu, jeweils auch dann auf weniger komplexe Interventionen (z. B. Interventionsebene Individuum statt Setting sowie/oder Vernachlässigung des Kontextes) zurückzugreifen, wenn Interventionen höherer Ordnung angezeigt wären.

Bei Entscheidungen für oder gegen bestimmte Arten bzw. Typen der Intervention ist zu berücksichtigen, dass die Kassen nur ein Spieler im Ensemble der möglichen Streiter für mehr Prävention und mehr gesundheitliche Chancengleichheit sind. Die Umsetzung des „kleinen" § 20 Abs. 1 SGB V kann hier nur erste, angesichts der Größe und Dynamik des Problems symbolische, aber möglicherweise richtungweisende Beiträge leisten (Kühn, Rosenbrock 1994). Das belastet die Kassen mit hoher Verantwortung im Hinblick auf das Ansehen des gesamten Politikfeldes und die Bildung von Kooperationsstrukturen, hat für sie aber auch den Vorteil, dass sie sich bei ihren Auswahlentscheidungen nicht um die Gesamtheit der möglichen Interventionen zu kümmern brauchen, sondern ihren Beitrag relativ freihändig nach drei naheliegenden Kriterien bestimmen können (Rosenbrock 2001a):

- Welche Interventionen vermindern sozial bedingte Ungleichheit, d. h. verbessern zumindest überproportional die Gesundheitschancen von eindeutig unterprivilegierten Gruppen?
- Welche Interventionen „können" die Kassen, d. h. wo haben sie im letzten Jahrzehnt diesbezüglich erfolgreich agiert, und wie lassen sich diese Erfolge ausdehnen?
- Welche Interventionen führen zur Aktivierung von und Vernetzung mit weiteren relevanten Akteuren und haben damit die Chance, auch ohne fortdauernde Initiative und Unterstützung der Kassen dauerhaft selbsttragend zu werden (*sustainibility*)?[13]

Die geforderte Qualität von kassengetragener Prävention besteht also darin, dass durch perspektivisch möglichst selbsttragende Interventionen der Verhaltens- wie der Verhältnisprävention Gesundheitsbelastungen von Menschen in sozial benachteiligten Lebenslagen verringert und ihre Gesundheitsressourcen vermehrt werden, das heißt vor allem: die Entwicklung von entsprechenden Kompetenzen unterstützt wird.

---

[13] Dieses Kriterium ergibt sich aus dem Verhältnis zwischen den begrenzten Ressourcen und Instrumenten der Kassen einerseits und der Größe der gesundheitspolitischen Herausforderung, die Chancen-Ungleichheit insgesamt zu verringern.

I. Individuell ansetzende Prävention ohne Kontextbeeinflussung beschränkt sich definitionsgemäß auf die Methoden der Information, der Beratung und des Trainings. In der Regel geht es um Versuche, gesundheitsbelastendes Verhalten zu modifizieren sowie persönliche Ressourcen (Selbstvertrauen, *self efficacy*, Transparenz, Fähigkeit zur Selbsthilfe, Einbindung in Gruppen/Netzwerke von Menschen in ähnlicher Lebenslage) zu stärken. Klassische Instrumente sind Kurse („verhaltensorientiertes Gruppentraining') mit Kommstruktur („passive Rekrutierung'). Bei den kassengetragenen individuellen Maßnahmen dieses Typs wurde bislang eine überproportionale Beteiligung von sozial und gesundheitlich weniger belasteten Gruppen festgestellt (Kirschner, Radoschewski, Kirschner 1995). Und auch nach der aktuellen Dokumentation zur Umsetzung des § 20 Abs. 1 SGB V waren unter den Teilnehmern Männer, Jugendliche sowie über 60jährige deutlich unterrepräsentiert. Der Anteil der „Härtefälle"[14] an den Teilnehmern lag bei 6,8 %, ihr Anteil an den Versicherten liegt mit 13,6 % doppelt so hoch (MDS 2004). Damit bestätigen sich erneut Befunde, nach denen Menschen aus schwierigen Lebenslagen solche Angebot der Verhaltensmodifikation schwerer finden als Angehörige besser situierter Bevölkerungsgruppen, dass sie auch vergleichsweise größere Probleme haben, solche Kurse bis zum Ende durchzuhalten und – insbesondere – große Schwierigkeiten haben, das im Kurs erlernte Verhalten nach Kurs-Ende in den ja meist unveränderten Alltag ‚einzubauen' (Rosenbrock 2002a).

An der Eignung dieses Interventionstyps für Primärprävention zur Verminderung sozial bedingter Ungleichheit von Gesundheitschancen bestehen demnach erhebliche Zweifel.

Diese könnten ggf. durch sorgfältige und wissenschaftlich begleitete Modellvorhaben spezifiziert, verringert oder auch überwunden werden, wenn dabei folgende Gesichtspunkte und Kriterien beachtet werden:

- Träger der Maßnahme mit ausgewiesener sozialer, gesundheitswissenschaftlicher und organisatorischer Kompetenz sowie Zugang zur Zielgruppe

---

[14] ‚Härtefall' ist der einzige Indikator in der Dokumentation, der – mit allen Vorbehalten – auf ‚soziale Benachteiligung' schließen lässt.

- Träger und Konzept der Maßnahme gewährleisten Respekt vor der Zielgruppe und ihrer Lebensweise, Freiwilligkeit der Teilnahme und maximale Partizipation auf allen Stufen des Prozesses (Problemdefinition, Maßnahmeformulierung, Durchführung, Qualitätssicherung und Evaluation)

- Transparente und erprobte (passive und/oder aktive) Zugangswege zur Zielgruppe (ggf. unter Nutzung von GKV-Daten)

- Zielgruppenangemessene Organisation der Intervention (räumlich/zeitlich)

- Zielgruppengemäßer Inhalt: Anknüpfung an Lebenslage/Lebensweise/Lebenswelten, Ressourcenorientierung, Verknüpfung von Verhaltens- mit Verhältnisprävention, Unterstützung der Vernetzung innerhalb der Zielgruppe

- Zielgruppengemäße Didaktik: Methoden der Erwachsenenbildung, insbesondere für sozial Benachteiligte, persönliche Beratung durch Professionals und Peers

- Hilfen bei der Umsetzung des Gelernten in den Alltag, ggf. Unterstützung bei Verhältnisänderung (Überlappung mit Setting-Ansatz)

- Nachverfolgung für Erinnerungs- und Auffrischungsimpulse sowie zur Wirkungsmessung

- Sicherung von Qualität und ggf. Übertragbarkeit.

- Im Erfolgsfall: Sicherung der Nachhaltigkeit

II. Individuell ansetzende Primärprävention mit Beeinflussung des Kontexts richtet sich regelmäßig an Menschen in ihrer häuslichen bzw. familiären bzw. beruflichen Umgebung. Beispielhaft seien hier – einmalige oder wiederholte – Hausbesuche bei werdenden Eltern zur Vorbereitung auf das Leben mit dem Neugeborenen (z. B. Ernährung, Hygiene, Neurodermitis- und Unfallprävention) (Dierks et al. 2002), oder bei älteren Menschen zur altergerechten Anpassung der Wohnumgebung genannt (Kruse 2002, Walter 2004b). In beiden Beispielen zielt die Intervention sowohl auf eine Verbesserung des individuellen Gesundheitsverhaltens (einschl. Hilfesuchverhalten, Inanspruchnahme sozialer Leistungen und der Krankenversorgung) als auch auf die situationsgerechte Gestaltung der technischen und sozialen Wohnumgebung. In beiden Fällen erscheint allerdings auch fraglich, ob diese Ziele mit einem einmaligen Besuch erreicht werden können[15]. In Finnland und den USA wurden erfolgreich Modelle mit sehr intensiver individueller Verhaltensbeeinflussung zur Senkung des Diabetes-Risikos durchgeführt, bei denen auch das persönliche Lebensumfeld im Hinblick auf förderliche und hemmende Bedingungen für die geforderten Verhaltensänderungen (v. a. Bewegung, Ernährung, Zigarettenrauchen) in die Betrachtung und Intervention einbezogen wurden (Diabetes Prevention Program Research Group 2002; Tuomilehto et al. 2001) Auch die vorwiegend in der Sozialarbeit (mit und ohne expliziten Gesundheitsbezug) entwickelten Formen der Intervention in Familien (Familienfürsorge, Einzelfallhilfe, Familien-Management) können als Primärprävention mit Bezug zum ‚Setting Familie' betrachtet werden (Mühlum et al. 1998).

Die Wirksamkeit solcher Interventionen ist v. a. im Hinblick auf Nachhaltigkeit unklar bzw. strittig. Kriterien der Förderung bzw. Weiterentwicklung sind die gleichen wie bei der individuell ansetzenden Primärprävention **ohne** Beeinflussung des Kontextes (s. o.).

III. und IV. Settingbasierte Primärprävention: Ein Setting ist ein durch formale Organisation, durch regionale Situation und/oder durch gleiche Erfahrung und/oder gleiche Lebenslage und/oder gemeinsame Werte bzw. Präferenzen definierter und auch den Nutzern/Bewohnern subjektiv bewusster sowie relativ dauerhafter Sozialzusammenhang, von dem wichtige Impulse bzw. Einflüsse auf die Wahrnehmung von Gesundheit, auf Gesundheitsbelastungen und/ oder Gesundheitsressourcen sowie auf (alle Formen der) Bewältigung von Gesundheitsrisiken (Balance zwischen Belastungen und Ressourcen) ausgehen können.

Grundsätzlich lässt sich Primärprävention/Gesundheitsförderung im Setting auf zwei – nicht völlig trennscharfe – verschiedene Arten betreiben:

III. *Primärprävention im Setting*: Bei diesem Ansatz wird v. a. die Erreichbarkeit von Zielgruppen im Setting genutzt, um dort Angebote der

---

[15] Dabei ist zu unterscheiden zwischen den Veränderungen, die unmittelbar beim Hausbesuch bewirkt werden, und solchen, für die der Hausbesuch lediglich die Begründung der Notwendigkeit liefert (Indikationsstellung). Seine volle Wirksamkeit im Sinne der Kontextbeeinflussung entfaltet der Hausbesuch erst dann, wenn letztere tatsächlich durchgeführt werden.

Verhaltensbezogenen Prävention, z. B. im Hinblick auf die Großrisiken Ernährung, Bewegung, Stress, Drogen zu platzieren. Die Spannweite reicht von der Benutzung eines Settings als Ablegeplatz für Informationen für eine bestimmte Zielgruppe bis hin zu speziell für eine oder mehrere Gruppen im Setting partizipativ gestalteten Programmen. Primärprävention im Setting ist zwar im Kern Verhaltensprävention, unterscheidet sich aber von der individuellen Prävention dadurch, dass die Zielgruppe/n nach ihrer Zugehörigkeit zum Setting ausgewählt und dort auch aufgesucht wird/werden, weshalb grundsätzlich vergleichsweise gute Voraussetzungen für die Erreichbarkeit der Zielgruppen, die Anregung von Kommunikation und sozialer Unterstützung in der Zielgruppe und (damit) die Haltekraft von verhaltensmodifizierenden Präventionsprogrammen bestehen (z. B. Tabakprävention in Schulen: Be Smart – Don't Start, Klasse 2000 etc.). Gesundheitsförderung im Setting kann auch – meist flankierend oder zur Erleichterung von Verhaltensmodifikationen – mit Veränderungen im Setting selbst verbunden sein und insofern auch Elemente der Verhältnisprävention, d. h. der Entwicklung zum gesundheitsförderlichen Setting (s. u.) beinhalten[16]. Die Wirkung von Maßnahmen nach diesem Ansatz auf Menschen aus sozial benachteiligten Gruppen ist unklar. Bei der Prävention von Tabakrauchen in der Schule nach diesem Ansatz (Be smart – Don't start) waren (eher schwache und ohnehin nur vorübergehende) Wirkungen am stärksten in Gesamtschulen sowie auch (etwas schwächer) in Gymnasien, nicht aber bei Hauptschülern feststellbar (Wiborg/Hanewinkel/Kliche 2002). Allerdings können Interventionen dieses Typus auch ‚Türöffner' für das Setting sein, durch die – gewissermaßen als ‚Anbahnung' – die Voraussetzungen für Interventionen zur Entwicklung eines gesundheitsförderlichen Settings (s. u.) verbessert werden. Häufig genug aber wird allerdings auch das ‚Anbahnungs-Argument' verwendet, um die Unterlassung der Entwicklung eines gesundheitsförderlichen Settings zu legitimieren.

Zur Prüfung der Eignung von Interventionen dieses Typus für Primärprävention zur Verminderung sozial bedingter Ungleichheit von Gesundheitschancen sind wissenschaftlich begleitete Modellversuche erforderlich, die sowohl die gesundheitliche bzw. Verhaltens-Wirkung als auch Me-

---

[16] Einen Grenzfall zwischen den beiden Typen der Setting-Interventionen stellt z. B. eine betriebliche Ernährungskampagne mit flankierenden Veränderungen in der Gemeinschaftsverpflegung (Kantine) dar.

chanismen der Türöffnung bzw. Anbahnung wissenschaftlich untersuchen sollten.

Interventionen der (verhaltensbezogenen) Prävention in Settings sollten grundsätzlich nur im Zusammenhang mit Projekten zur Entwicklung eines gesundheitsförderlichen Settings gefördert werden. Da die – direkt gesundheitlichen bzw. intermediären - Ergebnisse solcher Interventionen – z. B. im Vergleich zu Interventionen zur Entwicklung gesundheitsförderlicher Settings – relativ sicher und methodisch unaufwändig zu erheben sind, sollte die Unterstützung solcher Interventionen an das Vorliegen belastbarer Ergebnisevaluationen gebunden sein. Wenn Projekte der Gesundheitsförderung im Setting eine Anbahnungsfunktion zur späteren Entwicklung eines gesundheitsförderlichen Settings erfüllen sollen, sollte ihre Förderung an das Vorliegen eines realistischen Konzepts (Träger, Ressourcen, Maßnahmen) für den Übergang zu dieser höherwertigen Projektform gebunden sein.

IV. *Entwicklung eines gesundheitsförderlichen Settings:* Im Gegensatz zur Gesundheitsförderung im Setting stehen bei der Schaffung eines gesundheitsförderlichen Settings Partizipation und der Prozess der Organisationsentwicklung konzeptionell im Mittelpunkt. Im Kern steht der Gedanke, durch ermöglichende, initiierende und begleitende Intervention von außen Prozesse im Setting auszulösen, mit denen die Nutzer des Settings dieses tatsächlich nach ihren Bedürfnissen mitgestalten (*empowerment*). Jedes Projekt der Entwicklung eines gesundheitsförderlichen Settings ist gewissermaßen eine synthetisch induzierte soziale Reformbewegung für das jeweilige Setting. Insoweit in solchen Setting-Projekten auch Angebote zur Unterstützung von Verhaltensmodifikationen vorkommen (und sie tun dies meist auch), besteht der grundsätzliche Unterschied zu ähnlichen oder sogar gleichen Verhaltensinterventionen beim Ansatz 'Gesundheitsförderung im Setting' darin, dass solche Interventionen im Rahmen eines partizipativ gestalteten Prozesses der organisatorischen, sozialklimatischen etc. Veränderung des Settings von den Nutzern des Settings selbst identifiziert, angefordert und meist auch (mit-)gestaltet werden und insofern die partizipative Organisationsentwicklung flankieren oder ein Bestandteil von ihr sind. Es ist zum Beispiel hoch plausibel, dass eine Schulung von betrieblichen Managern in menschengerechter Führung (Respekt, Anerkennung, Gerechtigkeit, Unterstützung (Geißler et al. 2003)) dann einen wesentlich größeren Impact auf Wohlbefinden und Zufriedenheit der Beschäftigten ausübt, wenn sie im Ergebnis einer von den Beschäftigten selbst vorgenommenen Problemanalyse und eines darauf gegründeten Vorschlages zustande kommt, als wenn sie ohne einen solchen Vorlauf von der Geschäftsleitung ‚verordnet' wurde. Analoges gilt auch für Gesundheitskurse z. B. im Stressmanagement aber auch für betriebliche Kampagnen zum ‚rauchfreien Betrieb'.

Im (idealen) Ergebnis soll ein gesundheitsförderliches Setting den Prozess der Organisationsentwicklung derart verstetigen, dass die dezentralen Erneuerungsprozesse durch die verschiedenen Bereiche des Settings wandern bzw. rotieren und sich das Setting auf diese Weise kontinuierlich stückweise jeweils in partizipativ gestalteten Diskursen ‚neu erfindet'. Im Ergebnis sollen die Nutzer/stakeholder des Settings das realitätsbegründete Gefühl haben, sich in einer Umwelt zu bewegen, die sie selbst nach ihren Bedürfnissen mit gestaltet haben und in der die formellen und informellen, die materiellen wie die immateriellen Anreize und Sanktionen Aktivierung, soziale Unterstützung und den Abbau von physischen und psychosozial vermittelten Gesundheitsbelastungen nahe legen bzw. belohnen bzw. unterstützen und auf diese Weise Veränderungen bewirkt werden, die gut sind für Wohlbefinden und Gesundheit der Nutzer. Interventionen in Settings haben grundsätzlich gegenüber individuellen Präventionsmaßnahmen den Vorteil, dass sich in ihnen gesundheitlich wichtige Einflüsse auf die Gesundheit sowie auf Wahrnehmung, Einstellungen und Verhalten bündeln und durch systemische Interventionen verändert werden können. Bei solchen Interventionen bleibt die enge Koppelung zwischen Verhaltens- und Verhältnisprävention nicht nur Programm. Da sich die Intervention auf das gesamte Setting bezieht, gibt es gibt keine Diskriminierung von Zielgruppen, es kommt zu hierarchie- und gruppenübergreifender Kooperation und Kommunikation. Durch vermehrte Transparenz, Partizipation und Aktivierung werden gesundheitsrelevante Kompetenzen entwickelt. Darüber hinaus erfüllt das Setting besser als alle bekannten Ansätzen der Verhaltensprävention Voraussetzungen für Lernen bei geringer formaler Bildung: Informationen und Aktivitäten knüpfen am Alltag und an den vorhandenen Ressourcen an, gemeinsam werden eigene Vorstellungen zum Belastungsabbau und zur Ressourcenmehrung entwickelt und in einem gemeinsamen Lernprozess so weit wie möglich umgesetzt (Freire 1980; Baric, Conrad 2000). Zudem scheinen gesundheitliche Erfolge bei Setting-Interventionen auch zumindest über mehrere Jahre relativ stabil bleiben zu können (Lenhardt 2003, Minkler 1997).

V. und VI. Primärprävention durch Kampagnen

Eine Kampagne ist eine systematisch geplante Kombination von Maßnahmen (Einzelprojekten) zur Erreichung gesundheitsbezogener Ziele bei der Gesamtbevölkerung oder definierten Zielgruppen (Töppich 2004). Regelmäßig besteht das Kampagnenziel in einer Veränderung von gesundheitsrelevanter Wahrnehmung und gesundheitsrelevantem Verhalten in der Gesamtbevölkerung bzw. in der/den definierten Zielgruppe/n. In der Werbewirtschaft wird unter Kampagne die systematische Verbreitung von Werbebotschaften durch gezielten und ggf. kombinierten Einsatz von Massenmedien verstanden. Auch hier ist das Ziel ein verändertes (Kauf-)Verhalten. Bedauerlicherweise prägt das aus der Werbewirtschaft stammende Konzept einer Kampagne vielfach auch die Vorstellungen dieses Instruments in der gesundheitswissenschaftlichen bzw. gesundheitspolitischen Diskussion. Durch die Verkürzung auf die Frage der Nutzung von Massenmedien gerät dabei der für die gesundheitspolitische Bewertung entscheidende Unterschied oft aus dem Blickfeld. Dieser Unterschied besteht nicht darin, ob Massenmedien eingesetzt werden oder nicht, sondern ob eine Kampagne auf den Verhaltenskontext (die Lebensbedingungen, das Setting) der Bevölkerung bzw. Zielgruppen eingeht (und diese u. U. auch verändert) oder nicht.

V. Kampagnen ohne Kontextbezug

Kampagnen ohne relevanten Kontextbezug (‚Esst mehr Obst', ‚Sport tut gut', ‚Rauchen gefährdet die Gesundheit') richten sich in der Regel an die gesamte Bevölkerung, indem sie gesundheitsrelevante Botschaften transportieren, ohne jedoch auf die fördernden und hemmenden Bedingungen ihrer Annahme bzw. Umsetzung einzugehen oder gar diese zu verändern. Solche Kampagnen sind unaufwändig zu organisieren, haben aber auch einen, wenn überhaupt nur sehr geringen *impact* und gehören regelmäßig in die Kategorie ‚symbolische Politik'. Typischerweise werden sie auch nicht im Hinblick auf gesundheitliche Wirkungen evaluiert. Sie entsprechen nicht (mehr) dem Stand des gesundheitswissenschaftlichen Wissens und sollten deshalb unterbleiben, zumindest aber nicht mit öffentlichen Mitteln unterstützt werden.

Das ist kein Argument gegen die Nutzung von Massenmedien in der Primärprävention: Massenmediale Kampagnen haben dann (und regelmäßig nur dann) eine präventionspolitische Funktion, wenn damit kontextbezogene und in sozialen Kontexten generierte Aktionen und Projekte verbunden sind. In diesem Falle ist aber die Nutzung der Massenmedien keine isolierte Aktivität und auch kein Selbstzweck, sondern Bestandteil einer Kampagne mit Kontextbezug, um die es im folgenden Abschnitt geht.

VI. Kampagnen mit Kontextbezug

Das ausgesprochen erfolgversprechende Instrument bevölkerungsbezogener Kampagnen mit Kontextbezug wurde in der Bundesrepublik bislang nur sehr selten angewendet[17]. Es steht zu hoffen, dass in der gegenwärtigen Themenkonjunktur zur Präventionspolitik die hier liegenden Chancen erkannt und genutzt werden[18].

Große Gesundheits-Kampagnen mit Kontextbezug gab es bislang eigentlich nur drei: Kampagne zum Sicherheitsgurt in den 60erJahren (sehr erfolgreich) (Vieth 1988), mit der Trimm Aktion (ab 1970) und ihrer Nachfolgekampagne ‚Trimming 130-Bewegung ist die beste Medizin' (ab 1983) (initial erfolgreich, wahrscheinlich nicht lange genug durchgehalten) (Banzer/Bürklein 2004) mit der HIV/Aids-Kampagne v. a. in den 80er und 90er Jahren (zumindest in den zentralen Zielgruppen ca. 15 Jahre sehr erfolgreich, Rosenbrock 1994, Rosenbrock/ Schaeffer 2002). Bei der Kampagne zur HIV/Aids-Prävention wurde zum Beispiel die über Massenmedien zentral von der BZgA vermittelte Botschaft ‚Gib Aids keine Chance' nebst Logo (‚umbrella message') in vielen dezentralen, kontextbezogenen Maßnahmen umgesetzt, in Schulen, in personalkommunikativen Maßnahmen (‚Rettet die Zärtlichkeit', LoveLine etc.). Diesen massenmedialen Hintergrund nutzten auch die ca. 150 lokalen und regionalen Aids-Hilfen für ihre an Zielgruppen und regionale Gegebenheiten angepassten Aktivitäten. Bei der ‚Trimm Aktion' (ab 1970) und ihrer Nachfolgekampagne ‚Trimming 130 – Bewegung ist die beste Medizin' (ab 1983) (Banzer/Bürklerin 2004), gingen die massenmedialen Maßnahmen mit dem Bau zahlreicher ‚Trimm-Dich-Pfade' und zahlreichen lokalen Kampagnen

---

[17] Das methodische Fundament für diesen Interventionstyp wurde in den 70er Jahren in den USA mit städtebezogenen Kampagnen auf der Basis einer erweiterten ‚social marketing' zur Reduktion kardiovaskulärer Risikofaktoren gelegt (Farquhar et al. 1990). Zum Teil baute die Deutsche Herzkreislauf Präventionsstudie (DHP) methodisch darauf auf (Forschungsverbund DHP 1998)

[18] Damit ist keine Aussage über die Trägerstruktur von Kampagnen, insbesondere nicht über das Ausmaß der Beteiligung oder die Rolle von Krankenkassen getroffen.

bzw. setting-basierten Projekten (z. B. Mitmach-Aktionen in Schulen) einher (Wopp 1995).

Es steht zu vermuten, dass die Effektivität und Effizienz von Kampagnen nachlässt, wenn mehr als eine Kampagne zur gleichen Zeit geführt wird. Dies legt es nahe, Gesundheitskampagnen v. a. zu den ‚großen' Themen der Verhaltensprävention zu organisieren, d. h. zu Ernährung, Bewegung, Stress und Drogen (u. U. in sinnvollen Kombinationen, beispielhaft zum Thema Tabakprävention vgl. SVR 2002, Band III.3, Ziff. 62 ff).

Eine Kampagne bedarf der Planung entlang der Logik des Public Health Action Cycle (Rosenbrock 1995). Dazu ist es erforderlich, die erforderlichen Interventionsschritte in einem Interventionskonzept zu beschreiben, mit dem die Maßnahmen/Aktivitäten gesteuert werden und das zugleich die Grundlage zur ständigen Überprüfung der Zielerreichung bildet. Das Interventionskonzept sollte alle (Einzel-)Projekte sowie Angaben über die Arbeits- und Qualitätssicherungs-Schritte enthalten (Töppich 2004).

Eine kontextbezogene Kampagne umfasst damit alle drei Interventionsebenen: neben der Information und Sensibilisierung der Gesamtbevölkerung/Zielgruppe, die über die Massenmedien erreicht werden soll, geht es immer auch um die Anregung von geplanten und spontanen Setting-Projekten (sowohl Gesundheitsförderung im Setting als auch Entwicklung zum gesundheitsförderlichen Setting.). Letztlich soll damit meist je individuelles Verhalten verändert werden, was wiederum auch durch Maßnahmen der individuellen Prävention (mit und ohne Kontextbezug) zusätzlich angeregt bzw. verstärkt werden kann[19].

Zusammengefasst: Unter Berücksichtigung der drei Interventionsebenen von Primärprävention (Individuum, Lebenswelt/Setting/*community*, Bevölkerung) und der Differenzierung zwischen Information, Aufklärung und Beratung einerseits sowie Veränderung des Kontextes andererseits ergeben sich sechs Typen und Arten von Primärprävention. Für alle sechs Typen gibt es sinnvolle Einsatzmöglichkeiten. Insbesondere unter dem Aspekt der Verminderung sozial bedingter Ungleichheit von Gesundheitschancen bieten kontextbezogene und kontextverändernde Interventio-

---

[19] Dieser Zusammenhang (der in weniger komplexer Form natürlich auch zwischen Settingprojekten und individuenbezogener Prävention besteht) macht jede Zuordnung von einzelnen Präventionsebenen zu je unterschiedlichen Akteuren fragwürdig.

nen auf der Ebene des Settings die besten Erfolgschancen, die durch ihre Einbettung in Kampagnen noch verstärkt werden könnten. Synergien zwischen diesem Interventionstyp und kontextbezogenen individuenbezogenen Aktivitäten sowie der Aufklärung und Beratung im jeweiligen Setting sind möglich. Zwischen Kampagnen und kontextbezogenen Setting-Interventionen kann wechselseitige Synergie bestehen bzw. hergestellt werden; das gilt insbesondere für kontextbezogene Kampagnen.

Empfehlung: Die Kassen sollten den Schwerpunkt ihrer Aktivitäten zur Entwicklung und Förderung von Primärprävention auf Projekte bzw. Programme legen, mit denen die Gesundheitsgerechtigkeit von Settings bzw. Lebenswelten hergestellt bzw. verbessert werden kann. Die Unterstützung bzw. Förderung von kontextbezogenen Interventionen bei Individuen sowie Aktionen der Information, Aufklärung und Beratung im Setting sollte davon abhängig gemacht werden, ob sie in einem gesundheitswissenschaftlich plausiblen und positiven Zusammenhang mit Aktivitäten zur kontextbezogenen Intervention im jeweiligen Setting stehen. Da Kampagnen, die die jeweiligen Kontexte für die Gesamtbevölkerung (einer Region oder des ganzen Landes) hinreichend berücksichtigen, regelmäßig die Möglichkeiten der Kassen übersteigen, solche Kampagnen aber andererseits sehr wirksam sein und überdies auch die Wirksamkeit von Setting-Interventionen wesentlich verstärken können (Synergie), sollten Kassen solche Kampagnen anregen und ggf. auch – im Verbund oder Arbeitsteilung mit anderen Akteuren – unterstützen. Individuenbezogene Prävention ohne Kontextbezug und bevölkerungsbezogene Kampagnen ohne Kontextbezug sollten regelmäßig nicht unterstützt bzw. gefördert werden.

6. Schaffung gesundheitsförderlicher Settings – betriebliche Gesundheitsförderung als Vorbild

Um die Komplexität vollständiger Setting-Interventionen zu verdeutlichen und als Grundlage für Überlegungen zu den Möglichkeiten der Übertragung dieses Ansatzes z. B. auf Bildungsstätten und Stadtteile werden in diesem Abschnitt die Komponenten sowie der ideale Ablauf (d. h. unter Abstraktion von praxisüblichen Abweichungen vom Optimum) einer Intervention der Betrieblichen Gesundheitsförderung (Lenhardt et al. 1997; Lenhardt 1999; Schröer 2000) skizziert.

1. Leitbild-Orientierung

Das Leitbild der betrieblichen Gesundheitsförderung ist die ‚gesundheitsförderliche Arbeitssituation' (Rosenbrock et al. 2003)

Eine Arbeitssituation ist dann gesundheitsförderlich, wenn

- sie technisch sicher und nach ergonomischen Erkenntnissen gestaltet ist,
- sie lernförderlich ist und eine persönliche Entwicklungsperspektive bietet,
- ihre Zusammenhänge im Betriebsablauf transparent sind,
- hinreichende Entscheidungs- und Gestaltungsspielräume gegeben sind,
- Routine, Kreativität und Motorik angemessen gefordert werden,
- sie möglichst störungsfrei ausgefüllt werden kann,
- materielle und immaterielle Anreize vorhersehbar sind und als gerecht empfunden werden,
- ein Klima gegenseitiger Unterstützung herrscht und
- gesundheitsrelevante Daten erfasst und zur Optimierung genutzt werden.

2. Interventionskonzept – ‚combined approach'

Betriebliche Strategien, die diesem Leitbild näher kommen wollen, schließen den herkömmlichen Arbeits- und Unfallschutz ein, müssen aber über ihn hinausgehen und simultan Veränderungen auf mindestens sechs verschiedenen Ebenen des betrieblichen Geschehens anstreben. Dem Konzept der Gesundheitsförderung (Stärkung gesundheitsrelevanter Ressourcen durch *enabling* und *empowerment,* erlebte Selbstwirksamkeit) entspricht es dabei, jede Intervention explizit und so weit wie möglich partizipativ zu gestalten. Partizipation, und zwar in ihrer jeweils direktest möglichen Form, wird dadurch zum Querschnittsaspekt aller auf die Veränderung der sechs Ebenen zielenden Aktivitäten:

1. Arbeitsmittel und Arbeitsumgebung

- Menschengerechte und sichere Arbeitsgestaltung; Berücksichtigung ergonomischer Erkenntnisse und der individuellen Konstitution,

2. Arbeitszeit

- Festlegung adäquater Arbeitszeiten und Ruhepausen, Anpassung der Rhythmen der Arbeit an die Möglichkeiten der Beschäftigten

3. Arbeitsorganisation

- Transparenz der Arbeitsabläufe, Arbeitsanreicherung durch Integration von planenden, ausführenden, steuernden und kontrollierenden Tätigkeiten, Vermeidung störender Arbeitsunterbrechungen, Partizipation,

4. Sozialbeziehungen

- offene und flache Kommunikationswege zu Vorgesetzten und Kollegen, Konfliktlösung, transparente Anreizsysteme (Entlohnung) und soziale Anerkennung, Vertrauenskultur

5. Individuelle Anpassung

- Qualifizierung für gegenwärtige und zukünftige Tätigkeiten, Einführung in die Arbeitsaufgaben, zielorientierte Maßnahmen des Trainings und der Gesundheitsförderung

6. Unterstützendes Umfeld

- Beschwerden an- und ernst nehmen; Vereinbarkeit von Beruf und Familie/Privatleben (*work life balance*) ermöglichen, Beratungseinrichtungen, Sozialdienst; Schonarbeitsplätze.

3. Interventionstyp: Systemische Intervention – partizipative Organisationsentwicklung

Organisationen sind keine trivialen Maschinen. Die Verläufe und Ergebnisse angestoßener Entwicklungen können nicht exakt vorhergesehen werden, sondern werden im Prozess von den beteiligten Akteuren nach Interesse und Macht definiert, ausgehandelt und umgesetzt bzw. erzielt (Grossmann/Scala 1994). Der Ansatz der partizipativen Organisationsentwicklung (Pelikan et al. 1993; Frei et al. 1996) ist deshalb für die betriebliche Gesundheitsförderung der geeignete Interventionstyp, weil nur so der essentielle Aspekt der Partizipation der Beschäftigten gewährleistet, der gewünschte Effekt des *enabling* und empowerment erzielt werden kann.

4. Interventionsvoraussetzung: Förmliche Einigung zwischen stakeholders

Im Falle kassengetragener bzw. -initiierter betrieblicher Gesundheitsförderung steht am Beginn der Intervention eine förmliche Einigung zwischen Management, Belegschaftsvertretung, betrieblichem Arbeitsschutz, ggf. Akteuren der betrieblichen Sozialpolitik (Schwerbehindertenvertretung etc.) sowie der Krankenkasse. Gegenstand der förmlichen Einigung sind neben dem Leitbild, dem Interventionskonzept und dem Interventionstyp Festlegungen im Hinblick auf den Steuerungskreis, der Verteilung von Aufgaben und Verantwortung, Regelungen zu den für die Intervention notwendigen materiellen Ressourcen sowie zur Umsetzung der betrieblichen Veränderungen.

5. Interventionssteuerung: Steuerungskreis

Die Träger der förmlichen Einigung bilden regelmäßig den Steuerungskreis für die Intervention. Um dem Projekt der betrieblichen Gesundheitsförderung in der Organisation das notwendige Gewicht zu verleihen, gehören dem Steuerungskreis tatsächliche Entscheidungsträger (also z. B. Betriebsleitung, Betriebsratsvorsitzender, leitender Betriebsarzt etc.) an. Der Steuerungskreis beschließt im Hinblick auf die Projektdurchführung Richtlinien und Anweisungen für die Beteiligten auf der Arbeitsebene. Der Steuerungskreis arbeitet regelmäßig und bis zum förmlichen Abschluss der Intervention.

6. Interventionsfundierung: Gesundheitsbericht

Regelmäßig beschließt der Steuerungskreis als ersten Schritt die Erstellung und den weiteren Aufbau sowie die Pflege einer Gesundheitsberichterstattung. Ausgangspunkt sind dabei meist nach Betriebsteilen und Beschäftigtengruppen differenzierte AU-Daten der GKV (ggf. im Branchen- oder Regionalvergleich) sowie Daten des arbeitsmedizinischen Dienstes. Allzu selten werden bislang noch Gefährdungsbeurteilungen herangezogen, deren Erstellung nach § 4 f. SGB VII Pflicht ist.

7. Interventions-Auftakt: Kick-off-Meeting

Im Rahmen einer Betriebs- bzw. ggf. einer Bereichsversammlung sowie unterstützt durch andere Medien innerbetrieblicher Kommunikation werden die Beschäftigten in das Projekt einbezogen, indem sie über Leitbild, Interventionskonzept und Interventionstyp informiert und anhand des ersten Gesundheitsberichts mit der gesundheitlichen Problemlage vertraut gemacht werden. Die Intervention (z. B. im Hinblick auf Schwerpunkte, Prioritäten und Reihenfolgen der Intervention) wird ggf. auf Basis von Vorschlägen, die bei dieser Gelegenheit geäußert werden, modifiziert.

8. Interventionsbeginn: aktivierende Befragung

Im Optimalfall legitimiert durch einen Beschluss aus dem Kick-off-Meeting wird der ursprüngliche, meist auf Sekundärdaten beruhende Gesundheitsbericht durch eine aktivierende Befragung der gesamten Belegschaft ergänzt. Erfragt werden sowohl belastende als auch als angenehm und unterstützend wahrgenommene Aspekte der Arbeitssituation sowie ggf. auch schon konkrete Verbesserungsvorschläge. Die Befragung ist so gestaltet, dass sie von den Befragten als Beginn eines betrieblichen Dialogs über alle Aspekte der gesundheitsförderlichen Arbeitssituation sowie im Hinblick auf alle Ebenen des Interventionstypus (*combined approach*) verstanden wird. Ggf. kann sie – bei entsprechenden Forderungen, zumindest aber explizitem Einverständnis der Beschäftigten – um Arbeitsplatzbeobachtungen (z. B. zur Feststellung von Friktionen und Störungen) ergänzt werden.

9. *Interventionsreihenfolge: Explizite Prioritätensetzung*

Die Ergebnisse des Gesundheitsberichts erlauben im Zusammenhang mit dem Leitbild und ggf. den Vorschlägen aus dem Kick-off-Meeting die Festlegung von Prioritäten der Intervention, z. B. in Form der Feststellung, in welchen/m Betriebsteil/en und/oder in Hinblick auf welche Beschäftigtengruppen die eigentliche Intervention beginnen soll. Diese Entscheidung trifft der Steuerungskreis und kommuniziert sie in den Betrieb. Regelmäßig fällt die Entscheidung dabei auf besonders hoch belastete Betriebsteile bzw. auf gesundheitlich besonders belastete Beschäftigtengruppen. Wenn und insoweit dies zutrifft, wird mit erfolgreicher betrieblicher Gesundheitsförderung auch ein Beitrag zur Verminderung sozial bedingt ungleicher Verteilung von Gesundheitschancen geleistet.

10. *Zentrales Interventionsinstrument: Gesundheitszirkel*

In den als prioritär festgelegten Betriebsteilen finden dann mit meist informell gewählten/ bestimmten (ca. fünf bis acht) Beschäftigten des jeweiligen Bereichs, zum Teil unter Einbeziehung von Vertretern des Managements, des Betriebrates und des professionellen Arbeitsschutzes unter professioneller, meist externer Moderation Gesundheitszirkel statt[20]. Die Anzahl der meist 90 Minuten dauernden Sitzungen – zwischen sechs und zwölf, bei ‚Mini-Zirkeln' auch weniger – sowie die ‚Spielregeln' werden zu Beginn vereinbart. Im Kern geht es im Gesundheitszirkel um die Erörterung der Frage, was an der Arbeit als belastend, was als bereichernd, erfreulich erlebt wird und welche Veränderungen eingeleitet wer-

---

[20] Die unterschiedlichen Zusammensetzungen von Zirkeln (‚Berliner Modell', ‚Düsseldorfer Modell') werden hier vernachlässigt.

den sollten. Jeder Teilnehmer gilt als Experte. Die Teilnehmer des Zirkels haben dabei das informelle Mandat, nicht nur für sich selbst, sondern für alle Beschäftigten des von ihnen vertretenen Bereichs zu sprechen. Die Ergiebigkeit von Zirkeln zur Generierung von Vorschlägen zum Abbau von Belastungen und zur Stärkung von Ressourcen ist sehr groß und übertrifft regelmäßig alle Erfahrungen mit betrieblichem Vorschlagswesen (Sochert 1998). Die Verbesserungswünsche beziehen sich meist auf alle Aspekte einer gesundheitsförderlichen Arbeitssituation (s. o. Ziff. 1) und betreffen meist auch alle Interventionsebenen (s. o. Ziff. 2). Männer äußern eher physische Belastungen, von Frauen kommen mehr Vorschläge zum psychosozialen Bereich. Es werden sowohl Vorschläge zur Verhältnisänderung (Technik, Arbeitszeit, Organisation, Kantinenessen etc.) als auch zur Unterstützung von Verhaltensänderungen (Kurse, Nichtrauchertraining, Vorgesetztenverhalten etc.) entwickelt. Bestandteil des Prozesses zur Herstellung eines gesundheitsförderlichen Settings sind insoweit also häufig auch Maßnahmen der Gesundheitsförderung im Setting. Der entscheidende Unterschied zu ‚einfacher' Gesundheitsförderung im Setting besteht aber genau in diesem Bezug: bei Projekten der betrieblichen Gesundheitsförderung kommen Nachfrage und Anstoß z. B. zu Vorgesetzten-Schulung, Pro-Nichtrauchen-Maßnahmen, Bewegungsangeboten von den Betroffenen selbst und sind Bestandteil der Veränderung der betrieblichen Umwelt. Bei professioneller Moderation liegt die Zufriedenheit mit den im Gesundheitszirkel ablaufenden Prozesse sehr hoch und kann als erfolgreiches *enabling* beschrieben werden. Das gilt zumindest für die unmittelbaren Teilnehmer am Gesundheitszirkel, in geringerem Ausmaß auch für die von diesen vertretenen Beschäftigten.

11. Interventionspraxis: Umsetzung der Ergebnisse der Gesundheitszirkel

Bestandteil der zu Beginn der Intervention geschlossenen Vereinbarung (s. o. Komponente 3) sind die für alle Beteiligten verbindlichen Modalitäten der Umsetzung der Vorschläge aus den Gesundheitszirkeln. Im Optimalfall hat der Zirkel die vom Management delegierte Vollmacht, über Vorschläge bis zu einer bestimmten Investitionssumme (z. B. 10.000 Euro) direkt und verbindlich zu entscheiden. Bei Vorschlägen, die über diesen Rahmen hinaus gehen oder Änderungen der betrieblichen Organisation beinhalten, ist die Betriebsleitung verpflichtet, die Vorschläge innerhalb einer definierten Frist entweder umzusetzen oder zu begründen, warum die Vorschläge nicht in dieser Frist, oder anders als vom Zirkel beschlossen oder überhaupt nicht umgesetzt werden. Auf diese Weise erleben zahlreiche Beschäftigte das erste Mal in ihrem Berufsleben, dass es bei der Gestaltung ihrer Arbeitssituation tatsächlich darauf ankommt, was sie selbst dazu meinen. Das aber ist eine geradezu idealtypische Situation des *empowerment*. Befragungen vor und nach der Durchführung von Gesundheitszirkeln weisen regelmäßig große Verbesserungen im Hinblick auf technische, organisatorische und sozialklimatische Variablen auf (Sochert 1998).

12. Interventionsverstetigung

Betriebliche Gesundheitsförderung auf Basis von Gesundheitsbericht und Gesundheitszirkel kann einschließlich der Umsetzung der verhältnis- und verhaltensbezogenen Maßnahmen mehrere Monate, u. U. auch mehr als ein Jahr dauern. Andererseits ist die organisatorische und manageriale Kapazität zur Betreuung dieses Prozesses (die ja neben dem weiter laufenden ‚Normalbetrieb' geleistet werden muss) begrenzt. Um gleichwohl ein Mindestmaß an Anteilnahme, Transparenz und Interesse aufrecht zu erhalten, ist eine gut organisierte innerbetriebliche Kommunikation zu diesem Thema unverzichtbar. Kontinuität darf aber nicht nur aus der Kommunikation über betriebliche Gesundheitsförderung resultieren, sondern bedarf auch der Aktion. Dem dient der entsprechend der vorher festgelegten Reihenfolge (s. u. Ziff. 9) erfolgende Durchgang durch die Betriebsteile mithilfe bereichsweise aufgestellter bzw. aktualisierter Gesundheitsberichte, auf deren Basis stattfindender Gesundheitszirkel und der Umsetzung der von den Zirkeln generierten Vorschläge. Im Idealfall rotiert der Prozess der betrieblichen Gesundheitsförderung durch alle Betriebsteile und beginnt nach Beendigung des letzten Teils von neuem. Auf diese Weise ist die Frage der Beachtung der Kriterien der Gesundheitsförderlichkeit von Arbeitssituationen (einschließlich der Partizipation) sowohl beim Management als auch bei den Beschäftigten und ihrer Interessenvertretung als auch beim professionellen Arbeitschutz im Betrieb beständig präsent und kann eingeübt werden.

13. Perspektive: Integration gesundheitlicher Kriterien in Entscheidungs- und Handlungsroutinen

In der Perspektive kann dieser Prozess dazu führen, dass die Kriterien bzw. Merkmale der Gesundheitsförderlichkeit der Arbeitssituation von den betrieblichen Akteuren gewissermaßen internalisiert und infolge dessen auch ohne förmliche Prozesse beachtet werden. In diesem – wünschenswerten, aber in der Realität immer noch eher unwahrscheinlichen – Fall werden die Wahrnehmungen und Wünsche der Beschäftigten routinemäßig und speziell bei jeder relevanten betrieblichen Änderung eingeholt und entsprechend berücksichtigt. Eine solche Betriebskultur kann dabei nicht nur auf dem Wege beständiger betrieblicher Gesundheitsförderung angestrebt werden, sondern auch über die planvolle Einführung eines betrieblichen Gesundheitsmanagements (Badura et al. 2003). In die gleiche Richtung sollen auch die mit dem Arbeitsschutzgesetz von 1996 angestoßenen Prozesse der Modernisierung des Arbeitsschutzes (Lenhardt 2000, 2001) zielen (Bertelsmann Stiftung et al. 2004).

Es sollte mit dieser relativ ausführlichen Darstellung deutlich gemacht werden,

- dass die Bildung eines gesundheitsförderlichen Settings tatsächlich ein organisierbarer Prozess ist,

- der aus vielen, auseinander aufbauenden Komponenten besteht, die sämtlich essentiell zu sein scheinen,

- dessen Funktionieren an viele Voraussetzungen gebunden ist

- und jederzeit gestört, abgebrochen und in seiner Richtung modifiziert werden kann.

Bei der Förderung und Unterstützung von Interventionen zur Förderung von Gesundheitsgerechtigkeit auf der Ebene des Settings bzw. der Lebenswelt können sich die Kassen auf ihre vielfältigen und im Ergebnis positiven Erfahrungen mit betrieblicher Gesundheitsförderung stützen.

Empfehlung: Setting-bezogene Interventionen, die von den Kassen unterstützt werden, sollten die wesentlichen Merkmale erfolgreicher betrieblicher Gesundheitsförderung aufweisen. Das heißt, sie sollten im Sinne einer qualitätsgesicherten, kontinuierlichen systemischen Intervention (Organisationsentwicklung), an einem Leitbild orientiert, datengestützt und partizipativ angelegt sein. Die Kassen sollten für die Diffusion ihrer diesbezüglichen Erfahrungen Sorge tragen.

7. Die Substanz des Modells betrieblicher Gesundheitsförderung ist übertragbar

In eigenen empirischen Untersuchungen wurde herausgearbeitet, dass die wichtigste Voraussetzung zur Ingangsetzung und Beibehaltung des Prozesses eine formelle oder informelle Koalition betrieblich relevanter Akteure ist, die den Prozess wollen (‚advocacy coalition'), weil sie die Überzeugung (‚belief system') teilen, dass durch partizipative Gesundheitsförderung sowohl auf der Verhaltens- wie auf der Verhältnisebene Ergebnisse erzielt werden können, die sowohl der Produktivität und Innovationskraft des Betriebes als auch dem Wohlbefinden und der Gesundheit der Beschäftigten nützlich sind (Lenhardt et al. 1997, Berthoin Antal et al 2003). Wie meist in der Präventionspolitik erhöht eine solche Kombination des Themas ‚Gesundheit' mit einem anderen Thema die Durchsetzungschancen erheblich (‚Themenverbindung': Rosenbrock 1997, Gerlinger 2003), ohne zugleich auch schon eine hinreichende Bedingung für den Beginn und Erfolg derartiger Prozesse zu sein. Ebenso wichtig scheint ein dauerhaft motivierter Akteur zu sein, der über entsprechende Fertigkeiten und Erfahrungen in der Vorbereitung, Durchführung und Qualitätssicherung derartiger systemischer Interventionen verfügt.

Liegen diese Voraussetzungen vor, so sollte zunächst einmal die Anzahl derartiger Interventionen im Setting Betrieb vergrößert sowie ihre Qualität und die Chancen der Nachhaltigkeit verbessert werden (Bertelsmann Stiftung, Hans Böckler Stiftung 2004). Darüber hinaus darf der Ansatz aber mittlerweile auch als derart etabliert und ausgereift gelten (vgl. z. B. SVR 2002, Band III.3. Ziff. 27 ff.), dass er auch auf andere Settings übertragen werden kann.

Mit plausiblen Begründungen wird derzeit v. a. überlegt, argumentiert und zum Teil auch schon erprobt, den Ansatz ‚gesundheitsförderliches Setting' auf die Schule zu übertragen. Dafür sprechen neben der anhaltenden öffentlichen Thematisierung der Probleme dieses Sektors ähnlich verbindliche Strukturen wie im Betrieb (die auch durch Macht und Herrschaft abgesichert sind) sowie auch Gesichtspunkte der quantitativen und qualitativen Relevanz des öffentlichen Bildungssektors für Gesundheitsförderung und Prävention. Durch entsprechende Auswahl der Schulen nach Ort (Orte bzw. Stadtteile mit großem Anteil von sozial Benachteiligten) und Art (Grund-, Haupt-, Berufs- und Sonderschulen) könnten im Erfolgsfall auch relevante Beiträge zur Verminderung sozial bedingter

Chancenungleichheit geleistet werden. Obgleich in Schulen (wie in fast allen Settings) Versicherte verschiedener Kassen erreicht werden, hat das Bundesversicherungsamt frühere Bedenken gegen die Kassenfinanzierung solcher Projekte aufgegeben, „weil mitgliedkonforme Setting-Gruppen nicht existieren" (Bundesversicherungsamt 2002). Nachdem damit auch die Kassen als Träger solcher Projekte legitimiert sind, ist zu prüfen, ob und ggf. inwieweit Schulen die genannten struktur- und prozessbezogenen Merkmale aufweisen.

Diskutiert und in Ansätzen erprobt wird ebenfalls, den Ansatz ‚gesundheitsförderliches Setting' auch auf soziale Brennpunkte v. a. im städtischen Zusammenhang zu übertragen. Das stößt zunächst auf das Problem, dass ‚soziale Brennpunkte' schwerer zu definieren und zu identifizieren sind als institutionelle Settings wie Schule und Betrieb und dass sie regelmäßig über keine feste Organisationsstruktur verfügen. Auf der anderen Seite werden im Rahmen des Bundes-Programms „Soziale Stadt" zum Teil sehr gute Erfahrungen mit partizipativem Quartiersmanagement gemacht, dessen Gesundheitsförderlichkeit bzw. Übertragbarkeit auf Gesundheitsförderung bzw. Ergänzbarkeit durch Modul der Gesundheitsförderung zu überprüfen wäre.

Die Übertragung des Ansatzes ist desto aussichtsreicher,

- je klarer identifizierbar und institutionalisiert die Akteure und Interessenträger (stakeholder) im/am Setting sind
- je mehr stabile Strukturen und Interaktionen und
- je mehr Verbindlichkeit es gibt, und
- je geringer die Fluktuation ist.

Wegen der weitgehenden Erfüllung dieser Kriterien spricht zunächst viel für die Übertragung und wissenschaftlich begleitete Erprobung des Ansatzes auf Bildungsreinrichtungen, wobei für jede der dreizehn Komponenten der betrieblichen Gesundheitsförderung (s.o. 6.) funktionale Äquivalente vorzusehen sind und sich auch finden lassen. Grundsätzlich ist der Konsens über die Möglichkeit und Notwendigkeit der Einleitung einer solchen Entwicklung vorhanden und wird von zahlreichen Akteuren geteilt (Bertelsmann Stiftung 2002; Robert Bosch Stiftung 2002; SVR 2003,

Band II, Ziff. 507 ff.)). Auch die Spitzenverbände der Krankenversicherung orientieren mit Modellversuchen darauf hin, diesen Ansatz im Rahmen der Umsetzung des § 20 Abs. 1 SGB V aufzunehmen und zu verbreiten[21].

Schwieriger, aber keineswegs ausgeschlossen, ist die Übertragung des Ansatzes der Schaffung gesundheitsförderlicher Settings auf Stadtteile und Soziale Brennpunkte (Altgeld 2003).

Die Anwendung des Ansatzes ist desto schwieriger, je weniger die o. g. Kriterien der Verbindlichkeit, der Selbstidentifikation der Nutzer/Bewohner, der Verbindlichkeit, der Gruppenstabilität etc. gegeben sind. Die meisten Quartiersmanagement-Projekte (innerhalb und außerhalb der Programme ‚Soziale Stadt' und – mit der Zielgruppe ‚Jugendliche' – ‚Entwicklung & Chancen' (E & C) (vgl. Buhtz et al. 2004) verfolgen im Grunde das Ziel, durch Interventionen im Setting Quartier bzw. Kiez bzw. Stadtteil bzw. sozialer Brennpunkt die Voraussetzungen für die Bildung eines Settings zu formen (Schaffung bzw. Stärkung von Gesundheitsressourcen: Identifikation, Inklusion, Kohärenz, Transparenz, Kommunikation, Abbau von Misstrauen und Feindseligkeit). Der gesundheitsförderliche Ausbau solcher Projekte ist denkbar sowohl in Form von logistischer, fachlicher und materieller Verstärkung solcher Ansätze als auch durch Einbringen spezifischer Projekte oder Projekt-Modulen mit direktem (explizitem) Gesundheitsbezug (Ernährung, Bewegung, Stress, Drogen inkl. der dafür notwendigen Infrastruktur und Mobilisierung) in das jeweilige Interventionsgeschehen.

Ob ein Settings aus der Vielzahl der in den Programmen ‚Soziale Stadt' und ‚E & C' intervenierten Bereiche auch für Projekte im Rahmen des § 20 Abs. 1 SGB V geeignet ist und ob solche Projekte dann auch zum Erfolg führen, dürfte weitgehend davon abhängen, in welchem Ausmaß die folgenden Voraussetzungen, die sich an jenen der betrieblichen Gesundheitsförderung orientieren (vgl. oben, 6.), geschaffen werden können:

---

[21] Die entsprechende Vorlage der Spitzenverbände der GKV Februar 2004 lässt allerdings den unverzichtbaren Bezug auch auf die Gesundheit der Lehrer sowie auf Auswahlkriterien, die die soziale Benachteiligung der auszuwählenden Schulen (Haupt-, Grund-, Sonder- und Berufsschulen in Orten/Stadtteilen mit hoher Arbeitslosigkeit etc. vermissen. Auch wird nicht klar, wie diese Aktivitäten der GKV mit den anderen, bereits auf diesem Feld arbeitenden Initiativen zusammen arbeiten sollen.

- Kriteriengeleitete Auswahl der Settings: nach Bedarfsäußerung, nach Inzidenz/Prävalenz/ Krankenstand, nach Zugänglichkeit, nach Kooperationschancen

- Kontaktaufnahme : Identifikation der relevanten Stakeholders, Einbeziehung möglichst aller Stakeholder/Nutzer/Nutzergruppen von Anfang an

- Steuerungsgremium: aus allen relevanten Stakeholders/Nutzergruppen, ggf. nach Delegationsprinzip

- Vereinbarung mit Stakeholders und Sponsoren: über Verfahren, Beteiligung, Umsetzung, Qualitätssicherung, Ressourcen, Kontinuisierung

- Kooperation z. B. mit GKV, GUV, ÖGD, Krankenversorgung, Vereinen, Verbänden, Unternehmen

- Gesundheitsbericht: AU-Daten sowie Informationen über Gesundheit/Krankheit, Befragung der Betroffenen/Nutzer sowie Beobachtungen, Selbst-Beobachtungen von Stakeholdern

- Projektstart: Kick-off-Meeting, Öffentlichkeitsarbeit

- Projektbeginn: Open-space-Workshops o. ä., Entwicklung von Zukunftsbildern und (Grob-)Zielen

- Priorisierung der Teilbereiche für die Reihenfolge der Interventionen

- Projektdurchführung: Vorschläge zu Maßnahmen etc. durch Zirkel oder Äquivalent (z.B. Planungszelle), rasche Umsetzung der Vorschläge entsprechend der Vereinbarung (s.o.)

- Qualitätssicherung: Struktur, Prozess, Ergebnis. Verfahren und Indikatoren für interne und externe Qualitätssicherung und Ergebnismessung

- Kontinuisierung sowohl der Intervention (Organisationsentwicklung) als auch der Akteurkonstellation (stabile Vernetzung)

- Nachbetreuung/ -verfolgung

- Verbreiterung: Öffentlichkeitsarbeit mit positiven Ergebnissen

Dieses Erfordernis dürfte desto leichter zu erfüllen sein, je mehr ein Setting folgende, hier als Leitfragen formulierte Merkmale aufweist:

- Ist das Setting bzw. sind seine Teilbereiche hinreichend überschaubar? Kennt jede/r jede/n?
- Ist die Anzahl der stakeholder überschaubar und bilden sie eine nach innen und außen klare Struktur bzw. Institutionalisierung?
- Sind Stakeholder bzw. Nutzer/Bewohner für die Verbesserung der Lebensqualität bzw. Gesundheit aktivierbar?
- Ist eine hinreichend starke Koalition von Akteuren vorhanden oder herstellbar, die am guten oder schlechten Zustand des Settings interessiert ist?
- Sind diese Interessenten für (direkt oder indirekt) gesundheitsbezogene Themen, Projekte mobilisierbar?
- Sind sie koalitionsfähig und in Koalition ggf. auch mächtig genug, Änderungen zu initiieren, durchzusetzen und für ihre Beibehaltung zu sorgen?
- Nimmt das Setting im Lebenszusammenhang und Bewusstsein seiner Nutzer bzw. Bewohner einen hinreichend hohen Rang-Platz ein, d. h. ist es ihnen wichtig, was dort geschieht oder auch nicht geschieht?
- Ist der Grad der Verbindlichkeit der Interaktion zwischen den Nutzern bzw. Bewohnern des Settings hinreichend hoch?
- Gibt es einen allseits geteilten Kanon sozialer Normen bzw. Regeln im Setting?
- Wird ein nach diesen Kriterien konformes Verhalten – formell und/oder informell, materiell und/oder ideell – belohnt, widriges Verhalten sanktioniert?
- Sind strukturelle und Verhaltens-Veränderungen im Setting vorstellbar und herstellbar?
- Fühlt sich jede/r Nutzer bzw. Bewohner des Setting zugehörig?

- Gibt es Traditionen oder gar Routinen der gemeinsamen Zielbestimmung und Kooperation?

Je mehr diese Fragen im Hinblick auf ein Setting positiv beantwortet werden können, desto größer sind die Chancen einer Intervention. Je größer der Anteil von sozial benachteiligten Menschen im jeweiligen Setting ist, desto eher eignet es sich als Interventionsort zur Verminderung sozial bedingter Ungleichheit von Gesundheitschancen.

Plausibilität und erste positive Praxiserfahrungen sprechen demnach für die Übertragbarkeit des Modells betrieblicher Gesundheitsförderung auf andere Settings. Die Wahrscheinlichkeit erfolgreicher Übertragung ist desto größer,

- je klarer identifizierbar und institutionalisiert die Akteure und Interessenträger (stakeholder) im/am Setting sind
- je mehr stabile Strukturen und Interaktionen und
- je mehr Verbindlichkeit es gibt, und
- je geringer die Fluktuation ist.

Empfehlung: Unter Nutzung ihrer akkumulierten Erfahrungen mit diesem Präventionsansatz in der betrieblichen Gesundheitsförderung und unter Beachtung der fördernden und hemmenden Bedingungen einer erfolgreichen Übertragung sollten die Kassen die Entwicklung gesundheitsförderlicher Settings auch in anderen Sozialzusammenhängen, und zwar insbesondere in Bildungseinrichtungen sowie sozial benachteiligten Stadtteilen bzw. Orten sowie an sozialen Brennpunkten, nutzbar machen und ihre Anwendung befördern.

8. Wie wirksam ist primäre Prävention zur Verminderung sozialbedingter Ungleichheit?

Die Befundlage zur gesundheitlichen Wirksamkeit für primärpräventive Interventionen ist unübersichtlich und widersprüchlich. Grundsätzlich (d. h. mit Ausnahmen) gilt: je weniger komplex eine Intervention ist und je spezifischer sowie zeitnäher das Interventionsziel ist, desto leichter ist die Wirksamkeit festzustellen. Und umgekehrt: je komplexer die Intervention, je unspezifischer das Präventionsziel und je länger die Zeitachse, desto schwieriger der Wirksamkeitsnachweis (Nutbeam 2004; Abbema, van Assema et al. 2004). Wirksamkeitsnachweise sind deshalb meist am besten für individuelle, auf eine Krankheit bezogene Maßnahmen, bei denen mit einem klaren und spezifischen Input ein klarer und gut beobachtbarer bzw. messbarer Impact erzielt werden kann. Als Beispiele mögen die Jodprophylaxe (SVR 2002, Band I, Ziff. 144) oder die Durchsetzung der Nutzung des Sicherheitsgurtes beim Autofahren dienen (McMichael, Lin 2003). Andererseits gibt es sehr gute Gründe, gerade von besonders komplexen, unspezifisch ansetzenden Interventionen besonders große gesundheitliche Wirkungen zu erwarten. Das gilt insbesondere für Interventionen mit sozial benachteiligten Gruppen (Minkler 1997, Syme 1991).

Einen großen Teil der verfügbaren Evidenz zur Wirksamkeit von individuenbezogener Prävention zur Modifikation von gesundheitlich belastendem/gefährdendem Verhalten haben zum Beispiel F.W. Schwartz et al. (1999) im Hinblick auf die Krankheitsbilder Apoplex, Myokardinfarkt, Asthma bei Kindern, Rückenbeschwerden, Osteoporose, Migräne, Drogenabhängigkeit, Alkoholabhängigkeit, Depression, Neurosen, Bluthochdruck, Cholesterin, Tabakrauchen, Diabetes Mellitus II sowie Übergewicht zusammengetragen[22] und kommen auf diese Weise zu der in der Öffentlichkeit häufig und oft unvollständig kolportierten Aussage, dass durch konsequente und bevölkerungsweite Anwendung bekannt wirksamer Verhaltensprävention – theoretisch sowie bei nicht saldierter und nicht diskontierter Betrachtungsweise – ca. 25 % der Versorgungskosten für chronische Krankheiten eingespart werden könnten. Die Problematik solcher Berechnungen soll exemplarisch an der Kritik dieses Gutachtens deutlich gemacht werden: Das Gutachten von Schwartz et al. ist als im

---

[22] Die untersuchten Verhaltensmodifikationen bezogen sich allerdings nicht nur auf Primärprävention, sondern auch auf Krankheitsbewältigung und Rezidivprophylaxe.

Anspruch begrenzter erster Zugriff auf das Problem zu werten, dass es bis heute in der Prävention noch unüblicher als in der Medizin ist, sich neben der Wirksamkeit an sich (Effektivität) auch um Kriterien der Kosteneffektivität (Effizienz) zu kümmern (zur Unterscheidung zwischen der Wirksamkeit einer Intervention unter Experiment-Bedingungen (Effektivität) vs. Wirksamkeit der Anwendung einer Intervention in der Praxis (Effizienz) vgl. Cochrane 1972)

Das Gutachten von Schwartz et al. (1999) ist in allen methodischen Schritten nachvollziehbar ist und enthält auch die notwendigen Aussagen zur Reichweite der Aussagen und zu den methodischen *caveats*.

Schwartz et al. haben (a) eine Reihe von ausgabenintensiven und zugleich durch Verhaltensmodifikation beeinflussbaren Krankheiten ausgewählt (s. o.), (b) die dadurch verursachten direkten und indirekten Krankheitskosten (72 Mrd. DM) berechnet (Bezugsjahr 1994/5), (c) den Stand des Wissens zu den attribuierbaren Risikofaktoren zusammengetragen, (d) evaluiert wirksame(!)[23] Interventionen im Hinblick auf die Prävention dieser Risikofaktoren dagegen gesetzt und (e) auf diesem Wege ermittelt, um wie viel die Inzidenz der Zielkrankheiten zurückgehen würde, wenn diese Methoden nicht nur in Studien, sondern bevölkerungsweit angewendet würden und was (f) dies an Ersparnis brächte.

Auf die sich daraus ergebende Schätzung von 25 - 30 % Ersparnis hat sich auch der SVR (2002, Band I, Kap. 2) gestützt.

Tatsächlich sind die Schätzungen von Schwartz et al. sowohl zu hoch als auch zu niedrig: Sie sind aus drei Gründen zu hoch: Zum einen wurden die (meist geringen) Interventionskosten (mangels Informationen in den Quellen) nicht mit den ersparten Kosten der Krankenversorgung gegengerechnet. Zum anderen – wesentlich wichtiger – bleiben die positiven Selektionseffekte der Teilnehmer in den evaluiert wirksamen Interventionen unberücksichtigt. Gerade Menschen mit geringer Bildung, aus beengten Lebenslagen und generell mit niedrigem Sozialstatus haben generell größere Probleme, entsprechende Angebote zur Verhaltensmodifikation zu suchen und zu finden, sie haben im Durchschnitt auch größere

---

[23] Leider werden im Gutachten nicht immer die Zeiträume mitgeteilt, für die die Wirksamkeit der Intervention gemessen wurde.

Probleme, derartige Trainings und Kurse durchzuhalten und sie haben oft unüberwindliche Schwierigkeiten, das dort Gelernte nach Kursende in ihren ja meist unveränderte Alltag zu integrieren. Dies ist einer der wesentlichen Gründe für die bessere Eignung von Setting-Ansätzen in der Prävention mit sozial Benachteiligten.

Zum dritten wurde auch nicht berücksichtigt, dass Prävention initial Investitionen und Kosten verursacht (eine konsequente Anti-Tabak-Kampagne in Deutschland würde z. B. 15 - 20 Millionen Euro pro Jahr kosten (SVR 2002, Band III,3 Ziff. 62 ff.), die gesundheitlichen Erträge und finanziellen Einsparungen fallen aber erst später an. Dieser Einwand der fehlenden Diskontierung der Erträge übersieht aber, dass bei kontinuierlicher Prävention den laufenden Aufwendungen bereits nach wenigen Jahren entsprechende Erträge in der jeweils gleichen Rechnungsperiode gegenüber stehen würden. Schließlich haben sich die Autoren des Gutachtens auch nicht die Mühe gemacht, darüber zu spekulieren, von welchen (ihrerseits ja dann auch wieder zum Teil verhütbaren) Krankheiten und Todesursachen die Bevölkerung befallen würde, sobald die Prävention (besser) funktioniert. Solche Berechnungen sind auch in der kurativen Medizin nur in Ausnahmefällen üblich, und kaum einer stößt sich daran. Zudem: Das Ziel der Präventionspolitik besteht neben der Lebensverlängerung in einer Verzögerung der Manifestation v. a. chronischer Erkrankungen am Ende des Lebens („compression of morbidity', Fries 2003) und damit in einer Vermehrung der gesunden Lebensjahre mit entsprechend reduzierten Versorgungskosten.

Die Schätzungen von Schwartz et al. sind aber auch zu niedrig: sie haben nur solche Interventionen einbezogen, in denen identifizierte Individuen erfolgreich an Programmen der individuellen Verhaltensmodifikation teilgenommen haben. Die wahrscheinlich produktivsten und wahrscheinlich auch kosteneffektivsten Programme fallen durch dieses Raster hindurch: das sind multimodale sowie Ressorts und Institutionen übergreifende, bevölkerungsbezogene Kampagnen zum Beispiel zur Prävention von Herzkreislaufkrankheiten, mit denen z. B. in Nordkarelien/Finnland von 1972 bis 1995 die alteradjustierte Mortalitätsrate bei kardiovaskulären Erkrankungen um 61 % reduziert werden konnte (SVR 2002, Band I, Ziff. 135-137), wobei – typisch für derart komplexe Interventionen (Rosenbrock/Schaeffer 2002) – nicht ermittelt werden kann, welche Komponenten der Intervention für welche Teile der Effekte ‚verantwortlich' sind. Ebenfalls nicht berücksichtigt werden im Ansatz von Schwartz et al.

(1999) partizipative Projekte der Gesundheitsförderung im Betrieb, mit denen die krankheitsbedingte Arbeitsunfähigkeit z. B. wegen Dorsopathien zeitstabil um bis zu 30 % reduziert wird (Lenhardt 2003). Kosteneffektiv ist zweifellos ebenfalls die partizipativ und zielgruppenspezifisch angelegte HIV/Aids-Prävention: Die Kosten einer verhinderten HIV-Infektion werden in den USA mit ca. 22.000 Euro (Heumann et al 2001; Kahn et al. 2001), in der diesbezüglich vorbildlich gründlichen Schweiz auf ca. 50.000 Euro (Institut d'économie et management de la santé 2001) berechnet, die (voraussichtlich lebenslange) medizinische Behandlung eines Aids-Patienten kostet 25.000 Euro (Marcus 2001) pro Jahr. Die Beispiele ließen sich vermehren. Ihre Berücksichtigung würde die Schätzung von Schwartz et al. beträchtlich nach oben schrauben.

Das Gleiche gilt, wenn die Befunde zur Primärprävention in Settings (s. o. 5.) berücksichtigt werden. Zur Wirksamkeit von Verhaltensmodifikation im Setting Betrieb haben J. Kreis und W. Bödeker (2003) jüngst einen methodisch sorgfältigen Überblick vorgelegt, der sich auf v. a. in den USA durchgeführte Interventionen zur körperlichen Aktivität, zu Ernährung und Cholesterin, zum Tabakrauchen, zum Alkoholgebrauch, zum Stressmanagement und zu Rückenschulen bezieht. Auch hierbei treten die üblichen Probleme der Wirkungsmessung auf: Interventions-Dessign ohne Kontrollgruppe, unangemessen kurze Nacherhebungszeiträume, keine Untersuchung bzw. Nachverfolgung der oft sehr zahlreichen ‚drop-outs', Selbstselektion der Teilnehmer, (auch infolge dessen oft) sehr kleine Teilnehmerzahlen etc.

Der Literatur-Review kommt insgesamt zu dem Ergebnis, dass alle untersuchten Programmtypen zumindest kurzfristig wirken, die Fehlzeiten bei den Programmteilnehmern (nicht: bei den Belegschaften) sanken um zwischen 12% und 36%. Nicht berichtet wird die Dauer dieses Phänomens; aber bereits für die kurze Beobachtungsdauer zeigte sich ein return on investment von zwischen 1 : 2,3 und 1 : 10,1 (vermiedene Kosten durch Fehlzeiten und Krankenversorgung). Die beste Evidenz für die Wirksamkeit von Verhaltensprogrammen im Setting Betrieb haben danach Tabakkontroll-Programme, mit deutlichem Abstand gefolgt von Programmen zur Gewichtskontrolle (kurzfristig). Schwache Evidenz liegt für Programme zum Ernährungsverhalten und zur körperlichen Aktivität vor.

Die Autoren schlagen zur Steigerung der Wirksamkeit verbesserte Anreize (v. a. in Form von Arbeitszeit, Geld, Anerkennung) sowie eine generell längere Laufdauer der Programme und den Übergang zu Mehrkomponentenprogrammen (und damit in Richtung auf die Entwicklung der Betriebe zu gesundheitsförderlichen Settings) vor.

Insgesamt ist die Befundlage zur Wirksamkeit primärer Prävention nach wie vor verbesserungsbedürftig. Sie wäre auch verbesserungsfähig, wenn ein größerer Teil der Interventionen wissenschaftlich begleitet und evaluiert würde.

Eine wichtige Voraussetzung dafür bestünde in einer konsensfähigen Standardisierung der Instrumente, Maßstäbe und Kriterien, mit deren Hilfe Wirksamkeit gemessen bzw. bestimmt werden soll.

Für die Bestimmung der naturwissenschaftlich fundierten medizinischen Intervention haben sich mittlerweile der Maßstäbe der ‚evidenzbasierten Medizin' eingebürgert, die mit fünf hierarchischen Evidenzklassen operieren:

Evidenzklasse I: Evidenz aufgrund wenigstens einer systematischen Übersicht oder einer randomisierten, kontrollierten Studie (Randomized Control Trial = RCT), durchgeführt und veröffentlicht nach wissenschaftlich anerkannten Standards.

Evidenzklasse II: Evidenz aufgrund prospektiver Interventionsstudien

Evidenzklasse III: Evidenz aufgrund gut geplanter Kohorten- und Fall-Kontroll-Studien, vorzugsweise aus mehr als einer Studiengruppe

Evidenzklasse IV: Evidenz aufgrund von mehr als einer methodologisch hochwertigen klinischen Studie

Evidenzklasse V: Meinungen anerkannter Experten/innen, Assoziationsbeobachtungen, pathophysiologische Überlegungen oder deskriptive Darstellungen, Berichte von Expertenkomitees, Konsensus-Konferenzen, Einzelfallberichte. (Agency for Health Care Policy and Research 1993)

Die offenkundigen Probleme, den dieser Maßstabbildung zugrunde liegenden Standardisierungsgrad von Interventionen und Interventionswirkungen aus der naturwissenschaftlich fundierten Individualmedizin auf komplexe bevölkerungsbezogene Interventionen zu übertragen, hat zu

Versuchen geführt, für die Primärprävention eigene Skalen der Wirksamkeitsmessung zu bilden (Jackson 2004; Øvretveit 2002).

Kreis/Bödeker (2003) legten ihrer umfangreichen Re-Evaluation für verhaltensbezogene Interventionen in der Arbeitswelt das folgende, vom American Journal for Health Promotion entwickelte Bewertungsschema für Wirksamkeitsbelege zugrunde:

„**Conclusive**": Der Ursache-Wirkungszusammenhang zwischen Intervention und Ergebnis wird gestützt durch eine umfangreiche Anzahl von Studien mit gutem Untersuchungsdesign und randomisierter Kontrollgruppe. Fast universelle Übereinstimmung der Experten in diesem Gebiet bezüglich der Wirksamkeit.

„**Acceptable**": Der Ursache-Wirkungszusammenhang wird gestützt durch Studien mit gutem Untersuchungsdesign und randomisierter Kontrollgruppe. Übereinstimmung der Mehrheit der Experten in diesem Gebiet bezüglich der Wirksamkeit.

„**Indicative**": Der Zusammenhang wird gestützt durch eine umfangreiche Anzahl von Studien mit gutem Untersuchungsdesign, aber nur wenige oder gar keine Studien mit Kontrollgruppe. Mehrheit der Experten auf diesem Gebiet ist auf Grundlage der vorliegenden Befunde der Auffassung, dass der Zusammenhang kausal ist, sehen diese Einschätzung aber als vorläufig an wegen des Fehlens randomisierter Studien und der Möglichkeit von alternativen Erklärungen.

„**Suggestive**": Mehrere Studien zeigen hinsichtlich des Zusammenhangs konsistente Ergebnisse, allerdings keine Studie mit gutem Design und randomisierten Kontrollgruppen. Die Mehrheit der Experten auf diesem Gebiet ist überzeugt, dass der kausale Zusammenhang übereinstimmt mit Befunden aus anderen Gebieten, sieht diese Befundlage aber als begrenzt und erkennt auch plausible alternative Erklärungen an.

„**Weak**": Die Forschungsbefunde, die den Wirkungszusammenhang unterstützen, sind bruchstückhaft, nicht experimentell und/oder ungenügend operationalisiert. Die Mehrheit der Experten in diesem Gebiet ist der Auffassung, dass die Wirksamkeit plausibel ist, allerdings nicht mehr als alternative Erklärungen.

Auch diesem Klassifikationsschema haftet noch sehr viel individualmedizinisches Denken an, im Vergleich zu den zuvor genannten Evidenzklassen der Cochrane-Collaboration sind lediglich die Maßstäbe etwas milder formuliert. Das Gleiche gilt auch für die seit Jahren in Zusammenarbeit mit den CDC laufenden Evaluationsbemühungen im Rahmen des ‚Guide to Community Preventive Service' (2004).

Die vom US-amerikanischen Institute of Medicine in Auftrag gegebene und herausgegebene Denkschrift ‚Promoting Health. Intervention Strategies from Social and Behavioral Research' (Smedley/Syme (eds.) 2001) kommt auf Grund dieser Sachlage zu der Empfehlung, zwischen **‚proven' (nachgewiesen wirksamen)** und **‚promising' (vielversprechenden)** Interventionen zu unterscheiden und auch ‚promising' Interventionen zur Durchführung und weiteren Evaluation sowie Qualitätssicherung zu empfehlen:

‚Promising interventions' (‚viel versprechende Interventionen') werden dabei als solche definiert, die „sowohl auf einer theoretischen Basis für ihre Wirksamkeit beruhen als auch empirische Evidenz aufweisen, welche zumindest Teile des theoretischen Modells stützt. Viel versprechende Interventionen können durch Studien nachgewiesen werden, die günstige Interventionseffekte bei ausgewählten Gruppen zeigen und zugleich ein theoretisches Modell enthalten, das die Ausdehnung der Intervention auf andere Gruppen nahe legt. Das Kriterium ‚viel versprechend' wird auch von Studien erfüllt, die eine nur bescheidene Interventionswirkung auf eine größere Bevölkerung ausweisen, wo aber andererseits eine starke theoretische Basis für die Annahme besteht, dass die Wirksamkeit durch eine Veränderung der Intervention erheblich gesteigert werden kann." (Smedley/Syme 2001, S. 9. Übersetzung RR). Die Basis für diese Einschätzung bildet ein umfangreicher Bericht führender US-amerikanischer Epidemiologen und Präventionsforscher, dessen zusammenfassende Empfehlungen auch für das Thema des vorliegenden Gutachtens von Interesse sind und deshalb hier in einer eigenen Übersetzung dokumentiert werden sollen (siehe den folgenden Kasten).

Auf Basis eines breiten Überblicks über die US-Praxis von Health Promotion gibt die Denkschrift folgende Empfehlungen im Hinblick auf viel versprechende Interventionen (,promising interventions') und für die weitere Forschung (Smedley/Syme 2001, S. 1- 36 Übers. RR)

Übergreifende Empfehlungen:
1. Soziale und Verhaltens-Faktoren haben eine breite und tiefe Wirkung auf die Gesundheit im Hinblick auf ein großes Spektrum von Einschränkungen und Behinderungen. Benötigt wird eine bessere Balance zwischen der klinischen Herangehensweise an Krankheit, die gegenwärtig das dominante Public-Health-Modell für die meisten Risikofaktoren darstellt, und Forschung sowie Interventionen, die sich auf die allgemeinen sozialen und verhaltensbestimmten Einflüsse auf Krankheit, Unfall und Behinderung beziehen.

2. Anstatt Interventionen auf einzelne oder wenige Einflussfaktoren zu konzentrieren, sollten Interventionen in soziale und Verhaltens-Faktoren mehrere Ebenen von Einflussfaktoren miteinander verbinden (d. h. individuelle, interpersonelle, institutionelle, lebensweltbezogene und politische Ebene).

Empfehlungen für Interventionsstrategien
Interventionsstrategien müssen sich auf diejenigen Aspekte des jeweiligen sozialen Kontextes beziehen, die Bemühungen um Verhaltensänderungen und die Reduktion von Gesundheitsrisiken fördern oder behindern können. Veränderungen des sozialen Kapitals in Gemeinschaften und Lebenswelten eröffnen vielversprechende Perspektiven, den jeweiligen sozialen Kontext zu verbessern. Solche Interventionen sollten deshalb entwickelt, implementiert und evaluiert werden.

3. Forschungsergebnisse verweisen konsistent darauf, dass Lebensumstände, die mit niedrigem sozioökonomischen Status sowie mit Benachteiligung wg. Geschlecht, Rasse und ethnischer Zugehörigkeit verbunden sind, sowie auch andere Hochrisiko-Lebensumstände stark mit einem breiten Spektrum schlechter Gesundheit und Gesundheitsentwicklung verbunden sind. Es ist erforderlich, Strategien und Politiken zu entwerfen und zu implementieren, die dies zur Kenntnis nehmen und positive gesundheitliche Entwicklungen für Gruppen mit hohen Gesundheitsrisiken erzielen.

4. Verbesserungen auf dem Gebiet der reproduktiven Gesundheit erfordern die Berücksichtigung von sozialen und Verhaltens-Einflüssen auf die Gesundheit von Frauen nicht nur perinatal und postnatal, sondern auch vor der Empfängnis.

5. Institutionalisierte und qualitätsgesicherte Programme der Vorschulerziehung sollten in größerem Umfang implementiert werden. Zukünftige Interventionen zu Gunsten von Kleinstkindern und Kindern sollten sich schwerpunktmäßig auf die Stärkung anderer Prozesse beziehen, die die kindliche Entwicklung beeinflussen wie z. B. die häusliche Umgebung, die Einflüsse aus der Schule und der Nachbarschaft sowie die physische Gesundheit und das Wachstum.

6. Interventionen, die auf mehreren Ebenen ansetzen, sollten Aspekte der sozialen Umgebung von Heranwachsenden berücksichtigen, die die Gesundheit dieser Gruppe beeinflussen. Dazu gehören Normen der Peer-Gruppen, Rollenmodelle, Erwartungen im Hinblick auf die eigene Entwicklung, Unterstützung aus der Nachbarschaft und anderen Lebenswelten sowie die Verbindungen zu Institutionen im jeweiligen sozialen Umfeld.

7. Lebenswelt- und arbeitsplatzbezogene Interventionen und Evaluationen dazu sind erforderlich, um Verhaltensänderungen zu bewirken, Unfälle zu verhüten, arbeitsplatzbezogene Risiken zu senken und gesunde Umwelten zu vermehren. Solche Interventionen sollten an vielen Hebelpunkten ansetzen, so z. B. an persönlichen Eigenschaften, an sozialer Unterstützung und sozialen Normen, an Faktoren der Familie und der Nachbarschaft sowie bei umweltbezogenen und Sozial-Politiken.

8. Interventionen zur Verbesserung der Gesundheit älterer Menschen sollten sich auf jene sozialen umweltbezogenen und Verhaltensbedingungen konzentrieren, die Behinderung minimieren und dauernde Unabhängigkeit sowie produktive Aktivität befördern. Interventionen, die die soziale Unterstützung und die Selbstwirksamkeit von älteren Menschen unterstützen, erscheinen besonders aussichtsreich. Nachbarschaftszentren und nachbarschaftlich unterstütztes Wohnen sind zwei Beispiele für Interventionen, die besonders vielversprechend für gebrechliche Ältere sind.

Empfehlungen für die Forschung

9. Das Verständnis psychosozialer und biologisch-verhaltensmäßiger Mechanismen, die die Gesundheit beeinflussen, ist unabdingbar, um Interventionsbemühungen besser zu verstehen und zu gestalten. Forschung auf diesem Gebiet sollte ermutigt werden.

10. Eine beträchtliche neue Forschungsanstrengung ist erforderlich, um die Vermittlungsmechanismen zu verstehen, durch welche Verhaltens- und soziale Faktoren die Schwangerschaft und ihre Ergebnisse beeinflussen, und um die Probleme der Gesundheit von Frauen über das ganze Leben sowie auch über Generationen hinweg anzugehen.

11. Forschung zu Interventionen im frühen Kindesalter sollten ausgeweitet werden, um Informationen zu erhalten, die nützlich sind für die Gestaltung solcher Interventionen, damit diese möglichst kostengünstig und möglichst wirksam für unterschiedliche soziale Gruppen sind. Sowohl die Theoriebildung als auch die empirische Forschung müssen ausgeweitet werden und das volle Spektrum der Gesundheitsergebnisse bei Kindern einschließen (d. h. sowohl physische Gesundheit wie auch soziale, kognitive und emotionale Aspekte). Auch soll die Wirksamkeit solcher Interventionen auf diese Ergebnisse hin in die Forschung eingeschlossen werden.

12. Forschung sollte die Quellen starker Gesundheit und Widerstandskraft ebenso identifizieren wie Gesundheitsrisiken, und zwar im Hinblick auf Individuen, Familien und Gruppen mit niedrigem sozioökonomischem Status sowie im Hinblick auf rassische und ethnische Minderheitsgruppen.

13. Es ist Forschung erforderlich, um die Vermittlungswege zu identifizieren, durch die soziale Kontexte direkt und indirekt Entstehung und Verlauf von Krankheit beeinflussen.

14. Gesetzliche und regulative Interventionen stellen ein mächtiges Werkzeug zur Beförderung von Public Health dar. Es sind jedoch Evaluationen erforderlich, um sicherzustellen, dass solche Interventionen die intendierten Wirkungen erzielen, ohne unangemessene Belastungen für Individuen oder für die Gesellschaft zu verursachen.

15. Im Hinblick auf Forschungsmethodologien sind Ausweitungen erforderlich, um eine große Palette von Forschungsfragen mit den jeweils angemessenen Methoden anzugehen, und um auf die Komplexität von Vielebenen-Interventionen zu reagieren. Dies schließt die Notwendigkeit der Integration von qualitativer und quantitativer Forschung ein.

16. Analysen der Kosteneffektivität sind notwendig, um den Nutzen von Interventionen auf die Gesundheit der Bevölkerung zu bestimmen. Benötigt werden Abschätzungen zur zusätzlichen Wirkung einer jeden Komponente von zusammenhängenden Vielebenen-Interventionen ebenso wie für die Wirkungen solcher Interventionen im Zeitablauf. Solche Analysen sollten den breiten Einfluss auf sowie auch die Kosten von Interventionen für die angezielten Individuen, ihre Familien und das soziale System, in dem sie operieren, berücksichtigen.

17. Bemühungen zur Entwicklung der nächsten Generationen von Präventionsinterventionen müssen sich auf die Herstellung von Beziehungen mit den Zielgruppen und ihren Lebenswelten konzentrieren und müssen Interventionen entwickeln, die sich aus den von den Zielgruppen selbst vorgenommenen Abschätzungen ihrer Bedürfnisse und Prioritäten herleiten. Es sollten Modell entwickelt werden, die die Zusammenarbeit zwischen Mitgliedern der Zielgruppe und Wissenschaftlern beim Entwurf, dem Training und der Durchführung solcher Programme ermutigen.

Empfehlungen zur Finanzierung

18. Die Finanziers der Krankenversorgung sollten mit Finanzierungsmodellen experimentieren, die Gesundheitsförderung und Prävention unterstützen.

19. Die Regierung und andere Finanzierungsagenturen sowie auch Universitäten sollten die Entwicklung interdisziplinärer und auf Zusammenarbeit orientierter Forschung und Ausbildung vorantreiben. Zu den Mechanismen, die ermutigt werden sollten, gehören interdisziplinäre Forschungszentren, spezielle Anerkennung für Programmprojekte, Stipendien und anderen postgraduale Trainingsprogramme.

20. Größere Aufmerksamkeit sollte der Finanzierung von Forschung zu den sozialen Determinanten von Gesundheit sowie solcher verhaltens- sowie sozialwissenschaftlicher Forschung gewidmet werden, die allgemeine soziale Bedingungen von Krankheit zum Gegenstand hat.

Diese Empfehlungen aus dem US-amerikanischen Institute of Medicine zeigen, dass die Schwierigkeiten der Feststellung der Wirksamkeit primärpräventiver Interventionen kein spezifisch deutsches Problem sind. Vielmehr sind sie v. a. dem schlichten Umstand zuzuschreiben, dass die Feststellung der Wirksamkeit von primärer Prävention vor einer Reihe von Schwierigkeiten steht, die zum Teil über die auch in der Kuration bislang nicht gelösten Probleme der Messung und Bewertung im Rahmen der Bemühungen um eine „evidenzbasierte Medizin" noch hinausgehen (SVR 2002, Band II, Kap. 2.3, Ziff. 162-208): Grundsätzlich zielt Prävention auf die Vermeidung eines schlechteren Zustandes. Der „klinische Endpunkt" primärer Prävention ist damit ein langes Leben ohne – über den normalen Alterungsprozess hinausgehende – gesundheitliche Einschränkungen. Die Erreichung dieses Ziel ist aber von einer Vielzahl von nicht kontrollierbaren Variablen abhängig, deren Einfluss zum Teil um ein Vielfaches stärker ist als die Wirkungen der primären Prävention. Auch die Wirkung gut wirksamer Präventionsprogramme kann durch andere Einflüsse (Massenarbeitslosigkeit, soziale Desintegration) (über-)kompensiert werden, ebenso wie günstige Veränderungen in den Lebensumständen oder im Gesundheitsverhalten die Wirkung auch effektiver Prävention praktisch unsichtbar machen können, auch insoweit überhaupt geeignete Messkonzepte vorliegen.

Zur Überbrückung der damit angedeuteten Mess- und Zuordnungsprobleme werden für die Bestimmung von Qualität und Wirksamkeit primärer Prävention intermediäre Parameter verwendet, z. B. Kompetenzen, Einstellungen, Verhalten, Wissen (SVR 2002, Band I, Kap. 2.4, Ziff. 251).

Nutzen-Dimensionen und Zielparameter für Prävention und Gesundheitsförderung

Dimensionen	Zielparameter
I. Gesundheit	– Langfristige Parameter: Inzidenzabsenkung vermeidbarer Krankheits- oder Sterbeereignisse, z. B. Mortalität, Morbidität, Behinderungen, Beeinträchtigungen – Intermediäre physiologische und funktionale Parameter, z. B. Blutdruck, Herzfrequenz, Blutwerte, Body-Mass-Index, Hautbild, Funktionsfähigkeit – Intermediäre Verhaltensparameter, z. B. Ernährungsmuster, Bewegungsmuster, rückenschonende Arbeitsweise, Stressbewältigung, Suchtverhalten – Einschätzung der subjektiven Gesundheit, Lebensqualität, Funktionalität, z. B. über „SF 36", instrumentelle Aktivitäten des täglichen Lebens
II. Kompetenz/ Empowermentt	– Wissen – Einstellung – Wahrgenommene Kontrolle (perceived / actual control) – Selbstwert/Selbstbewusstsein – Selbstwirksamkeit – Kompetenzgesteuerte, nachhaltige Verhaltensänderung – Partizipation, Einflussnahme
III. Zugang/ Zielgruppenerreichung	– Wirksamkeit spezifischer Zugangswege (Erreichbarkeit) – Wahrnehmung der Angebote in Zielgruppe – Angemessenheit der Angebote – Maßnahmen zur Förderung der Inanspruchnahme
IV. Umfeld (physikalische und soziale Umwelt)	– Lebensbereich Wohnen, Lage, Ausstattung, Belastungen z. B. durch Lärm, Schadstoffe – Lebensbereich Arbeit: Belastungen z. B. durch Schichtarbeit, hohe Lebensintensität, Möglichkeit von Gratifikationen, gesundheitsfördernder Betrieb – Soziales Netz, soziale Unterstützung

	– Unterstützende Bedingungen z. B. Bildung, Lebensmittelangebot, Möglichkeiten körperliche Aktivität, eingeschränkter Zugang zu Tabak und Alkohol
V. Politik/Gesellschaft	– Politische Absichtserklärungen – Gesetzgebungsverfahren – Ressourceneinsatz – Steuerungselemente (z. B. Anreize, Tabakkontrollmaßnahmen – Organisationsgestaltung – Soziale Normen, gesellschaftliche Vorstellungen (z. B. Altersbild)
VI. Gesundheitsleistungen	– Angebote zur Prävention/Gesundheits-förderung und ihre Inanspruchnahme – Inanspruchnahme von ambulanter, stationärer Versorgung in Kuration, Reha und Pflege – Medikamente – Arbeits- und Erwerbsunfähigkeit
VII. Kosten	– Wirtschaftlichkeit: return on investment (Kosten-Nutzen) – Kosten-Wirksamkeit – Kosten-Nutzwert
VIII. Strukturbildung (capacity building)	– Befähigung von Professionellen – Institutionalisierung der Interventionen – Ressourcennutzung – Kooperationen, Zusammenarbeit von zentralen Akteuren – Netzwerkaufbau – Interessenvertretung
IX. Service/Marketing	– Zufriedenheit der Zielgruppe – Bekanntheitsgrad

Abbildung 6: Überblick Intermediäre Parameter

Quelle: Walter, U. 2004a

Verändert und erweitert nach: Walter U., Schwartz FW, Hoepner-Stamos F (2001b); Nutbeam D (2000)

Die Aussagekraft dieser intermediären Parameter im Hinblick auf das gesundheitlich zu definierende Präventionsziel beruht stets auf mehr oder weniger gelungener **Analogie** und mehr oder weniger überzeugender **Plausibilität**. Die Anwendung der Kriterien ‚Analogie' und ‚Plausibilität' entspricht – grob gesprochen – den Anforderungen, die eine Intervention erfüllen muss, um nach Smedley/Syme (2001, s. o.) als ‚promising' bezeichnet zu werden.

Wenn zum Beispiel für eine größere Anzahl von Betrieben mit einer großen Zahl Beschäftigter im Gefolge von Projekten der betrieblichen Gesundheitsförderung (mit Gesundheitszirkeln) im Vergleich zu strukturähnlichen, nicht intervenierten Betrieben eine relativ zeitstabile Reduktion der krankheitsbedingten Abwesenheit (AU) um mehr als 25 % festgestellt wird (SVR 2002, Band III, Ziff. 32 - 34; Lenhardt 2003), ist es plausibel, diese AU-Senkung auf die Intervention zurückzuführen und dies mit der Annahme zu verbinden, dass der gleiche Interventionstypus auch in anderen Betrieben zu analogen Präventionserfolgen führt. Obgleich die gesundheitlichen Wirkmechanismen dieser Interventionen keineswegs klar sind, sprechen – analog interpretierte – Ergebnisse dafür, dass sie durch eine – von Projekt zu Projekt unterschiedliche – Mischung aus der Senkung gesundheitlicher Beanspruchungen und der Vermehrung von Kompetenz, Partizipation und sozialer Unterstützung erzielt wurden. Wenn es nun Interventionen in anderen, im Hinblick auf gesundheitliche Ergebnisse bislang weniger konkludent evaluierten Settings, z. B. Schulen, gibt, in denen – bei anderer Akteurkonfiguration – mit ähnlicher Methodik die gleichen Ziele verfolgt werden, ist es plausibel, von – sinngemäß analogen – Interventionen in diesem Setting auch ähnliche gesundheitliche Wirkungen zu erwarten.

Die Problematik der Wirksamkeitsbestimmung – beim Individuum und viel mehr noch bei Populationsbezug – wird damit aber nicht wirklich gelöst. Zudem sind zielgruppenorientierte und insbesondere Interventionen in Settings wegen ihres systemischen Charakters kaum standardisierbar (Grossmann, Scala 1994), was der Verwendung methodisch anspruchsvollerer Designs (z. B. im Hinblick auf Kontrollgruppenbildung und Nachverfolgung) enge Grenzen setzt. Die damit gegebene Benachteiligung komplexerer Interventionen setzt sich in der gängigen Wissenschaftspraxis fort: Auch die Evaluationsforschung tendiert dazu, vor allem solche Interventionen zu untersuchen (und damit zu fördern), für die entwickelte Forschungs- und Bewertungsmethoden vorliegen.

Die Feststellung der Wirksamkeit primärpräventiver – sowohl individuell als auch im Setting ansetzender – Interventionen ist demnach in der Regel mit größeren Unsicherheiten behaftet als diejenige von kurativen Interventionen, wobei Ex-ante-Aussagen noch problematischer sind als Expost-Feststellungen.

Das in gesundheitswissenschaftlicher und -ökonomischer sowie auch sozialrechtlicher Perspektive grundsätzlich zu unterstützende Bestreben nach guter Evidenz jeder Intervention kann deshalb in Wissenschaft und Praxis mitunter in die Irre führen: Bevorzugt werden dann einfache (und deshalb leichter untersuch- und messbare) Interventionen am Individuum gegenüber komplexeren (im Verlauf nicht exakt vorhersehbare und störanfällige) Interventionen z. B. in soziale Systeme (Rosenbrock 1999), obwohl vorliegende Befunde (z. B. Minkler 1997, Lenhardt 2003) sowie die Plausibilität (Syme 1991) für die größere Wirksamkeit und Nachhaltigkeit solcher komplexen Setting-Interventionen sprechen.

Dies stellt präventionspolitische Akteure vor die schwierig zu bewältigende Herausforderung der Entwicklung von Methoden, Instrumenten und Verfahren, die einerseits die Wirksamkeit von Interventionen immer besser in Richtung auf das Ziel der Evidenzbasierung abbilden und beeinflussen, ohne andererseits zur Fessel der notwendigen kreativen Weiterentwicklung von populations- und setting-bezogenen Interventionen zu werden.

Der gesundheitswissenschaftlichen Evaluationsforschung stellt sich damit die Aufgabe der Weiterentwicklung des Instrumentariums der Ergebnismessung. Die Akteure der praktischen Prävention können auf die Ergebnisse solcher Forschungen freilich nicht warten. Vielmehr müssen sie sich bei der Auswahl und Durchführung von lohnend erscheinenden Interventionen auf grobe Kriterien der Priorisierung sowie auf eine pragmatische Anwendung der Kategorien „Plausibilität" und „Analogie" stützen, die letztlich ja auch dem Konzept der *evidence based medicine* zugrunde liegen. Denn auch vom hohen Anspruch der evidenzbasierten kurativen Medizin braucht sich die Prävention nicht ins Bockshorn jagen zu lassen: Auch in der kurativen Medizin sind jene Interventionen nicht die Regel, sondern die Ausnahme, die sich auf eindeutige Ergebnisse der höchsten Evidenzklasse, also auf klare Befunde aus kontrollierten und randomisierten Studien stützen können. Und auch in diesen Fällen beruht die Übertragung von Studienergebnissen auf die medizinische Praxis immer auf der Annahme, dass die untersuchten Populationen in den für die Therapieentscheidung wesentlichen Parametern die gleichen Merkmale aufweisen wie der konkrete Patient. Letztlich geht es also auch hier um

Plausibilität und Analogie. Der Sachverständigenrat hat bei der Erörterung der Möglichkeiten und Grenzen evidenzbasierter Medizin diesen und anderen ‚Grauzonen der ärztlichen Entscheidung' ein eigenes Kapitel gewidmet (SVR 2002, Band II, Kap. 2.3), dessen Begründungszusammenhänge und Befunde teilweise auch für Probleme der Primärprävention relevant sind. Die sich aus der Reflexion der ‚Grauzonen...' ergebenden Unschärfen sind auch der wesentliche Grund dafür, dass die Anwendung von *evidence based medicine* in Europa durchweg eben nicht zu Richtlinien (also verbindlichen Vorschriften), sondern zu Leitlinien (die Korridore definieren und Abweichungen erlauben) führen soll. Auch in der kurativen Medizin soll es nicht darum gehen, schematisch die vorliegenden Studienergebnisse auf die je individuelle Therapie anzuwenden. Die Therapieentscheidung soll sich vielmehr aus drei Quellen speisen: 1. die aufgearbeiteten Studienergebnisse (externe Evidenz), 2. die klinische Erfahrung (interne Evidenz) und 3. die Wünsche und Präferenzen der Patienten (ebda.). Auch dieser Grundgedanke ist auf die Primärprävention übertragbar.

Das Mindestmaß an Plausibilität und die Grenzen der Analogie sind demnach sowohl in der Kuration wie in der Prävention im Dialog zwischen Wissenschaft und Praxis mit dem Ziel der Präzisierung und Härtung von Kriterien und Maßstäben zu prüfen und weiter zu entwickeln.

Um die Sicherheit der Wirksamkeitsvermutung – wiederum im Dialog mit der Wissenschaft – laufend zu erhöhen bzw. zu korrigieren sowie auch zur Sicherung einer hohen und zumindest gleich bleibenden Qualität der Interventionen gewinnt dann die laufende Qualitätssicherung auf der Basis einer dafür aussagefähigen Dokumentation entscheidende Bedeutung. In dieser Hinsicht haben die Kassen sowohl durch eine kriteriengestützte Dokumentation (MDS 2004) als auch durch die Vorbereitung eines anspruchsvollen Evaluations-Verfahrens zur Qualitätssicherung ihrer Aktivitäten nach § 20 Abs. 1 SGB V (vgl. Kliche, Koch et al. 2004) bereits richtungweisende Schritte unternommen. Im Hinblick auf die besonders viel versprechenden Ansätze partizipativ gestalteter Prävention mit sozial Benachteiligten in Settings empfiehlt sich die Kombination mit Verfahren partizipativer Qualitätssicherung (Wright 2004 a, 2004b).

Zusammengefasst: Die Feststellung der gesundheitlichen Wirksamkeit von primärpräventiven Interventionen stößt aus methodischen Gründen bis heute auf desto größere Schwierigkeiten, je komplexer die jeweilige

Intervention ist. Andererseits gibt es gute Gründe, gerade von besonders komplexen Interventionen besonders große gesundheitliche Wirkungen zu erwarten. Wie die Medizin hat auch die Prävention noch einen langen Weg vor sich, bevor alle Entscheidungen den Wirksamkeitskriterien der *evidence based medicine* entsprechen können. Der Aufbau wirksamer Primärprävention ist zudem ein gesellschaftliches Entwicklungsprojekt, zu dessen Bewältigung von den Kassen ein substanzieller Beitrag erwartet wird. Unter diesen Bedingungen können die Kassen sich nicht darauf beschränken, nur solche Interventionen zu fördern, für die ein unstrittiger Wirksamkeitsnachweis vorliegt. Vielmehr ist die Entwicklung von Verfahren und Kriterien der Wirksamkeitsmessung untrennbar mit diesem Entwicklungsauftrag verbunden.

Empfehlung: Die Kassen sollen primärpräventive Interventionen bei (noch) fehlendem Wirksamkeitsnachweis auch dann fördern,
- **wenn für analoge Interventionen ein Wirksamkeitsnachweis vorliegt,**
- **wenn die Wirksamkeit plausibel ist und**
- **wenn eine professionelle Qualitätssicherung der Intervention gewährleistet ist.**

Zugleich muss zum Zwecke der Erfahrungs- und Wissensakkumulation für eine sorgfältige Dokumentation solcher Interventionen und ihrer Ergebnisse Sorge getragen werden.

9. **Wie soll angesichts dieser Unsicherheiten die Qualität der Interventionen gesichert werden?**

Das „Qualitätsmanagement in Gesundheitsförderung und Prävention" (Bundeszentrale für gesundheitliche Aufklärung 2001) hat erst in den letzten Jahren zunehmend Aufmerksamkeit erfahren (z. B. Landesvereinigung für Gesundheit Niedersachsen 1998). Ausgangspunkt der Systematisierung ist regelmäßig der Public Health Action Cycle mit seiner logischen Stufenfolge der Problemabschätzung, der Politik- bzw. Maßnahmenformulierung, der Durchführung und der Evaluation (Rosenbrock 1995). Wie in der Medizin hat sich auch in der Prävention (und anderen Feldern der sozialen Intervention) der Zugriff durch die Unterscheidung in Struktur-, Prozess- und Ergebnisqualität (Donabedian 1966) etabliert. Mittlerweile sind auch für komplexe Interventionen praxistaugliche Kataloge von operationalisierbaren Kriterien veröffentlicht, und zwar sowohl für den Bereich der betrieblichen Gesundheitsförderung (Badura, Ritter, Scherf 1999; Nationale Kontaktstelle 1999) als auch für Interventionen in anderen sozialen Felder bzw. Settings (zahlreiche Projektbeschreibungen und Beispiele in: Bundeszentrale für gesundheitliche Aufklärung 2001). Das im Auftrag des schweizerischen Bundesamtes für Gesundheit von der Stiftung „Gesundheitsförderung Schweiz" durchgeführte Projekt „quint-essenz" (www.quint-essenz.ch/de) enthält zum Beispiel Formulierungs- und Handlungsvorschläge für Qualitätsziele, Qualitätskriterien und Qualitätsindikatoren, die sich auf Bedarfsnachweis, Begründung des Vorgehens, Beziehungspflege, Einbettung des Projekts, Erfahrungstransfer, Know-how, Kommunikation, Motivation der Beteiligten, Nachhaltigkeitspotential, Nachweisbarkeit der Wirkungen, Nutzen des Projekts, Nutzung der Erfahrungen, Projekt-Organisation, Partizipation, Projektplanung/Etappierung, Projekt-Rahmenbedingungen, Projektumfeld, Qualifikationen, Ressourcen, Selbstevaluation, Valorisation, Vernetzung, Vertragliche Regelungen, Zielerreichung, Zielformulierung, Zielgruppenerreichung und Zufriedenheit beziehen. Darüber hinaus werden sinnvolle Hinweise gegeben, in welchen Projektphasen und im Zusammenhang mit welchen typischen Projekt-Themen diese Kriterien mit welchen Instrumenten zu erheben bzw. zu beeinflussen sind. Die Anwendung der Qualitätskriterien soll dazu dienen,

- Schwächen und Stärken des Projekts in den verschiedenen Phasen zu lokalisieren und zu dokumentieren,

- und zu im Projekt- oder Begleitteam, mit Auftraggebern oder Mitgliedern der Settings zu diskutieren, wo Verbesserungen im Projekt notwendig sind,

- Qualitätsziele zu formulieren und

- durch wiederholte Bewertung den Prozess der Qualitätsentwicklung zu etablieren stabilisieren.

Es besteht also kaum ein Mangel an geeigneten Konzepten, Begriffen und Instrumenten der Qualitätssicherung. Der Engpass dürfte viel mehr in der Motivation und Bereitschaft der Akteure liegen, diese Instrumente an die Bedingungen der jeweiligen Intervention anzupassen, sowie in der Verfügbarkeit ausreichender Ressourcen, die zur Durchführung einer angemessenen Qualitätssicherung erforderlich sind, und die auf bis zu 10 % der Interventionskosten veranschlagt werden (WHO/Health Canada/CDC 1998). Zu Recht wird deshalb auf den nur scheinbar trivialen Sachverhalt aufmerksam gemacht, dass die erste Voraussetzung für Qualitätssicherung in der Schaffung von Bewusstsein für Qualitätsmanagement in der eigenen Einrichtung besteht (Walter, Schwartz, Hoepner-Stamos 2001a).

Motivation der Akteure der Prävention zur Qualitätssicherung setzt freilich voraus, dass diese Anforderung nicht einfach von außen oder von oben herangetragen, sondern von den Akteuren auch selbst gewollt wird und von ihnen mitgestaltet werden kann. Qualitätssicherung ohne oder sogar gegen die Träger der Intervention führt bestenfalls zu Verbesserungen der Papierlage, oft dagegen zur bloß formalen Abarbeitung von Prüfkriterien oder gar zur inneren Kündigung der Akteure und damit u. U. sogar zur Qualitätsverschlechterung (SVR 2002, Band I, Kap. 2.4).

Qualitätssicherung kann nun sehr unterschiedliche Fragen aufwerfen, unterschiedliche Formen annehmen und unterschiedliche Instrumente verwenden, je nachdem, wer ihr Initiator bzw. ‚Eigentümer' ist[24] (Øvretveit

---

[24] Im Grunde lassen sich vier Akteure identifizieren, die ein Interesse an guter Qualität haben. Das größte objektive Interesse an guter Qualität der Prävention haben naturgemäß die potenziell Begünstigten. Dieses Interesse artikuliert sich freilich nur sehr selten, und oft ist es

2002). Aus gesundheitswissenschaftlicher Sicht hat Qualitätssicherung umso bessere Chancen, das intendierte Ziel einer guten Qualität zu vertretbaren Kosten auch tatsächlich zu erreichen, je stärker die Interessen und Kriterien der Zielgruppen und der unmittelbaren Träger bzw. Organisatoren der Intervention berücksichtigt werden (vgl auch oben: Empfehlung Nr. 18 des Denkschrift des Institut of Medicine, Smedley/Syme 2001, Øvretveit 2002, Wright 2004a, Wright 2004b). Die beobachtbare Praxis der Qualitätssicherung deutet allerdings eher darauf hin, dass die Interessen der Institutionen und der Sponsoren weithin im Vordergrund stehen. Das ist zwar sicher legitim, muss aber weder für die Qualität der Intervention noch für die Weiterentwicklung der Methodik der Qualitätssicherung optimal sein.

Beim geringen Entwicklungsstand von Prävention und Gesundheitsförderung in Deutschland kommt es bei der Definition von Erfolg bzw. Qualität zwar primär, aber nicht nur auf die – direkt oder über Indikatoren gemessene – gesundheitliche Wirksamkeit an, sondern auch auf den Beitrag der jeweiligen Intervention zur öffentlichkeitswirksamen Thematisierung der Möglichkeiten und ungehobenen Potenziale von Prävention und Gesundheitsförderung sowie auf den Beitrag zur zeitstabilen Vernetzung der dafür geeigneten und qualifizierten Akteure (s. u.). Die gesundheitliche

---

seinen Trägern nicht einmal bekannt oder bewusst. Im Regelfall haben die Zielgruppen auch in den fortgeschrittensten Modellen eine Artikulationschance allenfalls in Befragungen zur Zufriedenheit. Die Präventionsakteure (Projektteam) selbst haben in aller Regel auch ein klares und bewusstes Interesse daran, mit ihrem Einsatz eine möglichst gute gesundheitliche Wirkung zu erzielen. Dieses Interesse ist die potenziell stärkste Ressource für die Entwicklung guter Qualitätssicherung, und sie wird noch viel zu selten genutzt. In einem eigenen Projekt zur Qualitätssicherung der Aids-Prävention versuchen wir derzeit beispielhaft, dieses Potenzial zu aktivieren. Die Initiativen oder Institutionen, die Prävention betreiben, müssen dafür meistens Ressourcen von außen, sei es vom Staat, den Krankenkassen oder anderen Geldgebern einwerben. Diesen Sponsoren gegenüber müssen sie in der Regel den Nachweis führen, dass die Prävention nach optimaler Methode, also nach den Kriterien der Effektivität und Effizienz durchgeführt wird. Auch davon gehen Erwartung und Druck in Richtung auf Qualitätssicherung aus. Freilich besteht dabei die Versuchung, Probleme der Qualität möglichst zu glätten und auf griffige, v. a. betriebswirtschaftliche Konzepte und Kriterien zu reduzieren. Schließlich haben auch die Finanziers bzw. Sponsoren ein Interesse daran, dass die von ihnen verwalteten Ressourcen bestimmungsgemäß bzw. zumindest legitimierbar verwendet werden. Das gilt sowohl für Steuermittel wie auch für solidarisch aufgebrachte Beitragsgelder wie auch für Ressourcen von Stiftungen und anderen Sponsoren. Auch hier geht es in erster Linie weniger um direkte Qualitätssicherung, sondern stehen meist formale Kriterien und Indikatoren im Vordergrund.

Wirksamkeit bleibt ohne Zweifel allerdings der wichtigste und letztlich entscheidende Faktor zur Burteilung der Wirksamkeit einer Intervention.

Zusammengefasst: In Defiziten der Qualität liegt das größte gemeinsame Problem der vielen Tausend Projekte, die sich – mit oder ohne expliziten Gesundheitsbezug – der Primärprävention mit Bezug zur Verminderung sozial bedingter Ungleichheit von Gesundheitschancen widmen. Gute Qualitätssicherung ist andererseits regelmäßig nicht gegen, sondern nur mit den Projektmachern zu bewerkstelligen und wenn diese dabei auch mit den Projektadressaten in einem partnerschaftlichen Verhältnis kooperieren.

Empfehlung: Die Kassen sollten bei der Umsetzung des § 20 Abs. 1 SGB V durch Verfahren und Zuständigkeiten sicher stellen, dass bei jeder geförderten Intervention die Qualität nach vorgegebenen Kriterien und Standards gesichert wird und sich auf alle Stufen der Problembearbeitung (Problemabschätzung, Strategieformulierung, Umsetzung, Evaluation/Qualitätssicherung; Public Health Action Cycle: *assessment, policy formulation, assurance, evaluation*) bezieht. In vielen Fällen wird es dazu der entsprechenden Beratung sowie der fachlichen, materiellen und logistischen Unterstützung der Projekte bedürfen. Diese Unterstützung bei der Qualitätssicherung sollte von den Kassen als integraler Teil der Umsetzung des § 20 Abs. 1 SGB V betrachtet und geleistet werden. Qualitätssicherung sollte dabei nicht als externe Kontrolle, sondern als offener Diskurs mit den ProjektmacherInnen, also partizipativ gestaltet werden. Da die Interventionen der primären Prävention z. B. in der Schule oder im Stadtteil keineswegs weniger komplex sind als in der betrieblichen Gesundheitsförderung, dürfte auch die zur Qualitätssicherung erforderliche fachliche, logistische und materielle Unterstützung einen ähnlichen Umfang annehmen.

10. Kassengetragene Primärprävention zur Verminderung sozialbedingter Ungleichheit – make or buy?

Es gibt in Deutschland eine große Anzahl von Interventionen des öffentlichen Gesundheitsdienstes, von freien Trägern, von Kirchen, Kommunen anderen Akteuren, die sich der Verbesserung der sozialen - und damit regelmäßig auch: gesundheitlichen - Lage von sozial Benachteiligten – im Arbeitsleben, im Bildungssystem, im Wohn- und Freizeitbereich oder auch als individuelle Lebenshilfe - widmen. Diese – zumindest von der Anlage her – gesundheitsrelevanten Projekte haben durchaus nicht immer einen expliziten Gesundheitsbezug, oft sehen auch die Initiatoren diesen Bezug nicht. Die von Gesundheit Berlin e.V. im Auftrag der BZgA erstellte Projekt-Datenbank (Kilian et al. 2004) weist z. B. mehr als 2.600 Projekte aus, und es ist davon auszugehen, dass es tatsächlich wesentlich mehr einschlägige Projekte gibt. In den ca. 280 Stadtquartieren, die im Rahmen des Programms ‚Soziale Stadt' durch Quartiersmanagement etc. unterstützt werden, sowie in dem speziell auf die Unterstützung sozial benachteiligter Jugendlicher abzielenden Programm ‚Entwicklung & Chancen' (E&C) finden sich ebenfalls mehrere tausend Aktivitäten bzw. Einzelprojekte, die dem Kriterium der ‚Verminderung sozial bedingter Ungleichheit von Gesundheitschancen' genügen bzw. bei geeignetem Qualitätsmanagement genügen könnten (Buhtz et al. 2004). Hinzu kommt der ebenfalls sehr große und viel versprechende Interventionsbereich ‚Schulen und Bildungsstätten' (Bertelsmann-Stiftung 2002; Robert Bosch Stiftung 2002).

Unter diesen Umständen kann den Kassen nicht empfohlen werden, zur Umsetzung des § 20 Abs. 1 SGB V neue Projekte zu initiieren. Vielmehr bieten allein diese drei Zugänge sicherlich eine quantitativ und qualitativ ausreichend große Auswahl an unterstützungswürdigen Projekten und Projektzugängen für die Kassen. Damit stellt sich die Frage, nach welchen Kriterien die Kassen aus der großen Masse der möglichen Projekte diejenigen herausfinden sollen, die gefördert werden sollen, und worin die Unterstützung bestehen soll (vgl. unten 11 und 12).

Zusammengefasst: Mit dem Abbau gesundheitlicher und sozialer Benachteiligung beschäftigen sich in Deutschland bereits viele institutionell, konzeptionell, professionell und regional verstreute Akteure: Es gibt in Deutschland eine große Anzahl von Interventionen des öffentlichen Gesundheitsdienstes, von freien Trägern, von Kirchen, Kommunen und anderen Akteuren, die sich der Verbesserung der sozialen und gesundheitlichen Lage von sozial Benachteiligten widmen. Auf der anderen Seite sind die Kassen im Bereich der primären Prävention im Hinblick auf die Frage, ob sie die Leistungen selber erstellen oder die Aktivitäten anderer präventionspolitischer Akteure unterstützen, veranlassen oder kaufen wollen, wesentlich freier als in der Krankenversorgung. Kriterien diesbezüglicher Entscheidungen können sein:

- Qualität und Quantität eigener Kapazitäten,

- Qualität und Quantität der Kapazitäten anderer Akteure,

- zeitstabile Vernetzung präventionspolitisch relevanter Akteure sowie

- Minimierung des administrativen und logistischen Gesamtaufwandes.

Empfehlung: Die Kassen sollten bei der Umsetzung des § 20 Abs. 1 SGB V vorwiegend darauf setzen, solche Akteure zu unterstützen bzw. zu beauftragen, die in den von ihnen definierten Interventionsfeldern und –formen über Praxiserfahrungen verfügen und bereits tätig sind. Die Aktivitäten der Kassen sollten sich neben der materiellen Unterstützung entsprechender Projekte darauf konzentrieren, Zielgruppen, Interventionsfelder und -formen sowie Qualitätsstandards und Verfahren der Qualitätssicherung zu definieren. Geeignete Akteure sollten dann auf Basis von Ausschreibungen bzw. Bewerbungen identifiziert und beauftragt werden.

11. Ausschreibung von Präventionsprojekten und Unterstützung bei Antragstellung

Es ist anzunehmen, dass es in Deutschland viele tausend Projekte gibt, die sich entweder tatsächlich oder potenziell der Verbesserung von Gesundheitschancen von sozial besonders benachteiligten Gruppen widmen. Dabei ist es keineswegs ausgemacht, dass sich unter den ca. 2.600 Projekte in der Projektdatenbank von Gesundheit Berlin e.V. und den zumindest vielen hundert Aktivitäten bzw. Projekten im Rahmen der Programme ‚Soziale Stadt' und ‚E & C' sowie den heute schon zur Teilnahme an Setting-Projekten bereiten Bildungsstätten auch alle jene befinden, die nach den z. B. in diesem Gutachten entwickelten Kriterien als besonders geeignet anzusehen sind, einen Beitrag zu Umsetzung des § 20 Abs. 1 SGB V zu leisten. Soll also so weit wie möglich gewährleistet werden, dass jene Projekte bzw. Ansätze bzw. Programme gefördert werden, die möglichst genau den von den Kassen entwickelten Kriterien entsprechen (s. o. Ziff. 2, 4, 5 und 7), so bieten sich öffentliche Ausschreibungen als Suchmittel an. Für den Prozess der Auswahl sowie der Unterstützung der Durchführung und der Qualitätssicherung von Interventionen nach § 20 Abs. 1 SGB V sollten von den Kassen möglichst unbürokratische Unterstützungsmöglichkeiten (fachlich, logistisch, administrativ) sowie einfache, flexible und transparente Verfahrensgrundsätze geschaffen werden. Angesichts der großen Anzahl möglicher Antragsteller und des erheblichen administrativen Aufwandes liegt es nahe, diesen Aufwand so zu strukturieren, dass er mit einem Minimum an Bürokratie und Kosten bewältigt werden kann. Dazu bieten sich verschiedene Möglichkeiten an:

1. Die Ausschreibungen können anhand von Kriterien, die entweder von den Kassen nach transparenten Kriterien selbst festgelegt oder von anerkannten Priorisierungen, z. B. ‚gesundheitsziele.de' bzw. politisch definierten Gesundheitszielen übernommen wurden, nach Interventionstypen, Interventionsorten (Settings) oder Zielgruppen zeitlich gestreckt werden (also z. B. zunächst Ausschreibung für ‚Programme gesundheitsförderlicher Organisationsentwicklung in Haupt-, Grund-, Berufs- und Sonderschulen in Gebieten mit großen sozialen Problemen in Niedersachsen und Hamburg'; danach Ausschreibung von ‚Interventionen zur Verbesserung der Ernährung bei/mit sozial benachteiligten Kindern und Jugendlichen in Sachsen und Thüringen'; oder ‚Unterstützung von ‚Kiezdetektiven' im Rahmen von Stadtteilprojekten

im Programm ‚Soziale Stadt" etc.). Die Lokalisierung und Reihenfolge der Ausschreibungen können dabei sowohl nach programmatischen Kriterien als auch nach verfügbarer Unterstützung- und Bewilligungskapazitäten festgelegt werden.

2. Es kann sich empfehlen, die von den Kassen bereit zu stellenden Unterstützungskapazitäten nach den vier Phasen der Projektentwicklung ((a) bis zur Antragstellung; (b) bei der Auswahl der zu fördernden Projekte, (c) während der Förderung und (d) bei der Unterstützung der Projekte in Richtung auf von der Kassenfinanzierung unabhängige Nachhaltigkeit) zu differenzieren. In der Praxis liefe dies darauf hinaus, die Unterstützung bei der Antragstellung, die Bewilligung von Projekten bzw. Programmen, die Unterstützung bzw. Qualitätssicherung bei der Projektdurchführung sowie die Hilfe bei der Herstellung von Nachhaltigkeit (im Hinblick auf die Intervention und ihre Finanzierung) verschiedenen Phasen bzw. Akteuren zuzuordnen.

Für die Ausgestaltung des Zusammenspiels zwischen Kassen[25] und AntragstellerInnen bzw. ProjektmacherInnen in den vier Phasen der Kooperation sollte von den folgenden Überlegungen ausgegangen werden:

a. **Antragstellung:** Zu beachten ist, dass bei Projekten mit sozial benachteiligten Gruppen regelmäßig nicht mit personellen und qualifikatorischen Kapazitäten und Ressourcen für eine professionelle Antragstellung und die Durchführung und Qualitätssicherung von Gesundheitsprojekten gerechnet werden kann. Deshalb müssen die Kassen entsprechende personelle Kapazitäten qualifizieren und zur Verfügung stellen. Einen Anhaltspunkt für die Notwendigkeit und den Umfang dieser Unterstützung gibt der Vergleich mit der betrieblichen Gesundheitsförderung in Umsetzung des § 20 Abs. 2 SGB V (s. o. Ziff. 6): in diesem erprobten Bereich übernehmen die Kassen Aufgaben

---

[25] Hier und im folgenden ist die Rede von Funktionen, die im Zusammenhang mit der Akquisition, Förderung, Qualitätssicherung und Verstetigung von Projekten zu erfüllen sind und die deshalb in die Verantwortlichkeit der Kassen fallen. Damit ist aber noch keineswegs gesagt, dass die Kassen diese Funktionen auch selbst bzw. mit eigenem Personal erfüllen. Es kann durchaus zweckmäßig sein, diese Funktionen durch Auftragsvergabe an andere Institutionen zu externalisieren (s. u. 12.) oder aber auch eigenes Personal aus den Kassen für die Erfüllung dieser Funktionen zu qualifizieren.

- der Akquisition von potenziell an betrieblicher Gesundheitsförderung interessierten Betrieben,

- der Kontaktaufnahme mit der Geschäftsleitung und der Beschäftigtenvertretung,

- der Erstellung eines ersten Gesundheitsberichtes,

- des Abschlusses einer entsprechenden Projektvereinbarung

- der Unterstützung des Projektstarts,

- der Initiierung und Moderation von Gesundheitszirkeln,

- der Umsetzung der Vorschläge aus den Gesundheitszirkeln,

- der Organisation von Verhaltenkomponenten (Kurse, Seminare)

- der Vernetzung mit betrieblichen und überbetrieblichen Akteuren

- der Qualitätssicherung,

- der Qualifizierung betrieblicher Akteure sowie

- der Verstetigung der Intervention.

Die fachlichen, logistischen und organisatorischen Herausforderungen von Projekten bzw. Programmen der Prävention mit sozial Benachteiligten dürften oftmals nicht geringer zu veranschlagen sein als bei betrieblichen Interventionen. Die zur Bewältigung dieser Herausforderungen von den Kassen zu leistende bzw. bereitzustellende Unterstützung dürfte bei Projekten im Stadtteil, in einer Kinderstagesstätte oder einer Schule dabei regelmäßig höher liegen als bei betrieblichen Interventionen, weil der Betrieb – im Gegensatz zu den genannten Interventionsfeldern – regelmäßig über eine höhere fachliche und organisatorische Kompetenz zur professionellen Integration neuer Herausforderungen und für sozialen Wandel verfügt als die genannten Organisationen bzw. Sozialzusammenhänge.

Diese Überlegung hat beträchtliche Implikationen schon für die Gestaltung der Antragstellung auf Basis einer Ausschreibung. Man wird z. B. von einer Sozialarbeiterin, die im Rahmen eines Projekts an einem Sozialen Brennpunkt ein Kiezfrühstück für sozial benachteiligte SchülerInnen mit Migrationshintergrund organisiert, nicht erwarten können und sollen, einen gesundheitswissenschaftlich und administrativ entscheidungsreifen Projektantrag zur Unterstützung nach § 20 Abs. 1 SGB V zu verfassen und einzureichen, obgleich vielleicht gerade dieses Projekt von hohem gesundheitlichen Wert ist und überdies verallgemeinerungsfähige Aspekte enthält. Das Gleiche gilt für Schulleitung oder LehrerInnen einer Grund- oder Hauptschule in einem Gebiet mit einem hohen Anteil von Sozialhilfeempfängern.

Wenn unter diesen Bedingungen nach einer Ausschreibung lediglich auf Anträge gewartet wird (,passive Rekrutierung') und wenn von den eingehenden Vorschlägen lediglich die professionell befriedigend ausgearbeiteten Anträge eine Chance haben, dann ist die Gefahr sehr groß, dass insbesondere Projekte aus den Kernbereichen der sozialen Benachteiligung geringere Chancen auf Unterstützung haben als Projekte, die bereits im Bereich von Zuwendungen anderer Akteure liegen. Mit anderen Worten: es besteht dann die Gefahr, dass nicht besonders wichtige und aussichtsreiche Projekte gefördert werden, sondern solche, die - mehr oder weniger zufällig – einen guten Zugang zu Personen haben, die förderungsfähige Anträge stellen können. Damit aber wäre aber eine wesentliche Chance der Umsetzung des § 20 Abs. 1 SGB V, nämlich die Chance der Erschließung und Erprobung neuer Interventionsfelder und –formen leichtfertig aufs Spiel gesetzt.

Daraus folgt, dass die formellen und inhaltlichen Anforderungen beim Erstkontakt zwischen Projekt/Antragsteller und Kassen möglich niedrig liegen sollten. Es müsste demnach möglich sein, den Kontakt mit der fördernden Institution auch ohne einen kunstgerechten Antrag herzustellen, etwa mithilfe einer begründeten Interessensbekundung. Als Richtwert mag dienen, dass eine administrativ und fachlich nicht besonders ausgebildete Person nicht mehr als eine Stunde benötigen sollte, um ein solches Schriftstück zu erstellen.

Insofern eine solche Interessenbekundung auf den ersten Blick den Kriterien der jeweiligen Ausschreibung entspricht, sollte das Projekt in einem zweiten Schritt von einer Fachkraft[26] besucht werden, die sich mithilfe eines pragmatischen Verfahrens (,rapid assessment') einen Eindruck über

---

[26] Vgl. Fußnote 25

die grundsätzliche Förderungsfähigkeit des Vorhabens/Projektes verschafft (Seriosität, Bedarf, Plausibilität, Machbarkeit, Aufwand/Ertrag etc.) und ggf. in partnerschaftlicher Kooperation mit den ProjektmacherInnen einen entsprechenden Antrag ausarbeitet. Dieser muss nicht nur – in vorgegebener, standardisierter Form – eine Beschreibung der Zielgruppen, des Settings und des/der geplanten Intervention/en sowie der erforderlichen finanziellen und organisatorischen/logistischen Unterstützung, sondern auch möglichst konkrete und nachvollziehbare Indikatoren für die Wirksamkeit sowie Angaben zur (bisherigen bzw. geplanten) Qualitätssicherung enthalten.

Bei der partnerschaftlichen Erstellung des Antrags soll sich die Fachkraft vom wissenschaftlichen Kenntnisstand

- zur sozialen Bedingtheiten von Gesundheit und gesundheitsgerechtem Verhalten,

- zu den Möglichkeiten der Verhaltensbeeinflussung durch Information, Aufklärung, Appelle, Anreize, Kontextveränderungen und Partizipation,

- über die Möglichkeiten von Kontextveränderungen zum Beispiel durch Anreize, Überzeugung, Organisationsentwicklung und andere Formen systemischer Intervention

- zu den Möglichkeiten v. a. partizipativer Qualitätssicherung und Wirkungsermittlung

leiten lassen. Ergebnis ihrer Intervention sollte ein mit allen wichtigen Interessengruppen und Akteuren des Interventionsbereichs (*stakeholder*) - soweit wie möglich: förmlich – abgestimmter Aktionsplan nach der Logik des Public Health Action Cycle sein (Problemabschätzung, Handlungsplan, Aufgabenzuweisung und Arbeitsteilung sowie Qualitätssicherung und Evaluation) Dies gilt, mit angemessenen Differenzierungen für alle sechs Typen und Arten der Primärprävention (s. o.5).

Die Verpflichtung auf zunehmende wissenschaftliche Absicherung der Primärprävention impliziert die im Antrag zum Ausdruck zu bringende Bereitschaft zur Mitwirkung an Qualitätssicherung und Evaluation.

b. Bewilligung: Im Falle eines positiven Ergebnisses dieser Vorprüfung wird der Interventionsvorschlag an die Stelle weitergeleitet, die über die Ressourcen verfügt und über die Bewilligung entscheidet (Landesverband der Kassen, Spitzenverband der Kassenart, GKV- Stiftung, Stiftung der Sozialversicherungen, Nationale Präventionsstiftung[27]).

c. Projektmanagement und Qualitätssicherung: Im Falle der Bewilligung müssen nicht nur die materielle, sondern auch die organisatorischen und logistischen Ressourcen sowie die notwendige Unterstützung zur Qualitätssicherung und zur Dokumentation (zur wissenschaftlichen Auswertung des Programms) in erforderlichem Umfang zur Verfügung gestellt werden.

Ausmaß und Formen der Unterstützung können je nach Größe und Professionalität der unterstützten Projekte und Programme sehr unterschiedlich ausfallen. Die Spannweite reicht dabei von der faktisch vollständigen Entlastung der ProjektmacherInnen vom Projektmanagement (bei kleinen Projekten ohne professionellen Hintergrund) bis hin zur bloß formalen Prüfung der Leistungen und Abrechnungen (bei großen und professionellen Trägern). Den Kassen ist diese große Spannweite aus ihren Erfahrungen in der Betrieblichen Gesundheitsförderung geläufig.

Bei der Unterstützung muss nicht nur auf den Professionalisierungsgrad Rücksicht genommen werden, sondern auch auf die Mentalitäten der ProjektmacherInnen. Spezielle Sensibilität dürfte bei Projekten geboten sein, die sich selbst – wie z. B. in den Programmen ‚Soziale Stadt' und ‚E & C' – bislang durchaus als erfolgreich, aber eben nicht als Gesundheitsprojekte verstehen. Hier dürfte es im Wesentlichen darum gehen, die ProjektmacherInnen auf eine nicht bevormundende Weise mit dem Thema Prävention und Gesundheitsförderung vertraut zu machen.

Verpflichtend für die Förderung nach § 20 Abs. 1 SGB V ist die Bereitschaft der geförderten Projekte zur Qualitätssicherung. Qualitätssicherung soll dabei zugleich die Teilnehmer qualifizieren und damit auch Voraussetzungen für Nachhaltigkeit über die Dauer der Förderung bzw. Un-

---

[27] Die Essenz des hier skizzierte Verfahrensvorschlag gilt unabhängig von der Organisationsform und auch unabhängig davon, ob zwischen der (lokalen) Ebene der Antragsteller und der (nationalen) Ebene der Entscheidung noch eine (regionale, z. B. bundeslandbezogene) Ebene eingezogen wird.

terstützung hinaus schaffen helfen. Dies ist ein starkes Argument für Methoden der partizipativen Qualitätssicherung (Wright 2004a und b), die aber nicht spontan entsteht, sondern professioneller Unterstützung bedarf. Diese Unterstützung kann nach Lage der Dinge nur von den Kassen oder den von ihnen beauftragten Institutionen geleistet werden.

Zugleich muss sicher gestellt werden, dass die bei der Qualitätssicherung anfallenden Befunde und Erfahrungen zur Evaluation und Qualitätssicherung akkumuliert werden, um den (auch international) laufenden wissenschaftlichen Prozess der Qualitätsverbesserung und Ergebnissicherung in der Primärprävention zu unterstützen. Auch hierfür sollten die Kassen ausreichend personelle und fachliche Kapazitäten qualifizieren und vorhalten bzw. beauftragen, um auch die Verknüpfung mit der *scientific community* zu gewährleisten. Zu erinnern ist in diesem Zusammenhang noch einmal daran, dass die Kosten für Evaluation und Qualitätssicherung auf ca. 10 % der Interventionskosten veranschlagt werden (WHO/Health Canada/CDC 1998).

Kassen haben die Verpflichtung, bei der Anlage, beim Timing etc. der Interventionen die Voraussetzungen für Evaluationsforschung zu sichern und die entsprechenden Verbindungen mit der *scientific community* herzustellen (z. B. Kliche, Koch et al. 2004). Nur so können die Wirksamkeit verbessert und die Qualität (als Wahrscheinlichkeit, die erwünschten Wirkungen zu erzielen) gesteigert werden.

d. Überführung in selbsttragende Nachhaltigkeit: Die Förderung von Projekten/Programmen durch die Kassen im Rahmen des § 20 Abs.1 SGB V sollte zeitlich begrenzt sein. Nur so können die Kassen ihre Funktion erfüllen, auf dem nahezu unendlich großen, vielgestaltigen und noch weitgehend unerschlossenen Gelände der Primärprävention und v. a. in den Grenzbereichen zwischen expliziter und impliziter Gesundheitspolitik ihre Aufgabe als Pilot wahrzunehmen.

Auf der anderen Seite wäre es sozialpolitisch unverantwortlich und dem Ansehen des Programms sowie der GKV insgesamt höchst abträglich, wenn im Rahmen des § 20 Abs. 1 SGB V Projekte jeweils nur ‚angefördert' und – zum Nutzen der Wissenschaft – evaluiert und dann alsbald ihrem Schicksal überlassen würden.

Als Kompromiss zwischen diesen beiden gleichrangigen Kriterien wird vorgeschlagen, Projekte nach § 20 Abs. 1 SGB V fünf bis maximal sieben Jahre zu fördern (jeweils auf Basis dokumentierter Aktivitäten, Zielerreichungen, Qualitätssicherung und Wirkungsbestimmung). Diese Förderungsdauer entspricht auch dem Maximum der Förderung von Modellversuchen nach § 63 SGB V.

Zugleich sollten die geförderten Projekte ab Projektstart, ggf. mit Unterstützung des kassenfinanzierten Projektmanagement (s. o.) nach alternativen und zusätzlichen Möglichkeiten der Förderung bzw. Finanzierung suchen (privates Sponsoring, Bildung einer Mitgliederorganisation, Zusammenarbeit mit bzw. Übergabe an ÖGD, Entwicklung und Vertrieb eigener Produkte und Dienstleistungen, andere Förderprogramme wie z. B. EU etc.). Wenn Prävention in Deutschland tatsächlich zur ‚vierten Säule' der Gesundheitssicherung auf- und ausgebaut werden soll und dementsprechend die heute dominante Reparaturlogik im Umgang mit Gesundheit zurück gedrängt werden kann, dann könnte sich auch der Kreis der möglichen Unterstützer und Finanziers erweitern.

Empfehlung: Die Kassen sollten - bundesweit oder regional - Leistungen, Projekte und Programme zur Umsetzung des § 20 Abs. 1 SGB V unter Bekanntgabe der präferierten Zielgruppen sowie Interventionsfelder und -formen öffentlich ausschreiben, also v. a. für Bildungseinrichtungen mit Schwerpunkt auf Grund-, Haupt-, Berufs- und Sonderschulen sowie Kindertagesstätten in Gebieten mit ausgeprägten sozialen Problemen (hohe Arbeitslosigkeit, sehr niedrige Kaufkraft, Desintegrationserscheinungen) sowie für andere Projekte aus solchen Gebieten in Städten, aber auch im ländlichen Raum. Wegen der geringen Professionalisierung vieler für die Umsetzung des § 20 Abs. 1 SGB V besonders interessanter Projekte müssen die formalen Anforderungen an die erste Antragstellung sehr niedrig liegen. Ggf. sollte eine informelle Interessenbekundung zur Initiierung eines Förderungsvorgangs ausreichen können. Für Antragsteller mit interessanten Projekten und geringer Professionalisierung muss es eine mit den regionalen Bedingungen vertraute Antragsbetreuung geben, die auf Basis einer eigenen Problemabschätzung (*rapid assessment*) und – ggf. wiederholter - persönlicher Kontaktaufnahme und in partnerschaftlicher Kooperation mit den ProjektmacherInnen einen bewilligungsfähigen Antrag ausarbeitet, der auch verbindliche Angaben zur Qualitätssicherung enthalten muss.

Auch für die Projektdurchführung, die Qualitätssicherung sowie den Aufbau nachhaltiger Finanzierung bedarf es kassengetragener Unterstützung

12. Ausschreibung und Vergabe der Antragunterstützung, des Projektmanagements und der Qualitätssicherung

Wie bei der Erbringung der eigentlichen Präventionsleistungen (s. o. Ziff. 10) stellt sich auch im Hinblick auf die Unterstützung der Antragstellung, beim Projektmanagement und der Qualitätssicherung sowie auch bei der Herstellung der Nachhaltigkeitsvoraussetzungen die Frage, ob die Kassen diese Dienstleistungen selbst erbringen (*make*) oder an Dritte vergeben sollen (*buy*).

Auch sollten diese Entscheidungen nach denselben Kriterien getroffen werden:

- Qualität und Quantität eigener Kapazitäten,

- Qualität und Quantität der Kapazitäten anderer Akteure,

- zeitstabile Vernetzung präventionspolitisch relevanter Akteure sowie

- Minimierung des administrativen und logistischen Gesamtaufwandes

Personelle Kapazitäten zur Erfüllung der genannten Aufgaben sind v. a. bei jenen Kassen(verbänden) vorhanden, die auch bislang schon mit eigenem Personal Aktivitäten der primären Prävention auf individueller Ebene sowie der betrieblichen Gesundheitsförderung durchgeführt bzw. organisiert haben. Zum Teil ist die Qualifikation dieser Fachleute für Gesundheitsförderung unmittelbar auch für die neue Aufgabenstellung verwendbar, zum Teil ist sie durch Weiterbildung adaptierbar.

Wo dies nicht der Fall ist oder aus anderen, z. B. organisatorischen Gründen nicht passt, wird empfohlen, auch die Leistungen der Projektakquisition, des Projektmanagement, der Qualitätssicherung etc. auszuschreiben und an Dritte zu vergeben. Infrage kommen in erster Linie Non-for-Profit-Organisationen aus dem Wohlfahrts-, Sozial- und Gesundheitsbereich sowie Nicht-Regierungs-Organisationen, ggf. aber auch seriöse For-Profit-Organisationen mit entsprechendem fachlichem Hintergrund oder aber auch staatliche Stellen (BZgA, ÖGD).

Neben der Festlegung von Kriterien und Verfahren der Projektförderung/Mittelbewilligung (s. o. 11) sollten sich die Kassen als strategische und nicht delegierbare Aufgaben auf jeden Fall selbst vorbehalten:

- Bestimmung von Gesundheitszielen, Prioritäten, Zielgruppen, Interventionsformen

- Definition von Kriterien und Verfahren der Antragsunterstützung

- Definition von Inhalten und Verfahren der Projektunterstützung, des Projektmanagement einschließlich Vernetzung und Qualitätssicherung

- Definition von Kriterien und Verfahren der Überführung in selbsttragende Nachhaltigkeit

- Definition von verbindlichen Qualifikations- und Qualitätsanforderungen für Fachleute und Institutionen, die im Rahmen der Umsetzung des § 20 Abs. 1 SGB V mit den genannten Aufgaben betraut werden.

Diese Kernaufgaben, über die der gesamte Prozess der Umsetzung des § 20 Abs. 1 SGB V gesteuert werden kann, können von den Kassen auf verschiedene Weise angegangen werden. Als beispielhafte Varianten seien genannt:

- Festlegung auf bestimmte Verfahren der Definition oder Übernahme von Gesundheitszielen

- Erstellung von verbindlichen Curricula für Antragsunterstützung, Projektmanagement und Qualitätssicherung

- Übernahme der Ausbildung des Personals, das von den Auftragnehmern für diese Aufgaben eingesetzt wird

- Sicherstellung der Qualitätssicherung bei den Auftragnehmern.

In der Praxis dürfte sich eine Kombination dieser Wege empfehlen, ggf. kombiniert mit der Übernahme von Teilen der Aufgaben durch die Kassen selbst, insoweit sie aus der bisherigen Umsetzung des § 20 Abs. 1 SGB V über geeignete personelle und organisatorische Kapazitäten verfügen.

Eine organisatorische Verknüpfung der genannten Aktivitäten (Unterstützung bei Antragstellung, Projektmanagement, Qualitätssicherung, Entwicklung zur Nachhaltigkeit) mit der vom BKK-BV und der BZgA derzeit im Aufbau begriffenen Infrastruktur der regional und nach thematischen Schwerpunkten organisierten ‚Knoten' (Geene, Kilian 2004) erscheint empfehlenswert.

Zusammengefasst: Die fachliche, logistische und materielle Unterstützung sowie auch die Qualitätssicherung der im Rahmen des § 20 Abs. 1 SGB V zu fördernden Projekte und Programme bedarf erheblicher Kapazitäten in Personal, Qualifikation und Organisation. Die Definition sowie Unterstützung bei der Antragstellung, Durchführung und Qualitätssicherung dieser Projekte sollte so dezentral (‚kontextnah') wie möglich stattfinden. Im Bereich der Wohlfahrtsverbände, der Landesvereinigungen für Gesundheit sowie anderer Nichtregierungsorganisationen (mit und ohne expliziten Gesundheitsbezug) aber auch in seriösen gewinnorientierten Unternehmen des Sozialbereichs gibt es sowohl zentral wie dezentral entsprechende Kapazitäten, die nach von den Kassen vorzugebenden inhaltlichen und Qualitäts-Kriterien die Betreuung der Antragstellung und Durchführung derartiger Projekte übernehmen könnten. Zudem baut die Bundeszentrale für gesundheitliche Aufklärung mit Unterstützung des Bundesverbandes der Betriebskrankenkassen derzeit eine bislang auf ausgewählte Bundesländer beschränkte Unterstützungsstruktur für Projekte zur Verminderung sozial bedingter Ungleichheit von Gesundheitschancen auf, die mit ähnlicher Zielsetzung ähnliche Aktivitäten entfaltet/entfalten soll.

Empfehlung:. Die Kassen sollten die fachliche und logistische Unterstützung sowie auch die Qualitätssicherung der von ihnen bewilligten und materiell unterstützten Projekte und Programme zur Umsetzung des § 20 Abs. 1 SGB V nach öffentlicher Ausschreibung extern vergeben, soweit sie nicht selbst über einschlägige Kapazitäten verfügen. Als Auftragnehmer kommen in erster Linie nichtkommerzielle und - soweit möglich - im Bereich der gesundheitsbezogenen Arbeit mit sozial Benachteiligten erfahrene und vernetzte Organisationen aus dem Bereich der Wohlfahrtsverbände, der Landesvereinigungen für Gesundheit, der Selbsthilfe und andere Nichtregierungs-Organisationen, aber auch staatliche Stellen sowie seriöse gewinnorientierte Unternehmen infrage. Die Betreuungsleistungen (Unterstützung bei Antragstellung, Projektmanagement,

Qualitätssicherung und Entwicklung zur Nachhaltigkeit) sollten so dezentral wie möglich organisiert und erbracht werden. Die Betreuungsleistungen und ihre Ergebnisse sollten zum Zwecke der Erfahrungs- und Wissensakkumulation in standardisierter Form bei einer von den Kassen zu bestimmenden (zum Beispiel beim Medizinischen Dienst der Spitzenverbände der GKV) bzw. zu schaffenden Stelle zentral gesammelt, dokumentiert und ausgewertet werden.

13. Eliminierung von Fehlanreizen aus der Kassenkonkurrenz

Das Motiv der gesundheitlichen Chancengleichheit findet sich schon an der Wiege der GKV: Eines der Motive zu ihrer Gründung im Bismarck'schen Deutschland des Jahres 1883 war der Versuch, dem politisch stets brisanten Vorwurf "Weil Du arm bist, musst Du früher sterben" durch finanzielle Leistungen im Krankheitsfall die Spitze zu nehmen (Rosenbrock/Gerlinger 2004).

Hundertzwanzig Jahre später hat sich die GKV zur Vollversicherung mit Steuerungsmitverantwortung für die gesamte Gesundheitssicherung entwickelt. Die Produktpalette der GKV soll, sachlich angemessen und staatlich gewollt, neben der Finanzierung und Steuerung der Krankenversorgung zunehmend auch am Gesundheitsergebnis orientierte Dienstleistungen umfassen. In dieser historischen Perspektive ist der Auftrag an die Kassen, durch Angebote der primären Prävention einen Beitrag zur Verminderung sozial bedingter Ungleichheit von Gesundheitschancen zu leisten, sozialpolitisch und institutionell richtig verortet.

Gleichzeitig überführt der Gesetzgeber seit 1993 die Institutionen der GKV schrittweise aus der Rolle parafiskalischer Aufgabenerfüllung in diejenige miteinander konkurrierender Marktsubjekte. Nach der Überzeugung der Verfechter dieses Konzepts besteht sein Sinn darin, den Versicherten die Freiheit der Wahl der Versicherung zu ermöglichen und dadurch zugleich Wettbewerb zwischen den Kassen um bessere Versorgungsqualität und niedrigere Beiträge anzuregen. Da der Beitrag zur GKV sich bekanntlich nicht nach dem Erkrankungsrisiko, sondern nach der wirtschaftlichen Leistungsfähigkeit der Versicherten richtet (Solidarprinzip), sollte durch einen Risikostrukturausgleich (RSA) verhindert werden, dass die Kassen in erster Linie um Versicherte mit hohem Einkommen konkurrieren. Der tatsächlich eingeführte RSA erfüllte diese Hoffnung nur zum Teil, da er die – überwiegend sozial bedingt – unterschiedlichen Morbiditäts- und damit Kostenrisiken nicht ausgleicht. Es bleibt also bei den Kassen ein wirtschaftlich begründeter Anreiz, den Anteil der Versicherten mit positivem Deckungsbeitrag (‚gute Risiken') zu maximieren. Angesichts der (bislang noch) geringen Variationsmöglichkeiten im Vertragsgeschäft zur Erfüllung des aus sozialpolitischen Gründen einheitlichen Leistungskatalogs waren und sind die Leistungen der primären Prävention eines der wenigen Felder, auf denen die Kassen diesem Anreiz folgen können. In der Folge wurde die ‚Mittelschicht-Orientierung' der Primärprävention immer wieder festgestellt und beklagt (Kirschner, Radoschewski, Kirschner 1995, Rosenbrock 2001a, 2001c, 2002a, 2002b, 2004a, 2004b, MDS 2004).

Die Kritik an dieser Situation muss sich in erster Linie an den Staat richten, der mit der Formulierung des § 20 Abs. 1 SGB V (Orientierung auf sozial Benachteiligte) und den gleichzeitig gesetzten materiellen Anreizen (Orientierung auf Versicherte mit positivem Deckungsbeitrag) die Kassen in eine Art ‚double bind'- Situation versetzt hat. Dies ist dem Umstand zu verdanken, dass der Staat als Normgeber im Hinblick auf die Kassen nicht nur definieren kann, was sie dürfen (durch Ge- und Verbote), sondern auch, was sie wollen (durch Anreize).

Ein Ausweg aus diesem Dilemma kann in zwei Richtungen gesucht werden:

- Der Gesetzgeber hat im § 268 SGB V vorgeschrieben, dass der RSA ab dem Jahr 2007 nicht mehr nur die Einnahmeseite, sondern auch das unterschiedliche Morbiditätsrisiko ausgleicht (Morbi-RSA). Die wissenschaftlichen Vorarbeiten dazu nähern sich dem Abschluss (IGES, Lauterbach, Wasem 2004). Allerdings deutet viel darauf hin, dass der Morbi-RSA die in ihn gesetzten Hoffnungen nicht vollständig erfüllen wird, v. a. deshalb nicht, weil er nicht nach sozialen Prädiktoren für Gesundheit und Krankheit (also z. B. Sozialschicht-Indikatoren) vorgeht, sondern nach der ‚unmittelbaren'[28] Messung von Morbidität und Mortalität. Auf diese Weise ist vermutlich nur deutlich weniger als die Hälfte des Anreizes zum ‚Rosinenpicken' zu eliminieren[29]. Dieser für Prävention und Krankenversorgung schädliche Fehlanreiz (Rosenbrock 2002a, 2002b) würde dann lediglich abgeschwächt, bliebe aber wirksam und müsste durch Weiterentwicklungen des Morbi-RSA immer weiter abgeschwächt werden.

- Im Hinblick auf die Primärprävention besteht ein anderer Weg zur Neutralisierung dieses Fehlanreizes über GKV-interne Regelungen: Jede Regelung, die die Entscheidung über das ‚was' und ‚für wen' von Leistungen nach § 20 Abs. 1 SGBV aus der Verantwortung der einzel-

---

[28] Es wäre interessant herauszufinden, wie und mit welcher Absicht es zu dieser Formulierung des § 268 SGB V gekommen ist, der die Nutzung indirekter Indikatoren mit höherem prädiktiven Wert (Bildung, Einkommen etc.) verhindert.
[29] Persönliche Mitteilung von Prof. Karl Lauterbach am 30.03.04 beim brain trust ver.di in Berlin

nen Kassen heraus nimmt, entzieht diese Entscheidung zugleich dem Einfluss des Fehlanreizes, der ja im wesentlichen auf die einzelne Kasse einwirkt. Insofern sind sowohl die Initiative der BKK-Bundesverbandes ‚Mehr Gesundheit für alle' als auch die Pläne zur Gründung einer Stiftung für Prävention und Gesundheitsförderung (sei es als GKV-Stiftung, sei als eine von allen Zweigen der Sozialversicherung getragenen Stiftung, sei es als Stiftung mit staatlicher Beteiligung[30]) Schritte in die richtige Richtung.

Zusammengefasst: Die Umsetzung des § 20 Abs. 1 SGB V hat in der Vergangenheit unter dem Widerspruch zwischen der Konkurrenz der Krankenkassen um gute Risiken einerseits und dem gesetzlichen Auftrag zur Verminderung sozial bedingter Ungleichheit von Gesundheitschancen andererseits gelitten. Ob der für das Jahr 2007 geplante morbiditätsorientierte Risikostrukturausgleich den Anreiz zur Bevorzugung guter Risiken und damit diesen Widerspruch tatsächlich eliminieren wird, ist unsicher. Deshalb ist es sinnvoll, diesen Missstand schon heute anzugehen. Sowohl die Initiative ‚Mehr Gesundheit für alle' des Bundesverbandes der Betriebskrankenkassen als auch die Pläne zur Etablierung einer übergreifenden ‚Stiftung Prävention und Gesundheitsförderung' sind geeignet, dieses Implementationshindernis auszuräumen bzw. zumindest substanziell zu verkleinern

Empfehlung: Insoweit der für die Umsetzung des § 20 Abs. 1 SGB V notwendigen Entscheidungs- und Handlungslogik Anreize aus der Konkurrenz der Kassen und Kassenarten untereinander entgegenstehen, sollten Entscheidungen über die Gestaltung der Primärprävention nicht von der einzelnen Kasse, sondern auf der Ebene der Spitzenverbände bzw. des GKV-Systems bzw. der Sozialversicherungsträger bzw. einer nationalen Stiftung getroffen werden. Dies würde u.a. durch den Fortfall von Anreizen zur Bevorzugung ‚guter Risiken' zu einer – im Sinne der Vorschrift – zielführenderen Verwendung der Mittel führen. Zum anderen würde auf diese Weise die Voraussetzung dafür geschaffen werden, die Aktivitäten zur Umsetzung des § 20 Abs. 1 SGB V und damit das sozialpolitisch hohe Ziel der Verringerung sozial bedingter Ungleichheit von Gesundheits-

---

[30] Die Ausführungen dieses Gutachtens zur Verteilung bzw. Delegation der Aufgaben der Initiierung und Unterstützung von Präventionsprojekten mit sozial Benachteiligten (s. o. Ziff. 10, 11, 12) gelten für alle diese Varianten.

und Lebenschancen als Werbung nicht mehr für die einzelne Kasse, sondern für das GKV-System (als Kernelement der Sozialpolitik) nutzbar zu machen. Angesichts der sozialpolitischen Entwicklung in Deutschland und der zunehmenden Frustration der Versicherten im Hinblick auf die Leistungen der in der Bevölkerung nach wie vor hoch geschätzten GKV besteht zu einer solchen Werbung zugunsten solidarischer Absicherung von Gesundheits- und Lebensrisiken aller Grund und Anlass.

Literaturverzeichnis

Abbema, E. A., P. van Assema et al. (2004): Effect Evaluation of a comprehensive com-munity intervention aimed at reducing socio-economic health inequalities in the Netherlands, in: Health Promotion International, Vol. 19, No 2, S. 141 – 156

Agency for Health Care Policy and Research (1992): Acute pain management: operative or medical procedures and trauma. Clinical Practice Guideline Number 1, AHCPR-Publication No. 92-0032

Ahrens, D. (2004): Gesundheitsökonomie und Gesundheitsförderung - Eigenverantwortung für Gesundheit, in: Das Gesundheitswesen, 66:213-221

Altgeld, Th. (2003): Gesundheitsfördernde Settingansätze in benachteiligten städtischen Quartieren, Expertise für die Regiestelle des E&C-Programmes, Ms., Hannover

AOK-BV et al. (2003): Gemeinsame und einheitliche Handlungsfelder und Kriterien der Spitzenverbände der Krankenkasse zur Umsetzung von § 20 Abs. 1 und 2 SGB V in der Fassung vom 12.09.2003, Bergisch Gladbach: IKK-Bundesverband

Apitz, R., St. Winter (2003): Prävention und Gesundheitsförderung als Ziele nachhaltiger Gesundheitspolitik in Deutschland, in: Prävention 3/2003, S. 67-71

Asmus, G. (Hrsg.) (1982): Hinterhof, Keller und Mansarde. Einblicke in Berliner Wohnungselend 1901-1920 (Die Wohnungs-Enquete der Ortskrankenkasse für den Gewerbebetrieb der Kaufleute, Handelsleute und Apotheker). Reinbek bei Hamburg: Rowohlt

Badura, B., W. Ritter, M. Scherf (1999): Betriebliches Gesundheitsmanagement – ein Leitfaden für die Praxis, Berlin: edition sigma

Badura, B., Th. Hehlmann (Hg.) (2003): Betriebliche Gesundheitspolitik. Der Weg zur gesunden Organisation, Berlin, Heidelberg usw. Springer

Banzer, W., M. Bürklein (2004): Entwicklung des Themas Gesundheit innerhalb des Deutschen Sportbundes, in: Public Health Forum 11, Heft 41, S. 13

Baric, L., Conrad, G. (2000): Gesundheitsförderung in Settings. Konzept, Methodik und Rechenschaftspflichtigkeit zur praktischen Anwendung des Setting-Ansatzes der Gesundheitsförderung., Gamburg

Berkman, L. F., I. Kawachi (eds.) (2000): Social Epidemiology. Oxford usw: Oxford University Press

Bertelsmann Stiftung, Hans-Böckler-Stiftung (Hg.) (2004): Zukunftsfähige betriebliche Gesundheitspolitik. Vorschläge der Expertenkommission. Gütersloh :Verlag Bertelsmann Stiftung

Bertelsmann Stiftung (Hg.) (2002): Tagungsunterlagen des 2. Expertenforums des Projektes Anschub.de, Schule – Gesundheit – Bildung vom 09./10.09 2002, Ms. Gütersloh

Berthoin Antal, A., U. Lenhardt, R. Rosenbrock (2003): Barriers to Organizational Learning, in: M., A. Berthoin Antal et al. (eds.): Handbook of Organizational Learning and Knowledge, Oxford usw.: Oxford University Press, S. 865-885

Borgers, D., H.-H. Abholz (2001): Welches Kapital ist gut für die Gesundheit? Entfremdung und materielle Ressourcen als Determinanten von Gesundheit. In: A. Mielck, K. Bloomfield (Hg.): Sozialepidemiologie. Eine Einführung in die Grundlagen, Ergebnisse und Umsetzungsmöglichkeiten. Weinheim und München: Juventa, S, 371-382

Bundesregierung (2001): Lebenslagen in Deutschland. Der erste Armuts- und Reichtumsbericht der Bundesregierung. Bonn: BMA

Bundesversicherungsamt (2002): Kassenartenübergreifende Zusammenarbeit im Setting Schule – Nicht versichertenbezogene Leistungen im Setting, Schreiben II 1 - 5113.0 - 575/2000 v. 13.05.2002

Bundeszentrale für gesundheitliche Aufklärung (2001): Qualitätsmanagement in Gesundheitsförderung und Prävention. Grundsätze, Methoden und Anforderungen: eine aktuelle Bestandsaufnahme im Auftrag der BZgA. Konzipiert und koordiniert durch die Abt. Epidemiologie, Sozialmedizin und Gesundheitssystemforschung der Medizinischen Hochschule Hannover. Köln: BzgA

Bundeszentrale für gesundheitliche Aufklärung (2002): Die Rolle der Gesundheitsförderung bei der Beseitigung von gesundheitlichen Ungleichheiten – Politische Empfehlungen. Ergebnisbericht des Flämischen Instituts für Gesundheitsförderung (VIJ) in Kooperation mit dem Europäischen Netzwerk der Gesundheitsförderungsorganisationen (ENHPA). Köln BZgA

Buhtz, M, H. Gerth, G. Bär (2004): Stadtentwicklung und Gesundheitsförderung in sozial benachteiligten Stadtteilen, Ergänzungsgutachten zu Prof. Rosenbrock: „Verminderung sozial bedingter Ungleichheit von Gesundheitschancen" im Auftrag des Bundesverbandes der Betriebskrankenkassen. Berlin: Weeber + Partner

Cochrane, A. L. (1972): Effectiveness and Efficiency. Random Reflections on Health Services, Abingdon, Berks

Crawford, R. (1979): Gesundheitsgefährdendes Verhalten: Zur Ideologie und Politik des Selbstverschuldens, in: Argument-Sonderband AS 30, Berlin: Argument, 6-29

Deutsches PISA-Konsortium (2002): PISA 2000 – Die Länder der Bundesrepublik im Vergleich, Opladen

Diabetes Prevention Program Research Group (2002): Reduction in the Incidence of Type 2 betes with Lifestyle Intervention or Metformin, in: New England Journal of Medicine (NEJM), Vol 346, No. 6, S. 393-402

Dierks, M. L., K. Buser, L. Busack, U. Walter (2002). Aufsuchende Beratung – Ein Konzept zur Primärprävention von Neurodermitis bei Kleinkindern. In: U. Walter, M. Drupp. F. W. Schwartz (Hg.). (111-120).

Donabedian, A. (1966): Evaluating the quality of medical care. In: The Milbank Quarterly 44, 166-203.

Emmons, K. M. (2001). Behavioral and Social Science Contributions to the Health of Adults in the United States. In B. D. Smedley, S. L. Syme (eds.) (254-321).

Evans, R. J. (1996): Tod in Hamburg. Stadt, Gesellschaft und Politik in den Cholera-Jahren 1830-1910, Reinbek: Rowohlt

Farquhar, J. W., S. Fortmann, J. A. Flora et al. (1990): Effects of community wide education on cardiovascular disease risk factors. The Stanford Five-City Project. In: Journal of the American Medical Association (JAMA) 264, pp. 359–365

Forschungsverbund DHP (Hrsg.) (1998): Die deutsche Herz-Kreislauf-Präventionsstudie. Design und Ergebnisse, Bern: Verlag Hans Huber

Frei, F. et al. (2. Aufl. 1996): Die kompetente Organisation. Qualifizierende Arbeitsgestaltung – die europäische Alternative. Zürich, Stuttgart

Freire, P. (1980): Pedagogy of the Oppressed. Harmondworth: Penguin Books

Fries, J. F. (2003). Measuring and Monitoring Success in Compressing Morbidity, Annals of Internal Medicine, Vol. 139, 455-459

Fries, J. F. (1987): An Introduction to the Compression of Morbidity. In: Gerontologica perspecta, Vol. 1, No. 1, S. 5-8

Fries, J. F. (1989): The Compression of Morbidity: Near or Far? In: The Milbank Quarterly, Vol. 67, No. 2, S. 208-232

Geene, R., H. Kilian (2004): Die Praxis der Gesundheitsförderung für sozial Benachteiligte, Gutachten im Auftrag des Sachverständigenrates zur Begutachtung der Entwicklung im Gesundheitswesen. Berlin: Gesundheit Berlin e.V.

Geißler, H., T. Bökenheide, B. Geißler-Gruber, G. Rinninsland, H. Schlünkes (2003): Der Anerkennende Erfahrungsaustausch. Das neue Instrument für die Führung. Von der Fehlzeitenverwaltung zum Produktivitätsmanagement. Frankfurt: Campus

Gerlinger, T. (2003): Innovationsdynamiken und Innovationsblockaden in Public Health und Gesundheitspolitik, Habilitationsschrift, Universität Bremen, Berlin 2003 (Ms.)

Glaeske, G., P. Kolip (2004): Prävention und Gesundheitsförderung als vierte Säule des Gesundheitssystems, in: impulse 42/2004, S. 9-12

Graham, H. (2004): Tackling Inequalities in Health in England: Remedying Health Disadvantages, Narrowing Health Gaps or Reducing Health Gradients? In: Journal of Social Policy, 33, 1, 115-131

Grossmann, R., K. Scala (1994): Gesundheit durch Projekte fördern. Ein Konzept zur Gesundheitsförderung durch Organisationsentwicklung und Projektmanagement, Weinheim und München: Juventa

Guide to Community Preventive Services (www.thecommunityguide.org/pa/ letzte Abfrage: 25. März 2004)

GVG-Gesellschaft für Versicherungswissenschaft und -gestaltung e.V. (2003): gesundheitsziele.de – Forum Gesundheitsziele Deutschland (2002): Gesundheitsziele für Deutschland: Entwicklung, Ausrichtung, Konzepte. (Schriftenreihe der GVG 37), Berlin: AKA

Hansen, F., M. Heisig, St. Leibfried, F. Tennstedt (1981): Seit über einem Jahrhundert... Verschüttete Alternativen in der Sozialpolitik, Köln: Bund

Hauss, F., F. Naschold, R. Rosenbrock (wiss. Bearb.) (1981): Schichtenspezifische Versorgungsprobleme im Gesundheitswesen, Forschungsbericht 55 des Bundesministers für Arbeit und Sozialordnung, Bonn: BMAuS

Hegger, U, F. Beske (2003): Prävention und Gesundheitsförderung als Aufgabe des Öffentlichen Gesundheitsdienstes – Gesetzgebung der Länder, Schriftenreihe Fritz-Beske-Institut für Gesundheits-System-Forschung, Band 95, Kiel: Schmidt & Klaunig

Heumann, Marx, Lawrence, Stump, Carroll, Hirozawa, Katz, Kahn (2001): Cost-effectiveness of prevention referrals for high-risk HIV-negatives in San Francisco, in: AIDS Care, 5-2001, S. 637-42

House, J. S., R. C. Kessler, A. R. Herzog, R. P. Mero, A. M. Kinney, M. J. Breslow (1990): Age, Socioeconomic Status and Health, The Milbank Quarterly, Vol. 68, No. 3, S. 383-411

House, J. S, K. R. Landis, D. Umberson (1988): Social relationships and health. Science 1988; 241:540-545

Humpage, H. (2001): Intersecting discourses: closing the gaps, social justice and the Treaty of Waitangi", Social Policy Journal of New Zealand, 16: 37-53

Hurrelmann, K., Th. Klotz, J. Haisch (Hg.) (2004): Lehrbuch Prävention und Gesundheitsförderung, Bern usw.: Hans Huber Verlag

IGES (Institut für Gesundheits- und Sozialforschung GmbH Berlin, K. Lauterbach, J. Wasem (2004): Klassifikationsmodelle für Versicherte im Risikostrukturausgleich (Entwurf Endbericht, Stand: 15. Juli 2004), Berlin, Ms.

Institut d'économie et management de la santé (IEMS), Lausanne: Social cost of HIV infection in Switzerland, 2001 (www.hospvd.ch/iems/images/Rapport_SidaPDF)

Jackson, S. (2004): Methods and concepts used to synthesize the evidence of effectiveness in health promotion, Präsentation auf der Fachtagung Epi Berlin am 12./13.2.2004: Evidenzbasierung und Gesundheitsförderung, Ms.

Kahn, Kegeles, Hays, Beltzer, Cost-effectiveness of the Mpowerproject, a community-level intervention for young gay man, in: J Acquired Immuno Deficite Syndrome, 5. Jg. Heft 27 2001, S. 482-91

Kilian, H., R. Geene, T. Philippi (2004): Die Praxis der Gesundheitsförderung für sozial Benachteiligte im Setting. Ergänzungsgutachten zu Prof. Rosenbrock: „Verminderung sozial bedingter Ungleichheit von Gesundheitschancen" im Auftrag des Bundesverbandes der Betriebskrankenkassen. Berlin: Gesundheit Berlin 2004

Kirschner, W., M. Radoschewski, R. Kirschner (1995): § 20 SGB V. Gesundheitsförderung, Krankheitsverhütung. Untersuchung zur Umsetzung durch die Krankenkassen, St. Augustin: Asgard

Kliche, T., J. Töppich, S. Kawski, U. Koch, H. Lehmann (2004): Die Beurteilung der Struktur-, Konzept- und Prozessqualität von Prävention und Gesundheitsförderung. Anforderungen und Lösungen, in: Bundesgesundheitsblatt, Vol. 47, 2/2004, S. 133-140

Klocke, A. (2001): Armut bei Kindern und Jugendlichen und die Auswirkungen auf die Gesundheit. Gesundheitsberichterstattung des Bundes, Heft 4, Berlin: Robert Koch-Institut.

Kreis, J., W. Bödeker (2003): Gesundheitlicher und ökonomischer Nutzen betrieblicher Gesundheitsförderung und Prävention. Zusammenstellung der wissenschaftlichen Evidenz, IGA Report 3, BKK-BV und HVBG (Hg.), Essen

Kruse, A. (2002). Gesund altern. Stand der Prävention und Entwicklung ergänzender Präventionsstrategien, Schriften des Bundesministeriums für Gesundheit Bd. 146, Baden-Baden: Nomos Verlag.

Kühn, H., R. Rosenbrock (1994): Präventionspolitik und Gesundheitswissenschaften. Eine Problemskizze. In: R. Rosenbrock, H. Kühn, B. Köhler (Hg.): Präventionspolitik. Gesellschaftliche Strategien der Gesundheitssicherung . Berlin: edition sigma: 29-53.

Labisch, A. (1990): Problemwahrnehmung und Interventionsformen präventiver Medizin. In: Rosenbrock/Salmen (Hrsg.): Aids-Prävention, S. 31-43

Labisch, A. (1992): Homo Hygienicus. Gesundheit und Medizin in der Neuzeit, Frankfurt a. M./New York: Campus

Lantz, P.M., J. S. House, J. M. Lepkowski, D. R. Williams, R. P. Mero, J. Chen (1998). Socioeconomic Factors, Health Behaviors, and Mortality. Journal of the American Medical Association, Vol. 279, 1703-1708.

Lenhardt, U., Th. Elkeles, R. Rosenbrock (1997): Betriebsproblem Rückenschmerz. Eine gesundheitswissenschaftliche Bestandsaufnahme zur Verursachung, Verbreitung und Verhütung, Weinheim und München: Juventa

Lenhardt, U. (1999): Betriebliche Gesundheitsförderung durch Krankenkassen, Rahmenbedingungen − Angebotsstrategien − Umsetzung, mit einem Vorwort von R. Rosenbrock, Berlin: edition sigma

Lenhardt, U. (2001): Herausforderungen und Ansätze einer modernen Arbeitsschutz- und Gesundheitsförderungspraxis im Betrieb: Neue Aufgaben − neue Partner − neue Wege? Dokumentation eines Workshops am 5.4.01 in Magdeburg, Discussion Paper P01-208 der Arbeitsgruppe Public Health, Berlin: WZB

Lenhardt, U. (2001): Neue Arbeitsformen zwischen Gesundheitsrisiken und -ressourcen: Herausforderungen für eine gesundheitsförderliche Arbeitspolitik, in: K. Pickshaus, H. Schmitthenner, H.-J. Urban (Hg.), Arbeiten ohne Ende. Neue Arbeitsverhältnisse und gewerkschaftliche Arbeitspolitik, Hamburg: VSA 2001, S. 51-68

Lenhardt, U. (2002): Betriebliche Prävention im Umbruch – Stand und Perspektiven des Arbeitsschutzes und der betrieblichen Gesundheitsförderung in Sachsen-Anhalt, Dokumentation eines Workshops, veranstaltet vom WZB und dem MAFGS Sachsen-Anhalt am 11. Februar 2000 in Magdeburg, Discussion Paper P00-202 der Arbeitsgruppe Public Health, Berlin: WZB

Lenhardt, U. (2003), Bewertung der Wirksamkeit betrieblicher Gesundheitsförderung, in: Zeitschrift für Gesundheitswissenschaften, 11. Jg., Heft 1, S. 18-37

Mackenbach, J. P., M. Bakker (Hrsg.) (2002): Reducing inequalities in health: an European perspective, London: Routledge

Marcus, U., Grenzen überwinden – der 8. Deutsche AIDS Kongress in Berlin, 4. – 7. Juli 2001, in: Bundesgesundheitsblatt, Jg. 44, Heft 11/2001, S. 1095 – 1108, hier S. 1101

Marmot, M, G. Rose et al. (1987): Employment grade and coronary heart disease in British civil servants. Journal of Epidemiology and Community Health, 32:244-249

Marmot, M., A. Steptoe (2002): The role of psychobiological pathways in socio-economic inequalities in cardiovascular disease risk. European Heart Journal 23: 13-25

Martens, R. (2003): Der Einfluss der Agenda 2010 auf Personen und Haushalte mit Kindern in Deutschland: Zusammenlegung von Sozialhilfe und Arbeitslosenhilfe, Expertise, mimeo, Der Paritätische Wohlfahrtsverband – Gesamtverband, www.paritaet.org (letzte Abfrage 20.2.04).

McKeown, Th. (1982): Die Bedeutung der Medizin - Traum, Trugbild oder Nemesis, Frankfurt/M.: Suhrkamp

McMichael, C, V. Lin (2003): Public Health Interventions in Australia, UK Treasury: mimeo

MDS – Medizinischer Dienst der Spitzenverbände der Krankenkassen e.V. (2004): Leistungen der Primärprävention und der betrieblichen Gesundheitsförderung – Dokumentation 2002, Essen: MDS

Mielck, A. (Hg.) (1994): Krankheit und soziale Ungleichheit. Sozialepidemiologische Forschungen in Deutschland, Opladen: Leske + Budrich

Mielck, A. (2000): Soziale Ungleichheit und Gesundheit: Empirische Ergebnisse, Erklärungsansätze, Interventionsmöglichkeiten, Bern: Verlag Hans Huber

Minkler, M. (1997): Community Organizing and Community Building for Health, New Brunswick, New Jersey, and London: Rutgers University

Mühlum, A. et al. (1998): Soziale Arbeit und Gesundheit. Eine Positionsestimmung des Arbeitskreises Sozialarbeit und Gesundheit, in: Blätter für Wohlfahrtspflege – Deutsche Zeitschrift für Sozialarbeit 5+6, S. 116-121

Naidoo, J., J. Wills (2003): Lehrbuch der Gesundheitsförderung, hg. von der BZgA, Köln: BZgA

Nationale Kontaktstelle im Europäischen Netzwerk für betriebliche Gesundheitsförderung (Hg.) (1999): Gesunde Mitarbeiter in gesunden Unternehmen. Erfolgreiche Praxis betrieblicher Gesundheitsförderung in Europa. Qualitätskriterien für die betriebliche Gesundheitsförderung, Essen: BKK-BV.

Nutbeam, D. (2004): Getting evidence into policy and practice to address health inequalities, in: Health Promotion International, Vol. 19, No. 2, S. 137 – 140

Nutbeam, D. (2000): Health literacy as a public health goal: a challenge for contemporary health education and communication into the 21st century. Health Promotion International, Vol. 15, No. 2

ONS (2003): Office for National Statistics: Trends in life expectancy by social class 1972 - 1999, London: mimeo

Øvretveit, J. (2002): Evaluation gesundheitsbezogener Interventionen. Einführung in die Bewertung von gesundheitsbezogenen Behandlungen, Dienstleistungen, Richtlinien und organisationsbezogenen Interventionen. Bern, Göttingen, Toronto, Seattle: Verlag Hans Huber

Pelikan, J., H. Demmer, K. Hurrelmann (Hg.) (1993): Gesundheitsförderung durch Organisationsentwicklung, Weinheim und München: Juventa quint-essenz (http://www.quint-essenz.ch/de Abfrage 31.08.03)

Raphael, D. (2003): A Society in Decline: The Political, Economic, and Social Determinants of Health Inequalitis in the United States, in: R. Hofrichter (ed.): Health and Social Justice. Politics, Ideology, and Inequitiy in the Distribution of Disease. A Public Health Reader. San Francisco: Jossey-Bass

Richter, M., A. Mielck (2000): Strukturelle und verhaltensbezogene Determinanten gesundheitlicher Ungleichheit, in: Zeitschrift für Gesundheitswesen, Jg. 8, Heft 3, S. 198-205

Robert, S. A. (1998): Community-Level Socioeconomic Status Effects on Adult Health, in: Journal of Health and Social Behavior, Vol. 39, S. 18-37

Robert Bosch Stiftung (2002): Gesundheitsförderung in der Schule. Förderungsprogramm „Gesunde Schule". Ergebnisse der Zwischenevaluation, Stuttgart

Rosenbrock, R. (1994): Ein Grundriß wirksamer Aids-Prävention, in: Zeitschrift für Gesundheitswissenschaften/Journal of Public Health, 2. Jg., Heft 3, 233-244

Rosenbrock, R. (1995): Public Health als soziale Innovation, in: Das Gesundheitswesen, 57. Jg., Heft 3, 140-144

Rosenbrock, R. (1997): Hemmende und fördernde Faktoren in der Gesundheitspolitik – Erfahrungen aus dem letzten Jahrzehnt, in: Th. Altgeld., I. Laser, U. Walter (Hg.) (1997): Wie kann Gesundheit verwirklicht werden? Gesundheitsfördernde Handlungskonzepte und gesellschaftliche Hemmnisse, Weinheim und München: Juventa, 37-51

Rosenbrock, R. (1999): Qualitätssicherung für Leistungen der primären Prävention durch die gesetzliche Krankenversicherung im Rahmen des § 20 SGB V n. F. In: AOK-Bundesverband et al.: Qualitätssicherung in der Gesundheitsförderung und Prävention bei der Umsetzung von § 20 SGB V (n. F.), Dokumentation einer Tagung der Spitzenverbände der gesetzlichen Krankenkassen, Bergisch Gladbach

Rosenbrock, R., R. Geene. (2000): Sozial bedingte Ungleichheit von Gesundheitschancen und Gesundheitspolitik. in: R. Geene, C. Gold (Hg.): Gesundheit für alle! Wie können arme Menschen von präventiver und kurativer Gesundheitsversorgung erreicht werden? Berlin: b_books:10-26

Rosenbrock, R. (2001a): Primärprävention zur Verminderung sozial bedingter Unterschiede von Gesundheitschancen, in: Arbeit und Sozialpolitik, 11-12/2001, 55: 49-57

Rosenbrock, R. (2001b): Was ist New Public Health, in Bundesgesundheitsbl – Gesundheitsforsch – Gesundheitsschutz 8-2001, S. 753-762

Rosenbrock, R. (2001c): Der neue § 20 SGB V als Gestaltungsherausforderung für die Selbstverwaltung der GKV, in: Die BKK – Zeitschrift der Betrieblichen Krankenversorgung, 89. Jg., Heft 1/2001

Rosenbrock, R., D. Schaeffer (Hg.) (2002): Die Normalisierung von Aids. Politik – Prävention – Krankenversorgung. Ergebnisse sozialwissenschaftlicher Aids-Forschung, Band 23, Berlin: edition sigma

Rosenbrock, R. (2002a): Krankenkassen und Primärprävention – Anforderungen und Erwartungen an die Qualität, in: U. Walter, M. Drupp, F. W. Schwartz (Hg.): Prävention durch Krankenkassen. Zielgruppen, Zugangswege, Wirksamkeit und Wirtschaftlichkeit, Weinheim und München: Juventa

Rosenbrock R (2002b): Kann die soziale Krankenversicherung in der Marktgesellschaft überleben? In: H.-U. Deppe, W. Burkhardt (Hrsg.): Solidarische Gesundheitspolitik. Alternativen zu Privatisierung und Zwei-Klassen-Medizin. Hamburg: VSA: 24-35

Rosenbrock, R. et al. 2003: Zusammenarbeit und Leistungen der überbetrieblichen Akteure, Abschlussbereicht der Arbeitsgruppe 3 der Expertenkommmission ‚Betriebliche Gesundheitspolitik' der Bertelsmann Stiftung und der Hans-Böckler-Stiftung

Rosenbrock, R. (2004a): Sozial bedingte Ungleichheit von Gesundheitschancen. Herausforderungen für Praxis, Wissenschaft und Politik. In: U. Koch, S. Pawils (Hg.): Psychosoziale Versorgung in der Medizin. Weinheim und München: Juventa (i. E.)

Rosenbrock, R. (2004b): Prävention und Gesundheitsförderung – gesundheitswissenschaftliche Grundlagen für die Politik, in: Das Gesundheitswesen, Jg. 66, 146-152

Rosenbrock, R., T. Gerlinger (2004): Gesundheitspolitik. Eine systematische Einführung. Lehrbuch Gesundheitswissenschaften. Bern, Göttingen, Toronto, Seattle: Verlag Hans Huber 2004

Sachverständigenrat für die Konzertierte Aktion im Gesundheitswesen (Gisela C. Fischer, Adelheid Kuhlmey, Karl W. Lauterbach, Rolf Rosenbrock, Friedrich W. Schwartz, Peter C. Scriba, Eberhard Wille) (2002): Bedarfsgerechtigkeit und Wirtschaftlichkeit, Gutachten 2000/2001:
Band I: Zielbildung, Prävention, Nutzerorientierung und Partizipation,

Band II: Qualitätsentwicklung in Medizin und Pflege
Band III, 1-4: Über-, Unter- und Fehlversorgung
Baden-Baden: Nomos Verlagsgesellschaft.

Sachverständigenrat für die Konzertierte Aktion im Gesundheitswesen (Gisela C. Fischer, Adelheid Kuhlmey, Karl W. Lauterbach, Rolf Rosenbrock, Friedrich Wilhelm Schwartz, Peter C. Scriba, Eberhard Wille) (2003): Finanzierung, Nutzerorientierung und Qualität. Gutachten 2003,
Band I: Finanzierung und Nutzerorientierung, 383 S.
Band II: Qualität und Versorgungsstrukturen, 313 S.
Baden-Baden: Nomos Verlagsgesellschaft

Schmidt, Ulla (2004):Besser und gesünder länger leben, in: Impulse 42, S. 2 f.

Schröer, A. (Hrsg.) (2000): Betriebliches Gesundheitsmanagement. Strategische Investitionen in die Gesundheit des Unternehmens und der Mitarbeiter, Essen: BKK-Bundesverband

Schwartz, F. W., M. Bitzer et. al. (1999): Gutachten „Gesundheitsausgaben für chronische Krankheit in Deutschland – Krankheitskostenlast und Reduktionspotentiale durch verhaltensbezogene Risikomodifikation. Lengerich, Berlin usw.: Pabst Science Publishers

Siegrist, J., A. M. Möller-Leimkühler (2003): Gesellschaftliche Einflüsse auf Gesundheit und Krankheit, in: F. W. Schwartz, B. Badura et al. (Hg.): Das Public Health Buch, München, Jena: Urban& Fischer, S. 125-138

Smedley, B. D, S. L. Syme (eds.) (2001). Promoting Health. Intervention Strategies from Social and Behavioral Research, Institute of Medicine, National Academy Press: Washington D.C.

Sochert, R. (1998): Gesundheitsbericht und Gesundheitszirkel. Evaluation eines integrierten Konzepts betrieblicher Gesundheitsförderung, Wirtschaftsverlag NW: Bremerhaven

Stampfer, M. J., F. B. Hu et al. (2000) Primary prevention of coronary heart disease in women through diet and lifestyle. In: New England Journal of Medicine, 343, 16-2211

Syme, S. L. (1991): Individual and Social Determinants of Disease: Experiences and Perspectives, Veröffentlichungsreihe der Forschungsgruppe Gesundheitsrisiken und Präventionspolitik im WZB, P91-205, Berlin 1991, deutsch: Individuelle und gesellschaftliche Bestimmungsfaktoren für Gesundheit und Krankheit, in: Rationierung der Medizin, Argument-Sonderband AS 196, Hamburg 1991, S. 94 - 111

Tennstedt, F. (1983): Vom Proleten zum Industriearbeiter. Arbeiterbewegung und Sozialpolitik in Deutschland 1800 - 1914, Köln: Bund Verlag

Tuomilehto, J., J. Lindstrom et al. (2001): Prevention of Type 2 Diabetes Mellitus by Changes in Lifestyle among Subjects with Impaired Glucose Tolerance. New England Journal of Medicine, 344/18, 1343-1350.

Trojan A., H. Legewie (2000), Nachhaltige Gesundheit und Entwicklung, Frankfurt: VAS

Töppich, J. (2004): Evaluation und Qualitätssicherungskonzepte in der Prävention und Gesundheitsförderung der BZgA, Vortrag auf der Fachtagung EpiBerlin am 12.2.04: ‚Evidenzbasierung in der Prävention und Gesundheitsförderung', Ms.

Tudor Hart, J. (1971). The Inverse Care Law, in: The Lancet 27.02.1971, 405-412.

Verbrugge, L. M. (1984): Longer Life but Worsening Health? Trends in Health and Mortality of Middle-Aged and Older Persons. In: The Milbank Quarterly, Vol. 62, No. 3, S. 475-519

Vieth, P. (1988): Die Durchsetzung des Sicherheitsgurtes beim Autofahren, Veröffentlichungsreihe der Forschungsgruppe Gesundheitsrisiken und Präventionspolitik im WZB, P88-203, Berlin

Walter, U. (2004a): Nutzen-Dimensionen und Zielparameter für Prävention und Gesundheitsförderung. Vortrag auf der Fachtagung Epi-Berlin am 12./13.02.04: Evidenzbasierung in der Prävention und Gesundheitsförderung

Walter, U. (2004b): Präventive Hausbesuche. Public Health Forum, 12/42, 14-15

Walter U., M. Drupp, F. W. Schwartz (Hrsg.) (2002) . Prävention durch Krankenkassen. Zielgruppen, Zugangswege, Wirksamkeit und Wirtschaftlichkeit, Weinheim und München: Juventa

Walter U., F. W. Schwartz, F. Hoepner-Stamos (2001a). Zielorientiertes Qualitätsmanagement und aktuelle Entwicklung in Gesundheitsförderung und Prävention. In: Bundeszentrale für gesundheitliche Aufklärung (Hrsg.). Qualitätsmanagement in der Gesundheitsförderung und Prävention. Grundsätze, Methoden und Anforderungen, BZgA Köln, 18-37

Walter, U, F. W. Schwartz, F. Hoepner-Stamos (2001b): Empfehlungen für die Zukunft – Zusammenfassender Leitfaden für die Umsetzung eines Qualitätsmanagements in Gesundheitsförderung und Prävention, In: Bundeszentrale für gesundheitliche Aufklärung: Qualitätsmanagement in Gesundheitsförderung und Prävention. Grundsätze, Methoden und Anforderungen. Köln: BZgA: 315-320.

WHO/Health Canada/CDC (1998): Health Promotion Evaluation: Recommendations to Policy-makers, WHO Regional Office: Copenhagen.

Wiborg, G., F. Hanewinkel, K.-O. Kliche (2002): Verhütung des Einstiegs in das Rauchen durch die Kampagne „Be Smart – Don't Start": eine Analyse nach Schularten. In: Deutsche Medizinische Wochenschrift 127:430-436

Wilkinson, R., M. Marmot (eds.) (2003): Social Determinants of Health. The Solid Facts, Second Edition, Kopenhagen: WHO-Europe

Wilkinson, R. G. (1996): Unhealthy Societies – The Afflictions of Inequality, London/New York: Routledge.

Winkelhake, O, U. Miegel, K. Thormeier (2002): Die personelle Verteilung von Leistungsausgaben in der Gesetzlichen Krankenversicherung 1998 und 1999. Konsequenzen für die Weiterentwicklung des deutschen Gesundheitswesens. In: Sozialer Fortschritt, 51. Jg., H. 3, S. 58-61

Wopp, Chr. (1995): Die 70er Jahre: Trimm-Aktion und soziokulturelle Orientierung, in: Entwicklungen und Perspektiven des Freizeitsports. Edition Sport & Wissenschaft, Band 20. Aachen: Verlag Meyer & Meyer, S. 55 - 81

Wright, M. T. (2004a): Wie kann die innovative Präventionsarbeit im Nicht-Regierungs-Sektor evaluiert werden? Die Aids-Hilfen als Beispiel, in: E. Luber, R. Geene (Hg.): Evidenzbasierung und Qualitätssicherung in der Gesundheitsförderung, Wer weiß, was gut ist: Wissenschaft, Wirtschaft, Politik, BürgerInnen? Frankfurt Main: Mabuse-Verlag, S. 127 – 133

Wright, M. T. (2004b): Partizipative Qualitätssicherung und Evaluation für Präventionsangebote in Settings, Ergänzungsgutachten zu Prof. Rosenbrock: „Verminderung sozial bedingter Ungleichheit von Gesundheitschancen" im Auftrag des Bundesverbandes der Betriebskrankenkassen. Berlin

Yen, H., S. Syme (1999): The Social Environment and Health: A Discussion of the Epidemiologic Literature. In: Annual Reviews of Public Health, 20:287-308

Zapf, W. (1994): Über soziale Innovationen, in: ders.: Modernisierung, Wohlfahrtsentwicklung und Transformation. Berlin: edition sigma, S.

III Die Praxis der Gesundheitsförderung für sozial Benachteiligte im Setting

**Dipl.-Soz. Holger Kilian, Dr. Raimund Geene,
Dipl.-Psych. Tanja Philippi**

unter Mitarbeit von
Dipl.-Ökotrophologe Dietmar Walter

Inhaltsverzeichnis
III Die Praxis der Gesundheitsförderung im Setting

1	**Einleitung**	**153**
1.1	Konzeptionelle Klärung: Der Setting-Ansatz	159
1.1.1	Vermittlung von Lebenskompetenzen	159
1.1.2	Partizipation	161
1.1.3	Strukturentwicklung	163
1.1.4	Integration der drei Strukturelemente Vermittlung von Lebenskom-petenzen, Partizipation und Strukturbildung im Setting-Ansatz	166
1.2	Der Setting-Ansatz als Orientierungspunkt für die Praxis	168
1.3	Verankerung des Setting-Ansatzes in der gesundheitsfördernden Praxis	169
2	**Untersuchung der Praxis von Setting-Interventionen**	**172**
2.1	Vorgehen in der Erhebungsphase	172
2.1.1	Startabfrage: Gesundheitsfördernde Angebote im Setting	172
2.1.2	Auswahl und Rücklauf der angeschriebenen Projekte	173
2.1.3	Auswertungen der Materialien	176
2.2	Projektbeschreibungen	177
2.3	Zusammenfassende Betrachtung	209
3	**Gesundheitsförderung im Setting stärken – Handlungsempfehlungen**	**211**
3.1	Das Setting-Konzept inhaltlich schärfer profilieren	212
3.2	Die Setting-Aktivitäten in Qualitätssicherungsprozesse einbinden	213
3.3	Das Setting-Konzept kommunizieren	214
3.4	Eine breite Umsetzung des Setting-Konzeptes initiieren und begleiten	215
3.5	Krankenkassen als Change Agents	216
Literaturverzeichnis		217
Abkürzungen		221
Anhang		223

1. Einleitung

Der Setting-Ansatz, in den späten 80er Jahren von der Weltgesundheitsorganisation als praktische Umsetzung der Ottawa-Charta entwickelt, bietet einen als gleichermaßen verhaltens- und verhältnisorientierter Ansatz für eine gelingende Praxis der Gesundheitsförderung. Er gewinnt aktuell als Umsetzungsstrategie für den sozialpolitischen Auftrag der krankenkassenfinanzierten Gesundheitsförderung nach SGB V, § 20 (1) zunehmend an Bedeutung. Zugleich gibt es aber in Deutschland noch relativ wenige Erkenntnisse zur Umsetzung des komplexen Konzeptes in die Praxis. Zahlreiche Indizien weisen darauf hin, dass das Setting-Konzept erst ansatzweise Eingang in die konkrete Umsetzung gesundheitsfördernder Interventionen gefunden hat. In seinem aktuellen Gutachten „Finanzierung, Nutzerorientierung und Qualität" betont der Sachverständigenrat für die Begutachtung der Entwicklung im Gesundheitswesen (SVR), in der öffentlichen Diskussion über Gesundheitsförderung und Prävention sei ein *„Übergewicht der am Individuum ansetzenden gegenüber kontextbezogenen Maßnahmen festzustellen"* und plädiert für *„mehr Interventionen nach dem Setting-Ansatz"*, um vorhandene Präventionspotenziale voll auszuschöpfen (SVR 2003: Ziffer 510).

Vor dem Hintergrund der epidemiologischen Erkenntnisse zum fortwirkenden Zusammenhang zwischen niedrigem sozialen Status und überdurchschnittlich hohem Krankheitsrisiko (im Überblick Mielck 2000) und der aktuellen gesundheitspolitischen Entwicklungen – zunehmende Privatisierung der Krankheitskosten bei gleichzeitig zaghafter, aber doch deutlicher konzeptioneller und finanzieller Stärkung der Gesundheitsförderung – ist dieser Status quo mindestens unbefriedigend. Aus Sicht der Gesundheitsförderung steht zu befürchten, dass die besondere Chance, Prävention und Gesundheitsförderung neben Kuration, Rehabilitation und Pflege als stabile „vierte Säule" des Gesundheitswesens zu etablieren, durch eine unspezifische, heterogene und unkoordinierte Umsetzung gesundheitsfördernder Interventionen vertan wird. Parallelen zur Streichung des § 20 im Jahr 1996 als Folge relativ willkürlicher und öffentlich leicht zu diskreditierender Umsetzung der als Gesundheitsförderung etikettierten Kursangebote drängen sich auf. Der im Jahr 2000 wieder eingeführte § 20 des fünften Sozialgesetzbuches formuliert klare Anforderungen an eine von den Krankenkassen finanzierte Gesundheitsförderung, die sich insbesondere an sozial benachteiligte Zielgruppen richten soll. Eine analoge inhaltliche Stoßrichtung ist sowohl für die geplante Stiftung für Gesundheitsförderung und Prävention zu erwarten als auch für das angekündigte Präventionsgesetz. Umso notwendiger ist es, die Praxis der Gesundheitsförderung - insbesondere für sozial Benachteiligte Zielgruppen – auf ein solides theoretisches und umsetzungs-praktisches Fundament zu stellen. Eine Schlüsselstellung kommt hierbei dem Setting-Konzept zu.

Der Bundesverband der Betriebskrankenkassen hat daher Prof. Rolf Rosenbrock mit der wissenschaftlichen Begleitung seines Programms „Mehr Gesundheit für Alle" beauftragt. Das Programm fördert die Konzeption und Umsetzung gesundheitsfördernder Projekte in sozialen Brennpunkten mit Mitteln nach § 20 (1) SGB V. 2003 initiierte der BKK Bundesverband 20 regionale Einzelprojekte gemeinsam mit kompetenten Kooperationspartnern. Ausgewählte Projekte und erste Ergebnisse wurden Anfang Dezember 2003 im Rahmen einer Satellitenveranstaltung zum Kongress „Armut und Gesundheit" in Berlin vorgestellt.

Um die Frage zu vertiefen, wie konkrete gesundheitsfördernde Interventionen im Setting aussehen, hat der BKK Bundesverband Gesundheit Berlin e.V. beauftragt, auf der Grundlage der Datenbank „Gesundheitsförderung für sozial Benachteiligte" ausgewählte Praxis-Projekte vorzustellen und hinsichtlich ihrer Umsetzung des Setting-Ansatzes in der Gesundheitsförderung zu untersuchen. Im Fokus der Untersuchung steht die Frage, in welchem Maße zentrale Strukturmerkmale des Setting-Ansatzes von den Projekten in ihrer praktischen Arbeit umgesetzt werden und in wieweit davon ausgegangen werden kann, dass diese zum Erfolg der Maßnahmen beitragen.

Um die grundlegenden Prämissen des Setting-Ansatzes in der Gesundheitsförderung zu klären, stellen wir im Folgenden seine Bedeutung für die aktuelle Gesundheitsförderung dar und entwickelt daran anknüpfend die theoretischen Grundlagen des Ansatzes (Abschnitt 0). Das vorliegende Gutachten geht davon aus, dass der innovative Charakter des Setting-Konzeptes und die damit verbundenen hohen Erwartungen an seine Wirksamkeit in der Integration verhaltens- und verhältnisorientierter Maßnahmen begründet liegt. Hieran anknüpfend haben wir als Auswertungsraster die folgenden drei zentralen Strukturmerkmale des Setting-Ansatzes herausgearbeitet: 1. Die Vermittlung individueller Lebenskompetenzen (Life Skills), 2. die aktive Einbindung (Partizipation) der Zielgruppe in alle Phasen der Setting-Intervention und 3. die Schaffung gesundheitsförderlicher Strukturen im Setting.

Abschnitt 2 des Gutachtens beschreibt zehn Praxis-Beispiele im Hinblick auf ihre Umsetzung der drei Struktur-Merkmale. Die Untersuchung orientiert sich an der Frage, ob eine vollständige Umsetzung des Setting-Ansatzes in der Praxis beobachtbar ist und inwiefern davon ausgegangen werden kann, dass sich damit auch die Aussichten auf eine möglichst umfassende Wirksamkeit der Interventionen erhöhen. Für die Auswahl der Praxis-Projekte konnte auf den Bestand der Datenbank www.datenbank-gesundheitsprojekte.de zurück gegriffen werden, die einen bundesweit umfassenden Überblick über Angebote und Maßnahmen der Gesundheitsförderung für sozial benachteiligte Zielgruppen bietet. Sie wurde von Gesundheit Berlin e.V 2002/03 im Auftrag der Bundeszentrale für gesundheitliche Aufklärung (BZgA) aufgebaut und ist als „lebendige Datenbank", eingebettet in eine laufend aktualisierte Internet-Plattform zentraler Bezugspunkt der soziallagenbezogenen Gesundheitsförderung in Deutschland (vgl. BZgA 2003). Diese Auswertung, als Ergänzungsgutachten zur Stellungnahme von Prof. Rolf Rosenbrock im Auftrag des Bundesverbandes der Betriebskrankenkassen angefertigt, knüpft an die zuvor vorgelegten Fokus-Auswertungen zur Rauchprävention (Philippi et al. 2003) und zur Gesundheitsförderung bei älteren Menschen (Bunge et al. 2003a) sowie der Recherche zu Angeboten zur Prävention von Teenager-Schwangerschaften (Bunge et al. 2003b) an.

Der Setting-Ansatz in der Gesundheitsförderung

Der Setting-Ansatz in der Gesundheitsförderung hat Konjunktur. Nachdem die krankenkassen-finanzierte Gesundheitsförderung als wenig spezifisch, qualitativ ungesichert und stark mittelschichtorientiert (Kirschner et al 1995) in die Kritik gebracht und 1996 mit dem Schlagwort der vorgeblichen „Bauchtanzkurse" vorübergehend abgeschafft wurde, stellt eine zunehmend professionalisierte Gesundheitsförderung die Frage nach effizienten und effektiven Interventionsstrategien. Insbesondere die Gesundheitsförderung für sozial benachteiligte Bevölkerungsgruppen, deren Bedarf an aktivierenden Unterstützungsleistungen besonders hoch ist, die aber durch die klassischen Kursangebote schwer oder gar nicht erreichbar sind, steht hier vor großen Herausforderungen. Der Setting-Ansatz gilt unter diesem Aspekt als besonders vielversprechend, da er die

„Komm"-Strukturen der Kursangebote durch aufsuchende Arbeit in den Lebensbereichen der Zielgruppen ersetzt und diesen dabei ermöglicht, ihre gesundheitsbezogenen Interessen zu erkennen, aktiv zu formulieren und in konkrete Maßnahmen zur nachhaltig gesunden Gestaltung ihrer Lebenswelt umzusetzen.

Die Novelle des § 20 SGB V aus dem Jahr 2000 erteilt den Krankenkassen erneut den Auftrag zur – streng budgetierten – Finanzierung von Primärprävention, spiegelt aber deutlich den Diskussionsprozess wider, der in den vier Jahren der Aussetzung kassenfinanzierter außerbetrieblicher Gesundheitsförderung stattgefunden hat: Der Gesetzgeber formuliert die Forderung, dass Leistungen im Rahmen der primären Prävention einen Beitrag zur Verminderung sozial bedingter Ungleichheit von Gesundheitschancen leisten müssen. In ihren gemeinsam und unter Einbeziehung externen Sachverstandes formulierten Leitlinien zur Umsetzung des § 20 stellen die gesetzlichen Krankenversicherungen mehrfach die besondere Bedeutung des Setting-Ansatzes für eine soziallagen-orientierte Gesundheitsförderung heraus (AG GKV 2003, zum Stand der Umsetzung vgl. AG GKV und MDK 2003).

Die besondere konzeptionelle Stärke des Setting-Ansatzes macht aus, dass er ganz im Sinne der Ottawa-Charta[1] verhaltens- und verhältnisorientierte Ansätze integriert. Gesundheitsförderung nach dem Setting-Ansatz orientiert gleichermaßen auf die Stärkung individueller Ressourcen zur Bewältigung belastender Lebenssituationen als auch auf die aktive Gestaltung gesundheitsförderlicher Lebens(um)welten.

Ein Setting kann verstanden werden als ein durch formale Organisation, durch regionale Situation und/oder durch gleiche Erfahrung und/oder gleiche Lebenslage und/oder gemeinsame Werte bzw. Präferenzen definierter, relativ dauerhafter und zumindest ansatzweise verbindlicher So-

---

[1] Dies meint die in der Ottawa-Charta formulierten Handlungsfelder „Gesundheitsfördernde Lebenswelten", „Gesundheitsbezogene Gemeinschaftsaktionen unterstützen" und „persönliche Kompetenzen entwickeln". Die ebenfalls in der Charta geforderte „Entwicklung einer gesundheitsfördernden Gesamtpolitik" sowie „Gesundheitsdienste neu orientieren" stehen außerhalb der Reichweite einzelner gesundheitsfördernder Interventionen auf der hier betrachteten Ebene. Diese können allerdings zu tragenden Elementen im Zuge der Umsetzung einer „gesundheitsfördernden Gesamtpolitik" wie auch neu aufgestellter Gesundheitsdienste werden.

zialzusammenhang, von dem wichtige Impulse bzw. Einflüsse auf die Wahrnehmung von Gesundheit, auf Gesundheitsbelastungen und/oder Gesundheitsressourcen sowie auf (alle Formen der) Bewältigung von Gesundheitsrisiken (Balance zwischen Belastungen und Ressourcen) ausgehen können. Baric und Conrad fassen dies knapp zusammen:

Settings sind Organisationen, die eine durch ihre Struktur und Aufgaben anerkannte soziale Einheit darstellen. (Baric, Conrad 2000: 18)

Die besondere Attraktivität des Setting-Ansatzes für eine soziallagenorientierte Gesundheitsförderung macht aus, dass die Interventionen niedrigschwellig in den Lebenswelten der Zielgruppen ansetzen (am Arbeitsplatz, im Wohnumfeld, in Schule und Familie) und damit die überwiegend auf Mittelschichts-Angehörige beschränkte Vor-Selektion der Teilnehmer/innen von Kursangeboten vermeiden. Darüber hinaus sehen Setting-Interventionen ihre Zielgruppe(n) nicht als passive Empfänger gesundheitsfördernder Wohltaten, sondern als aktiv Handelnde in eigener Sache, die an Planung und Durchführung der Maßnahmen beteiligt werden (*Partizipation*) und als Ergebnis zur Wahrnehmung der eigenen gesundheitsbezogenen Interessen befähigt werden sollten (Vermittlung von *Life Skills*) und damit tendenziell die Nachhaltigkeit der Interventionen stützen.

Insbesondere die WHO hat seit Anfang der 1990er Jahre die praktische Umsetzung des Setting-Ansatzes in unterschiedlichen Lebenswelten voran getrieben (vgl. Altgeld 2004: 8). Zu nennen sind insbesondere die Programme

- Gesunde Städte
- Gesundheitsfördernde Schulen
- Gesundheitsfördernde Betriebe
- Gesundheitsfördernde Krankenhäuser
- Gesunde Regionen
- Gesundheitsfördernde Gefängnisse
- Gesundheitsfördernde Hochschulen

In Deutschland haben sich hieraus Initiativen und Zusammenschlüsse wie das Gesunde Städte-Netzwerk (Geene et al. 2002) oder das im Jahr 2000 abgeschlossene und z. T. regional fortgeführte Modellprojekt OPUS (Offenes Partizipationsnetzwerk und Schulgesundheit) entwickelt. Andere Settings sind noch relativ wenige erschlossen wie z. B. Familie oder Kindergarten (zu letzterem vgl. Altgeld 2002).

Die aktuelle „Entdeckung" des Settings als Ort einer soziallagenorientierten Gesundheitsförderung führt in der Praxis aber nicht automatisch zu Angeboten, die den Setting-Ansatz realisieren. Kickbusch (2003: 187) kritisiert, Setting würden oft *„als organisatorische Basis von Programmen"* benutzt, zugleich *„aber keine grundsätzlichen Veränderungen im Ablauf und der Organisationsform der Settings"* angestrebt. Der Setting-Ansatz als eine systemische Intervention ist weit mehr als nur „Ablageplatz" (Rosenbrock) für gesundheitsförderliche Informationen.

Erst mittels der aktiven Einbindung der Betroffenen (Partizipation), der Stärkung der persönlichen Handlungsfähigkeit der Einzelnen für die Gestaltung ihrer gesundheitlichen Lebensbedingungen (Vermittlung von Life Skills) und des Ausbaus der Kooperation zwischen verschiedenen gesellschaftlichen Gruppen (Vernetzung und Organisationsentwicklung) wird ein umfassender gesundheitsfördernder Entwicklungsprozess nach dem Setting-Ansatz implementiert. Im Idealfall wird Gesundheit zum Leitbild der Organisationsentwicklung einer Einrichtung, wie erfolgreiche Interventionen insbesondere in stark strukturierten Settings wie Betrieb, Schule oder Krankenhaus zeigen (Pelikan et al. 1993, Grossmann, Scala 1996).

Seine Rolle als Hoffnungsträger einer soziallagenbezogenen Gesundheitsförderung birgt für den Setting-Ansatz aber auch die Gefahr überzogener, nicht erfüllbarer Ansprüche. Noch gibt es relativ wenig Evidenz für die tatsächliche Wirksamkeit, auch fehlen von der wissenschaftlichen und gesundheitsfördernden „Community" allgemein akzeptierte Kriterien zur Messung seiner Wirksamkeit (Rosenbrock 2004: 62f.). Selbst in einem verhältnismäßig lange und intensiv bearbeiteten Setting wie den Betrieben liegen oftmals keine verlässlichen Daten vor und erfordert die Bestimmung von Mess- und Zielgrößen seitens der wissenschaftlichen Begleitung detektivisches Gespür und vorsichtige Zurückhaltung in der Bewertung der Ergebnisse (vgl. Lenhardt 2003). Erschwerend kommt hinzu, dass über die Verlaufskurven von Setting-Interventionen noch wenig bekannt ist: Kann von einer linearen Verbesserung des Gesundheitszustandes der Zielgruppe ab Projektbeginn ausgegangen werden oder entfalten die Interventionen ihre Wirkung mit zeitlicher Verzögerung? Bedingt der veränderungsbedingte Stress während der Implementation des Ansatzes möglicherweise sogar eine (vorübergehende) Verschlechterung des gesundheitsbezogenen *Status quo* im Setting, wie Geyer (2003: 37f) fragt?

Diese fehlenden Erfahrungen und methodischen Probleme der Wirksamkeitsmessung sollte kein Hindernis darstellen, die praktische Umsetzung des Setting-Konzeptes systematisch voran zu treiben. Erfordert ist dabei die kritische Begleitung dieses Prozesses, zu dessen erfolgreicher Umsetzung das vorliegende Gutachten sich als Beitrag versteht.

Der folgende Abschnitt geht zunächst auf die theoretische Basis des Setting-Konzeptes ein, indem er die drei zentralen Strukturelemente – Vermittlung von Life Skills, Partizipation und Strukturentwicklung – in ihrer Zielsetzung und wechselseitigen Beziehung aufeinander darstellt. Diese konzeptionelle Klärung dient als Grundlage für die nachfolgende Darstellung ausgewählter Praxisprojekte.

1.1 Konzeptionelle Klärung: Der Setting-Ansatz

In den folgenden Abschnitten werden drei Schlüsselelemente des Setting-Ansatzes vorgestellt, die in ihrer vollständigen Umsetzung dessen sowohl verhaltens- als auch verhältnisorientierte Ausrichtung verdeutlichen: Die Vermittlung von *Life Skills* als individuelle Befähigung der Zielgruppe (1.1.1), *Partizipation* als Voraussetzung, aktiv die Gestaltung der eigenen Lebens(um)welt beeinflussen zu können (1.1.2) und die Entwicklung gesundheitsfördernder *Strukturen* als die organisatorische Festigung der gesunden Lebenswelt (1.1.3).

1.1.1 Vermittlung von Lebenskompetenzen (Life Skills)

Die Vermittlung individueller Lebenskompetenzen – in der Fachliteratur zumeist unter dem Begriff *Life Skills* aufgeführt – nimmt im Rahmen des Setting-Ansatzes eine Schlüsselrolle ein. Das Ziel ist die individuelle Befähigung, die Bedingungen des eigenen Lebens und der sozialen Lebenswelt zu verstehen, Problemlösungsstrategien zu entwickeln und Probleme durch die Mobilisierung individueller und sozialer Ressourcen aktiv bewältigen zu können. Zu den vermittelten Fähigkeiten können sowohl fachliche Inhalte gehören (z. B. Schulungen zu gesunder Lebensführung) als auch soziale Kompetenzen (z. B. zu Informationssuche, Kommunikation und Vernetzung). Unter der Überschrift „Persönliche Kompetenzen entwickeln" wird dieses Ziel in der Ottawa-Charta präzise beschrieben:

> *Gesundheitsförderung unterstützt die Entwicklung von Persönlichkeit und sozialen Fähigkeiten durch Information, gesundheitsbezogene Bildung sowie durch die Verbesserung sozialer Kompetenzen im Umgang mit Gesundheit und Krankheit. Sie will den Menschen helfen, mehr Einfluss auf ihre eigene Gesundheit und Lebenswelt auszuüben, und will ihnen zugleich ermöglichen, Entscheidungen in ihrem Lebensalltag zu treffen, die ihrer Gesundheit zugute kommen.* (WHO 1986)

Es wird deutlich, dass diese Perspektive auf ein „*lebenslanges Lernen*" (ebd.) den „*Abschied von der defizitorientierten Sichtweise auf Gesundheitsrisiken, Krankheiten und Behinderungen*" bedeutet (Kardorff 2003: 137). Ziel ist nicht die defensive Abwehr von Gesundheitsrisiken, sondern die Mobilisierung gesundheitsfördernder (salutogener) Ressourcen im Sinne Antonovskys: Ein ausgeprägter Kohärenzsinn ist nur dann zu erwarten, wenn Einzelne sich als Akteure empfinden die (auch) über die individuellen Fähigkeiten und Ressourcen verfügen, ihre Umwelt zu verstehen und sie aktiv und mit positivem Ergebnis (mit-) gestalten zu können (Antonovsky 1997). Die Vermittlung von *Life Skills* ist als Ressource zu verstehen, die dazu befähigt, auf Belastungen und Anforderungen aktiv und konstruktiv zu reagieren und Bewältigungsstrategien zu entwickeln.

Insbesondere Bevölkerungsgruppen mit niedrigem sozialen Status verfügen oft nicht über die notwendigen fachlichen und sozialen Kompetenzen, mit schwierigen und gesundheitsgefährdenden Lebenslagen reflektiert und aktiv umzugehen. Kompetenzförderung muss hier an den konkreten Lebenslagen und Lebensweisen anschließen, wenn sie wirkungsvoll sein will (Kardorff 2003: 136). Der Setting-Ansatz bietet hierfür gute Voraussetzungen, weil er seine Maßnahmen unmittelbar in der Lebenswelt der Zielgruppe(n) ansetzt und damit die Zugangshürden externer Kurs- und Schulungs-Angebote abbaut.

An dieser Stelle wird eine deutliche Überschneidung zum Konzept des *Empowerment* deutlich, dessen Ziel die Befähigung bzw. Er-*mächtigung*

Betroffener ist, ihre Interessen zu erkennen und selbstbewusst zu vertreten. Da das Empowerment-Konzept neben der individuellen Befähigung auch eine politische Dimension hat, wird es im folgenden Abschnitt gemeinsam mit der Partizipation als zweiter zentraler Struktur-Dimension des Setting-Ansatzes diskutiert.

1.1.2 Partizipation

Neben der im vorhergehenden Absatz beschriebenen individuellen Befähigung, die eigenen Lebensbedingungen zu reflektieren und Veränderungsoptionen zu entwickeln, ist die „Ermöglichung" dies auch tatsächlich tun zu können von entscheidender Bedeutung für einen erfolgreichen gesundheitsfördernden Entwicklungsprozess im Setting. Partizipation ist zu verstehen als die Vertretung eigener Interesse „*von unten*" (Stark 2002: 189) und die aktive Einbindung Betroffener in die Planung und Umsetzung von Interventionen. Partizipation ist die Einmischung in bestehende Verhältnisse zur Vertretung eigener Interessen und zur Verbesserung der Verhältnisse. Damit kann Partizipation sowohl in defensiver Ausrichtung Instrument der Machtkontrolle sein als auch offensiv die Gestaltung politischer Prozesse „von unten" voran treiben.

In politischer Perspektive ist Partizipation ein emanzipatorischer Prozess, der die von Interventionen in die Struktur ihrer Lebenswelt betroffenen Menschen von passiv „Betroffenen" zu aktiv Handelnden und damit zu Akteuren des eigenen Schicksals macht. Stark (2002: 195) warnt davor, Partizipation zu domestizieren und zur quasi-Beteiligung verkommen zu lassen, die sich in öffentlichen Anhörungen und in der Besetzung von Beiräten erschöpft.

Zur Realisierung des partizipativen Ansatzes im Rahmen der Setting-Arbeit können Instrumente und Methoden wie z. B. Zukunftswerkstätten oder *Planning for Real* eingesetzt werden die es den Betroffenen ermöglichen, auch ohne „professionellen" Hintergrund Strukturen zu beschreiben, Bedarfe zu formulieren und Beteiligungsmöglichkeiten aufzuzeigen. Im Bund-Länder-Programm „Soziale Stadt" beispielsweise wird Partizipation als wesentlicher Bestandteil der Stadtteilentwicklung betrachtet (Löhr 2002). Auch im Rahmen des 9-Punkte-Programmes des Gesunde Städte-Netzwerks wird Bürgerbeteiligung als ein Kernindikator genannt (Stender 2001).

Empowerment

Gelingt die individuelle Befähigung durch die Vermittlung von *Life Skills* (vgl. 1.1.1) und deren Einbindung in den politischen Prozess der Partizipation, so kann von einem gelungenen *Empowerment* im Rahmen des Setting-Ansatzes gesprochen werden. Empowerment ist zu verstehen als die Befähigung von Menschen, ihre Probleme und Interessen zu reflektieren und zu formulieren, Lösungsstrategien zu entwickeln und diese in diskursive Umsetzungs-Prozesse einzubringen.

Empowerment ist ein dynamischer Prozess, dessen Ergebnisse nicht a priori determiniert sind (Rappaport 1985: 271). Diese Tatsache ist für alle mit der Umsetzung von Setting-Ansätzen befassten Professionellen von zentraler Bedeutung: Sie müssen sich darüber im Klaren sein, dass der von ihnen angestoßene Prozess, ausgehend von einer klaren Aufgabenbeschreibung und Zieldefinition, in seinem zeitlichen Verlauf, seiner inhaltlichen Strukturierung sowie den generierten Ergebnissen andere Richtungen einschlagen kann als geplant. Jede Setting-Intervention hat damit in gewisser Weise experimentellen Charakter. Hier liegt ein wesentlicher Unterschied zu Kursangeboten, deren zeitlicher Ablauf und inhaltlicher Gehalt a priori festgelegt und deren Zielerreichung – bei allen bekannten methodischen Problemen - relativ gut überprüfbar sind. Das zentrale *a priori* von Setting-Interventionen, die das Empowerment ihrer Zielgruppe ernst nehmen, ist das einer gewissen Unsicherheit über den Maßnahmen-Verlauf.

Dies jedenfalls ist die Perspektive der für die Intervention verantwortlichen Professionellen, deren zeitliche Ressourcen i.d.R. begrenzt und die zur Umsetzung möglichst eindeutiger Ergebnisse verpflichtet sind. Für sie ist ein mit Unwägbarkeiten behafteter Projektverlauf eine Quelle für Stress. Aus der Perspektive der „aktivierten" Menschen im Setting bietet ein relativ offener, durch Empowerment gestützter Entwicklungsprozess aber die Möglichkeit, zu maßgeschneiderten Lösungen für die spezifischen Probleme des Setting zu kommen.

Prägnant formulieren beispielsweise die Organisatoren des OPUS-Netzwerkes für Schulgesundheit in Nordrhein-Westfalen den zentralen Stellenwert des Empowerment ihrer Zielgruppen (Schüler/innen und Lehrer/innen) im Rahmen ihres Projektes. Für sie geht es

> *zentral um die Aktivierung der Selbstverfügungskräfte der beteiligten Personen. Die Eigenaktivität, Selbstbestimmung und Selbstverantwortlichkeit aller Beteiligten sollen gestärkt und die Personen befähigt werden, in der Auseinandersetzung mit den Anforderungen ihrer Um- und Mitwelt auch die eigenen Bedürfnisse, Anliegen, Wünsche und Hoffnungen in befriedigender Weise zur Geltung zu bringen und so Einfluss auf ihre Gesundheit zu nehmen (Empowerment).* (Spenien et al 2002: 72)

Deutlich wird die Aktivierung sowohl individueller Fähigkeiten (Eigenaktivität, Selbstbestimmung, Selbstverantwortlichkeit) als auch der partizipativen Einmischung in die Entscheidungsprozesse im Setting Schule (der *„Um- und Mitwelt"* die eigenen Interessen *„zur Geltung bringen und so Einfluss (...) nehmen"*).

1.1.3 Strukturentwicklung

Die Entwicklung gesundheitsförderlicher Strukturen erfasst als drittes zentrales Element des Setting-Ansatzes dessen verhältnisgestaltende Dimension, die in der Literatur zumeist unter den Begriff der „Organisationsentwicklung" subsumiert wird. Dies kann als Ausdruck der Tatsache gewertet werden, dass Gesundheitsförderung im Setting bislang meist in mehr oder weniger formalisierten und hierarchisch geprägten Organisations-Kontexten stattfindet (in Betrieben, Schulen oder Krankenhäusern) und hierbei bewährte Ansätze der Organisationsentwicklung zur Anwendung kommen können. Problematisch wird der Begriff in seiner Übertragung auf Settings, die eine geringe oder gar keine formale Strukturierung aufweisen wie z. B. das Setting „Nachbarschaft / Stadtteil". Dieses Setting ist zwar durch ein komplexes Gefüge von Einflussbereichen privater und öffentlicher Organisationen und Institutionen geprägt, ist selbst aber keine Organisation. Um die verhältnispräventive Dimension des Setting-Ansatzes in seiner Setting-übergreifenden Perspektive formulieren zu können, soll deshalb im Folgenden von einer gesundheitsfördernden *Strukturentwicklung* gesprochen werden.

Das Ziel gesundheitsfördernder Strukturentwicklung ist die Schaffung institutioneller *Rahmenbedingungen* für das Handeln und Verhalten der Personen im Setting, die bestmögliche Voraussetzungen für eine gesunde Lebensgestaltung gewährleisten, indem sie gesundheitsgefährdende Belastungen vermindern und zur Stärkung gesundheitsförderlicher Ressourcen beitragen (Grossmann, Scala 1996). Je hierarchischer geprägt und je klarer strukturiert das Setting ist, desto leichter lassen sich solche Veränderungen administrativ *top down* umsetzen: Sind die *Change Agents* mit formaler Macht ausgestattete Schlüsselakteure im Setting, so können sie gesundheitsfördernde Strukturentwicklungs-Maßnahmen auch ohne Beteiligung anderer Mitglieder des Settings - ggf. auch gegen Widerstände - umsetzen. Betriebe repräsentieren diesen Typ des stark strukturieren Settings mit klar umrissenem und zeitstabilem Mitgliederbestand, formal sanktionierten Hierarchien und Zuständigkeiten, einer hohen Verbindlichkeit von Entscheidungen und einer starken Bindung der Beteiligten an das Setting.

Mit abnehmendem Strukturierungsgrad des Settings ist die erfolgreiche Umsetzung von Strukturveränderungen zunehmend an die Einbeziehung der relevanten Interessengruppen (*Stakeholder*) in alle Phasen von Planung, Umsetzung, Erfolgskontrolle und Modifikation/Entwicklung der Interventionen gebunden. Werden die Maßnahmen *bottom up* auch von den Akteuren im Setting getragen, steigt die Wahrscheinlichkeit einer erfolgreichen Implementierung, die ggf. auch Krisen wie das Wegbrechen externer Finanzierung überstehen. Ohne die Akzeptanz der Strukturveränderung bei den Akteuren im Setting drohen extern angestoßene Maßnahmen wirkungslos zu verpuffen.

Doch auch wenn sich in formal klar strukturierten Settings gesundheitsfördernde Innovationen relativ einfach auf administrativem Wege umsetzen lassen, entspricht es sowohl dem Geist der Ottawa-Charta als auch den Erkenntnissen der Organisationsforschung, dass die Betroffenen in alle Phasen des „*Public Health Action Cycle*" (Rosenbrock 2004: 66) aktiv eingebunden werden. Interventionen als wohlmeinende Sozialtechnologie, die das Verhalten und die Lebensumstände ahnungsloser Nicht-Akteure steuern, widersprechen einer gesundheitsförderlichen Ethik, die gerade auf die Erweiterung der selbstbestimmten Kompetenzen und Handlungsmöglichkeiten der Einzelnen abzielt (vgl. Naidoo, Wills 2003) und wirkt einer Stärkung des Kohärenzsinns der Betroffenen im Sinne des Salutogenese-Modells von Antonovsky (1997) entgegen. Schließlich ist auch zweifelhaft, ob eine von oben, nicht diskursiv entwickelte und an die konkrete Problemlage im Setting anschließende Strukturentwicklung auch nachhaltige i.S. von dauerhaften Wirkungen entfalten wird. Vielmehr scheint es wesentlich, dass im Zuge der Setting-Interventionen *Lernprozesse* innerhalb des Settings eingeleitet und kontinuierlich voran getrieben werden, deren Erfolg zur Stabilisierung des neuen – gesundheitsgerechten – Status quo beiträgt.

Die Literatur zum „Organisationslernen" zeigt vielfältige Hürden erfolgreicher Lernprozesse auf (z. B. Berthoin Antal et al 2001) und verweist vor allem auf die Bedeutung des partizipativ gestalteten Prozesses im Unterschied zur punktgenauen Implementation strukturverändernder Maßnahmen von oben:

> *An organization cannot learn how to do something new if there is no process by which the members generate a common view on what needs to be learned and why. (ebd.: 873)*

Empirische Studien zur Umsetzung von Strukturveränderungen im Setting Betrieb unterstreichen gleichfalls, dass die Interventionen besonders erfolgreich sind, die sich um die Einbeziehung möglichst aller Akteursgruppen in Entwicklung und Umsetzung der Intervention bemühen – und damit um einen im gesamten Setting gründenden Lerneffekt (Lenhardt 2003). Einschränkend muss angemerkt werden, dass die Literatur sich primär auf (betriebliche) Organisationen konzentriert und entsprechende Untersuchungen für weniger strukturierte Settings noch ausstehen.

Der Aspekt kollektiver Lernprozesse, durch die Strukturveränderungen in Gestalt gemeinsamer Überzeugungen und einer neuen „Setting-Kultur" verankert werden ist umso wichtiger, als gesundheitsfördernde Settings oftmals im Rahmen von Projektförderung oder Modellprojekten entwickelt werden und ein Fortbestehen bzw. eine aktive Weiterentwicklung nach Wegfall externer Projektmittel nur dann realistisch ist, wenn die Akteure selbst Bereitschaft und Initiative aufbringen, die im Rahmen des Projektes angestoßenen Prozesse in eigener Initiative weiter zu führen und zu entwickeln. Um solche Nachhaltigkeit zu ermöglichen, sollte die strukturelle Einbindung im Setting-Prozess integriert sein - idealtypisch mit der Gesundheitsförderung als Leitbild des Organisationsentwicklungsprozesses (Luber, Geene 2001: 122f).

Dieser Gedanke verweist auf die zentrale Bedeutung der Integration der drei Elemente Vermittlung von *Life Skills*, *Partizipation* und *Strukturentwicklung*, die im folgenden Abschnitt zusammenfassend dargestellt wird.

1.1.4 Integration der drei Strukturelemente Vermittlung von Lebenskompetenzen, Partizipation und Strukturbildung im Setting-Ansatz

In der vorstehenden Diskussion der drei zentralen Elemente des Setting-Ansatzes *Vermittlung von Life Skills*, *Partizipation* und *Strukturentwicklung* wurde deutlich, dass sie in der Umsetzung des Setting-Konzeptes nur in enger Verschränkung sinnvoll sind. Die Elemente bedingen sich wechselseitig, wie das nachstehende Schaubild verdeutlicht.

Abbildung 1: Wechsewirkungen zwischen der Vermittlung von Life-Skills, Partizipation und Strukturentwicklung

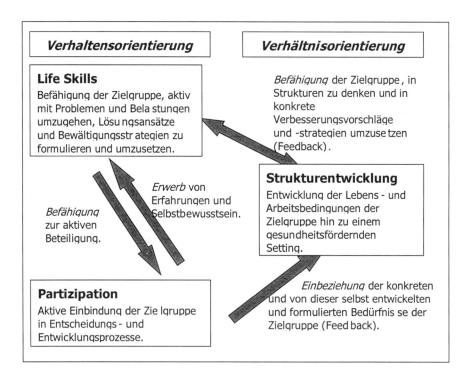

Durch die Verbindung einer aktiven Befähigung der Zielgruppe, ihre gesundheitsbezogenen Interessen zu erkennen, zu formulieren und entsprechend zu handeln (*Life Skills*), verbunden mit der aktiven Einbindung

der Zielgruppe in Konzeption und Umsetzung konkreter gesundheitsfördernder

Maßnahmen (*Partizipation*) kann es gelingen, auch die lebensweltbezogenen Umwelten bedarfsorientiert und nachhaltig gesund zu gestalten (*Strukturentwicklung*). Hierbei entwickeln die drei Aspekte erfolgreicher Setting-Interventionen vielfältige Wechselwirkungen und im Idealfall eine selbstverstärkende Dynamik. Umgekehrt läuft die verkürzte Umsetzung – unter Vernachlässigung oder Auslassung eines der drei Strukturelemente – Gefahr, nicht nachhaltige oder gar unerwünschte Ergebnissen herbeizuführen.

Sind gesundheitsförderliche Angebote allein auf die Vermittlung von Wissen und individuellen Fertigkeiten ausgerichtet, so führt dies zwar im Erfolgsfall zur Befähigung der Zielgruppe, Gesundheitsgefahren und die Gesundheit stärkende Faktoren zu erkennen und individuell gesunde Handlungsansätze zu entwickeln. Erfahrungsgemäß aber erreichen diese – i.d.R. als Kurse oder Schulungen angebotenen – Maßnahmen überwiegend ein (finanziell und bildungsmäßig) relativ gut situiertes Klientel, das auch ohne diese Interventionen und aus eigener Initiative vergleichsweise gesund lebt. Wird dennoch eine Zielgruppe mit besonderer Gesundheitsgefährdung und in schwieriger sozialer Lage erreicht, so verliert eine Vermittlung individueller *Life Skills*, die nicht an die alltäglichen Lebensumstände der Zielgruppen anknüpft, schnell an Wirkung. Fehlen den Betroffenen die materiellen Möglichkeiten zur Umsetzung gesunder Lebensweise (z. B. Wohnen in Quartieren mit geringer Lärm-, Luft- und Verkehrsbelastung) und besteht weiterhin ein sozialer Anpassungsdruck in Richtung „ungesunder" Verhaltensweisen (wenn Freunde und Bekannte rauchen und täglicher Alkoholkonsum die Regel ist), sind von Bildungs- und Schulungsmaßnahmen kaum nachhaltige Wirkungen zu erwarten.

Erfolgversprechender scheint es deshalb, unmittelbar an der Strukturveränderung im Setting anzusetzen. Hierzu gehören z. B. Maßnahmen der Wohnumfeldverbesserung, Initiativen für gesundes Schulessen oder Angebote betrieblicher Gesundheitsförderung. Solange diese Maßnahmen jedoch ohne aktive Einbindung der Zielgruppen zentral geplant und *top down* umgesetzt werden, nehmen diese im schlechtesten Fall nicht einmal zur Kenntnis, dass hier eine Initiative zur Verbesserung ihrer Gesundheit gestartet wird. Vielmehr gibt es eine große Wahrscheinlichkeit, dass sie diese Maßnahmen als Zumutung und Belästigung empfinden. Die zu erwartenden Ergebnisse sind auch hier bekannt: Bauliche und gestalterische Initiativen (Gebäude, Grünanlagen u.ä.) werden zerstört oder zweckentfremdet, Angebote nicht angenommen oder weitgehend „bewusstlos" genutzt. Solche Maßnahmen kommen aus gutem Grund in den Ruch, „Sozialtechnologie" zu sein, durch die soziale Problemgruppen von wohlmeinenden Professionellen in Richtung eines glücklicheren (gesünderen) Lebens manipuliert werden. Stehen für die Fortführung der Maßnahmen keine Mittel mehr zur Verfügung, so werden sie mit hoher Wahrscheinlichkeit nicht fortgeführt, da sie bei der Zielgruppe auf wenig Engagement und Initiative zur eigenverantwortlichen Weiterführung treffen. Nachhaltigkeit, gar eine von den Zielgruppen selbst getragene Fortführung der Entwicklung, ist so nicht in Sicht. Tatsächlich kennen die Betroffenen als „Experten des Alltags" ihre Probleme, aber auch ihre gesundheitsfördernden Potenziale häufig sehr genau. Wo sie die Sicherheit gewinnen, nicht in ein weiteres Strohfeuer einbezogen zu werden, sondern aktiv und nachhaltig an der Verbesserung ihrer eigenen Lebensumstände mitwirken zu können - wo sie also Teil eines strukturgestützten Entwicklungsprozesses werden - können sie als Koproduzenten der Gesundheitsförderung gewonnen werden.

Die aktive Einbeziehung der angesprochenen Zielgruppen in Planung und Durchführung gesundheitsfördernder Maßnahmen (*Partizipation*) stellt das Bindeglied zwischen der verhaltensorientierten Vermittlung von *Life Skills* und der verhältnisbezogenen Strukturentwicklung im Setting dar. Die für ihre eigenen Belange sensibilisierten und mit Techniken zur Umsetzung ihrer Interessen vertrauten „Problem"-Gruppen können mittels partizipativer Ansätze zum Motor der Strukturentwicklungs-Prozesse ihres Settings werden und im Ergebnis ein Lebensumfeld schaffen, das wesentlich bedarfsgerechter gestaltet ist als vor der Intervention und das in seiner neuen Struktur von einer kritischen Größe der Setting-„Mitglieder" getragen und weitergeführt wird. Gleichzeitig ist auch hier zu berücksichtigen, dass der Aufbau partizipativer Prozesse ohne die gleichzeitige Befähigung der potenziellen Klientel zur kompetenten Beteiligung und ohne deren Möglichkeit, das Setting bedarfsorientiert umzugestalten, leicht zu Pseudo-Beteiligungen werden und alle Akteure frustriert zurück lassen.

1.2 Der Setting-Ansatz als Orientierungspunkt für die Praxis

Die vorstehenden Ausführungen verdeutlichen, dass der Setting-Ansatz seiner Struktur nach eine hohe Komplexität und innere Dynamik aufweist. Bei der Beurteilung konkreter Projekte und Angebote hinsichtlich ihrer Umsetzung dieser drei zentralen Elemente des Setting-Konzeptes besteht eine hohe Wahrscheinlichkeit, dass sie den komplexen Ansprüchen des Konzeptes nicht gerecht werden. Zu berücksichtigen ist, dass der oben umrissene Setting-Ansatz zunächst ein Idealtypus ist, der Inhalte und Bedingungen eines Prozesses formuliert, *wie er seiner inneren Logik nach sein sollte*.

Idealtypen im Sinne Max Webers sind Leitbilder, an denen sich die konkrete Praxis orientiert und die die Formulierung von Beurteilungskriterien ermöglichen. Diese Leitbilder sind empirisch in 1:1-Ausprägung nur selten oder gar nicht auffindbar. Vielmehr haben sie die Funktion von Orientierungsmarken und ermöglichen es, praktische Umsetzungen hinsichtlich ihrer mehr oder weniger idealen Realisierung zu beurteilen. Für die Praxis des Setting-Ansatzes bedeutet dies, dass konkrete Projekte diesem Konzept kaum jemals vollständig gerecht werden können, sondern dass sie *mehr* oder *weniger* „Setting-orientiert" arbeiten. Dies schon allein deshalb, da nicht abschließend und objektiv bestimmbar ist, wann nun genau die Kriterien Vermittlung von *Life Skills*, *Partizipation* und *Strukturentwicklung* vollständig (im „idealen" Sinne) umgesetzt werden.

1.3 Verankerung des Setting-Ansatzes in der gesundheitsfördernden Praxis

Wie oben dargestellt (vgl. Seite 157), wurde das Setting-Konzept bereits im Rahmen zahlreicher, meist von der WHO initiierter Programme umgesetzt. Es gibt noch wenige Informationen darüber, wie es um Realisierung in der gesundheitsfördernden Praxis „vor Ort" bestellt ist. Ein aktueller Ansatz zur Schaffung von Transparenz ist die bundesweite Datenbank „Gesundheitsförderung für sozial Benachteiligte" (www.datenbank-gesundheitsprojekte.de, vgl. Kilian et al 2003), in deren Rahmen erstmals Ende 2002 eine bundesweite Bestandsaufnahme gesundheitsfördernder Angebote für sozial Benachteiligte durchgeführt wurde.

Die Auswertung des ersten Rücklaufs der Projekt-Erhebung zeigt ein überraschendes Ergebnis: Fast 70% der 1.927 Anbieter geben an, nach dem Setting-Ansatz zu arbeiten. Ausdrücklich verneint wird die Frage nur von jedem vierten Angebot (Kilian et al 2003: 79). Berücksichtigt man die konzeptionelle Komplexität und den großen zeitlichen und qualifikatorischen Aufwand, den die Umsetzung entsprechender Projekte mit sich bringt, so ist der spektakulär hohe Anteil von Setting-Angeboten nicht plausibel. Die Bearbeiter/-innen des Datenbank-Projektes formulieren die These, es handele sich bei den erfassten Projekten und Maßnahmen vielfach um „*selbst ernannte*" Setting-Angebote. Sie werten die starke Setting-Affinität der Selbstauskünfte als Hinweis darauf, „*dass diesem Ansatz im Bewusstsein und Selbstverständnis der Maßnahmenanbieter eine zunehmende Bedeutung zukommt und dass er beginnt, sich zu einem ‚Leitbild' zielgruppenadäquater und effizienter Gesundheitsförderung zu entwickeln*" (ebd.).

Altgeld (2004: 34) greift die Formulierung der „selbsternannten" Setting-Angebote in seinem Gutachten für die Regiestelle des E&C-Programms auf und konstatiert, der Setting-Begriff erfreue sich inzwischen auch außerhalb von Expertenzirkeln „*einer gewissen Beliebtheit*". Beliebtheit wird schnell zur Beliebigkeit wenn – wie Altgeld feststellt – nur der Begriff übernommen, der theoretische Hintergrund und die Kernstrategien des Setting-Ansatzes aber nicht rezipiert und umgesetzt werden.

Wie ist zu erklären, dass der Setting-Ansatz von den Akteuren in hohem Maße in einer verkürzten Form – als Gesundheitsförderung *im* Setting – wahrgenommen wird und nicht als das umfassende Interventionskonzept, das bereits Mitte der 1980er Jahre in der Ottawa-Charta skizziert wurde?

An dieser Stelle sollen zwei Erklärungsansätze skizziert werden, die im Rahmen des vorliegenden Gutachtens allerdings nur in engen Grenzen belegt werden können. Hier ist weiterführende Forschung insbesondere durch eine systematische Befragung der gesundheitsfördernden Akteure sinnvoll.

1. Es ist offensichtlich, dass das Bekenntnis zum Setting-Ansatz den Anbietern einen Positionsvorteil in der Konkurrenz um knappe Ressourcen für Gesundheitsförderungs-Interventionen verschafft. Nicht nur die theoretische Grundlagenliteratur, auch die Leitlinien zur Umsetzung des § 20 (1) SGB V durch die Gesetzlichen Krankenkassen (AG GKV 2003) beto-

nen ausdrücklich die Bedeutung des Setting-Konzeptes und empfehlen, entsprechend ausgerichtete Interventionen durchzuführen. Den Bezug auf das Setting-Konzept in einem Projektantrag zu vergessen wäre also ähnlich fahrlässig wie die entsprechende Antwortvorgabe im Rahmen einer Befragung nicht anzukreuzen. Es ist jedoch zu einfach, allein den Anbietern die Verantwortung an der „Mogelpackung" selbsternannter Setting-Interventionen zuzuschreiben. An dieser Stelle setzt der zweite Erklärungsansatz an.

2. Das Setting-Konzept wurde bislang in der Gesundheitsförderung nicht ausreichend entwickelt und kommuniziert. Insbesondere die Tatsache, dass der Setting-Begriff i.d.R. nur im Zusammenhang mit den üblichen Schlüssel-Settings auftaucht (Betrieb, Schule, Stadtteil), erweckt leicht den Eindruck, als sei das Setting selbst der Ansatz: Interventionen *im* Setting werden in verkürzter Perspektive zu Interventionen nach dem Setting-Ansatz geadelt. Diese konzeptionelle Unklarheit wird durch missverständliche Darstellungen wie etwa in den o. a. Umsetzungsleitlinien der GKV befördert. Unter der Überschrift „Setting-Ansatz als Zugangsweg" heißt es dort einleitend zum Punkt 3.1.1, für die durch Kursangebote schwer erreichbare Zielgruppe sozial Benachteiligter sei „*als Zugangsweg der Setting-Ansatz vorrangig zu empfehlen*" (AG GKV 2003: 6). Im unmittelbaren Anschluss werden als „*geeignete Settings*" Arbeitsplatz/Betrieb, Gemeinde/Familie und Schule/Kindergarten aufgeführt (ebd.: 6f). Auch wenn der nachfolgende Abschnitt das Setting-Konzept umfassend entwickelt, wird doch das Kriterium der besonders guten *Erreichbarkeit ansonsten schwer zugänglicher Zielgruppen* in den beiden abschließenden Absätzen wiederholt betont. Bei oberflächlicher Rezeption bleibt damit in der Schwebe, ob der Setting-Ansatz in erster Linie eine geschickte Strategie darstellt, an die scheue Spezies sozial Benachteiligter „heranzukommen" (und dort die üblichen verhaltensorientierten Angebote zu machen) oder ob darüber hinaus auch die umfassende Entwicklung der oben beschriebenen Elemente die besondere Bedeutung des Konzeptes legitimiert.

Grundsätzlich muss allerdings schon die Intervention im Setting als Fortschritt gegenüber den primär auf Komm-Strukturen ausgelegten Kursangeboten der Umsetzung des „alten" Paragrafen 20 gewertet werden. Durch die Angebote im Setting werden diese nun durch aufsuchende und niedrigschwellige Arbeit vor Ort ersetzt und weisen damit eine deutlich höhere Wahrscheinlichkeit auf, die angestrebte Zielgruppe auch zu erreichen. Was bleibt ist die Tatsache, dass durch Interventionen in Settings die vollständigen Potenziale des Setting-Ansatzes nicht ausgeschöpft werden und auf eine verbesserte Kommunikation des Konzeptes hingewirkt werden sollte.

2 Untersuchung der Praxis von Setting-Interventionen

2.1 Vorgehen in der Erhebungsphase

Neben den Defiziten in der theoretischen Fundierung des Setting-Ansatzes bestehen auch erhebliche Lücken in der Abbildung der Praxis der Gesundheitsförderung. Um eine solche Form der Interventionsberichterstattung bemüht sich das im Jahr 2002 gestartete Kooperationsprojekt „Gesundheitsförderung für sozial Benachteiligte", in dessen erster Phase Gesundheit Berlin e.V. im Auftrag der Bundeszentrale für gesundheitliche Aufklärung eine umfassende Erhebung von Gesundheitsförderungsangeboten im Handlungsfeld durchgeführt hat. Seit August 2003 steht diese Datenbank im Internet unter www.datenbank-gesundheitsprojekte.de zur umfassenden Recherche bereit. Mit Stand vom September 2003 enthält sie rund 2.600 gesundheitsfördernde Angebote für sozial benachteiligte Zielgruppen. Sie bildet damit die Vielfalt der Handlungsfelder, Interventionsansätze und Zugangswege der Gesundheitsförderung ab.

2.1.1 Startabfrage: Gesundheitsfördernde Angebote im Setting

Für die exemplarische vertiefende Auswertung der erhobenen Angebote im Rahmen des vorliegenden Gutachtens wurden alle Angebote gefiltert, die folgende Kriterien erfüllen:

- Das Angebot arbeitet entsprechend der Selbstauskunft nach dem Setting-Ansatz.

- Das Angebot wird entsprechend der Selbstauskunft ausführlich dokumentiert oder evaluiert.

Eine Abfrage der Datenbank am 12.9.2003 zeigt, dass den Angaben der Projektanbieter zufolge insgesamt Evaluationen zu 598 Angeboten vorliegen. Interne Evaluationen liegen nach diesen Angaben in 455 Fällen vor, 142 Projekte werden extern evaluiert. Der überwiegende Teil dieser evaluierten Projekte, nämlich 445, führt eigenen Angaben zufolge das Angebot im Setting-Kontext durch. Diese Selbstangaben ermöglichen noch keinen Rückschluss darauf, ob es sich hierbei um die Umsetzung des Setting-Ansatzes im oben dargestellten umfassenden Verständnis handelt.

	interne Evaluation (n=349)	externe Evaluation (n=96)
Stadtteil[2]	219	68
Arbeitsstelle	82	19
Kita	41	16
Schule	96	39
Summe	**438**	**142**

Tabelle 1: **Evaluierte Angebote nach dem Setting-Ansatz (Selbstangabe, n=445)**[3]

Das Setting Wohnung/Wohnumgebung/Stadtteil wird fast doppelt so häufig genannt wie alle anderen Settings. Am seltensten finden sich Angebote im Rahmen von Kindertagesstätten (Kitas).

Von den insgesamt 96 extern evaluierten Projekten werden 18 von öffentlichen Stellen (z. B. Gesundheits- oder Jugendämtern) durchgeführt und 45 weitere Projekte von größeren Trägern (z. B. Arbeiterwohlfahrt, Caritas oder Deutsches Rotes Kreuz) angeboten. Die verbleibenden Projekte befinden sich in der Trägerschaft kleinerer Vereine und Verbände. Eine ähnliche Verteilung findet sich bei den intern evaluierten Projekten.

---

[2] Umfasst die Angaben zu Verbesserungen der Freizeitmöglichkeiten im Stadtteil, die im Fragebogen zusätzlich abgefragt wurden (Frage 3.6).

[3] Der zahlenmäßige Unterschied zwischen der Gesamtzahl der intern oder extern evaluierten setting-orientierten Projekte (n=445) und der Summe der Nennungen des Settings (580) liegt an der Möglichkeit von Mehrfachnennungen. Ein Projekt kann z.B. angeben, sowohl im Setting Stadtteil als auch im Setting Kita tätig zu sein.

2.1.2 Auswahl und Rücklauf der angeschriebenen Projekte

Die im ersten Arbeitsschritt gefilterten 445 Angebote, die nach Angaben der Träger im Setting durchgeführt und evaluiert werden, wurden im Folgenden inhaltlich gesichtet. Der Projekttitel[4], die Projektbeschreibung[5] und die Freitext-Angaben zur konkreten Arbeit im Setting (Fragen 3.4 bis 3.8) wurden auf ihre inhaltliche Relevanz hin eingeschätzt. Diese erste inhaltliche Sichtung vermeidet die Einbeziehung von Angeboten in die vertiefende Auswertung, die schon auf den ersten Blick keinen Setting-Bezug haben. Hierunter fielen in erster Linie Beratungsstellen mit typischen „Komm-" Strukturen und ohne Strukturbildungs-Ansatz.

Die inhaltliche Sichtung führte zur Auswahl von 121 Angeboten, die im nächsten Arbeitsschritt mit der Bitte angeschrieben wurden, Evaluationen, Dokumentationen und weiteres Material zur Beschreibung der Projektarbeit zur Verfügung zu stellen. 23 Projekte reagierten auf die Anfrage und stellten Materialien zur Verfügung. Zwei Projekte signalisierten ihre Bereitschaft zur Mitarbeit, konnten aber keine Materialien bereitstellen. Dies entspricht einem Rücklauf von 19%.

Der Umfang und die Qualität der Materialien variieren stark und umfassen

- eine umfassende Evaluation,
- kurze Konzeptpapiere,
- Jahresberichte,
- Dokumentationen und Beschreibungen der Projektarbeit.

Die Heterogenität von Umfang und Qualität des Materials verweist darauf, dass sich in zahlreichen gesundheitsfördernden Projekten Routinen zur systematischen Dokumentation und ggf. Evaluation der Angebote erst im Aufbau befinden.[6] Selbst für die Angebote die ihre Projekt-

---

[4] Oftmals konnte durch Angaben im Titel schon eine Vorauswahl getroffen werden (z. B. Drogenberatungsstelle).

[5] In Frage 1.1 wurden die Träger aufgefordert, das Projekt stichwortartig zu beschreiben.

[6] Dies belegen entsprechende Erhebungen für Berlin (Kilian, Geene et al 2004), Thüringen (Agethur 2003) und gesundheitsfördernde Projekte bundesweit (Kilian, Brendler, Geene et al 2003).

Dokumentationen zur Verfügung stellten, bei denen also davon auszugehen ist, dass sie von der Aussagekraft der dort zusammen gefassten Informationen überzeugt sind, findet sich nur in Ausnahmefällen eine systematische Darstellung der Projektarbeit, die von einer (datengestützten) Beschreibung der Ausgangslage und des Bedarfs über die Beschreibung und Begründung des Interventionskonzeptes und der Zielsetzung bis hin zur strukturierten Beschreibung der Projektumsetzung und der erreichten (Zwischen-) Ergebnisse reicht. Vielmehr erscheint die Darstellung oft relativ zufällig und knapp. Es fehlen offensichtlich verbindliche Standards für die inhaltliche und formale Strukturierung von Projekt-Dokumentationen.

Allen zugesandten Materialien ist gemeinsam, dass sie über einige quantitative Parameter hinaus (z. B. Anzahl von Teilnehmer/innen an einzelnen Maßnahmen) keine oder nur sehr beschränkte Aussagen über die (feststellbare) Wirksamkeit der Maßnahme ermöglichen. Grundlage für die Auswahl der zehn Beispiel-Projekte wurde damit – anders als ursprünglich vorgesehen – nicht nur die Einschätzung der Angebote im Bezug auf eine besonders erfolgversprechende Umsetzung des Setting-Ansatzes, sondern vor allem auch die Durchsicht der Unterlagen hinsichtlich für die vorliegende Fragestellung verwertbarer Informationen.

Die Verteilung der Rückmeldungen weist den Schwerpunkt bei Projekten aus den Settings „Schule" und „Stadtteil" auf. In beiden Fällen handelt es sich um entwickelte Settings, in denen bereits im Rahmen einiger Interventionen erste Erfahrungen gesammelt werden konnten.[7] Das Setting Stadtteil wird hier verstanden als ein übergeordneter Rahmen in dem Projekte für spezifische Zielgruppen (etwa Migrant/-innen oder Frauen) angeboten werden.

---

[7] Für die Schulen z.B. durch erste Zuwendungen der Krankenkassen nach § 20 (1) SGB V oder auch das gerade angelaufene Projekt „anschub.de". Für den Stadtteil gibt es z.Zt. mehrere Stadtentwicklungsprojekten auf landes-, bundes- und europapolitischer Ebene, vor allen Dingen „Soziale Stadt", E&C (Entwicklung und Chancen) und LOS (Lokales Kapital für soziale Zwecke).

Die Auswahl der zehn vorgestellten Projekte basiert vorwiegend auf

- dem Informationsgehalt der vorliegenden Materialien,
- Hinweisen auf die Umsetzung eines oder mehrerer Strukturelemente des Setting-Ansatzes in der konzeptionellen Ausrichtung,
- Hinweisen auf gesundheitsfördernde Aspekte der Arbeit,
- der Relevanz des Projektes für sozial Benachteiligte.

Um die vielfältigen Facetten der Praxis der Gesundheitsförderung für sozial Benachteiligte aufzeigen zu können, werden die Auswahlkriterien in Abhängigkeit des jeweiligen Projektes unterschiedlich stark gewichtet.

Die ausgewählten Projekte sind nicht als Beispiele für eine idealtypische Umsetzungen des Setting-Ansatzes zu verstehen. Vielmehr vermitteln sie einen qualifizierten, jedoch stark von der oben beschriebenen begrenzten Aussagekraft des Materials geprägten Eindruck von der derzeitigen Praxis der Gesundheitsförderung für sozial Benachteiligte in unterschiedlichen Settings. Der Beschreibung der Projekt-Aktivitäten und die Identifikation der jeweiligen Stärken und Schwächen nähert sich praktischen Empfehlungen für eine möglichst vielversprechende Ausgestaltung zukünftiger Angebote für sozial Benachteiligte an.

Weiterführende und über die Selbstdarstellung der Angebote hinausreichende Einblicke in die Praxis der Gesundheitsförderung im Setting erfordern im Fortgang von Forschung und Qualitätsentwicklung der Angebotsseite den Einsatz weiter reichender Instrumente der (aktivierenden) empirischen Sozialforschung, z. B. leitfadengestützte Interviews, Fokusgruppen-Diskussionen oder Workshops mit ausgewählten Projektanbietern.

2.1.3 Auswertung der Materialien

Im Folgenden werden zehn Projekte hinsichtlich ihrer Umsetzung der drei oben beschriebenen Strukturelemente des Setting-Ansatzes (Life Skills, Partizipation, Strukturentwicklung) untersucht. Die Projektvorstellungen sind einheitlich strukturiert: Im Anschluss an eine knappe Vorstellung der inhaltlichen Ausrichtung, von Zielgruppen und Handlungsansätzen des

Projektes werden zunächst Hinweise auf die Umsetzung der drei Strukturelemente dargestellt. Die zusammenfassende Betrachtung hinsichtlich einer erfolgreichen Implementierung der Strukturelemente berücksichtigt deren Aufeinanderbezogen-Sein und die strukturellen Besonderheiten des jeweiligen Projektes.

Für jedes Projekt werden die zentralen Befunde in tabellarischer Form zusammen gestellt. Für jedes der drei Strukturelemente werden die feststellbaren Zielmerkmale (Indikatoren), die zu Umsetzung des Zielmerkmals und eine Bewertung hinsichtlich einer möglichen Wirksamkeit formuliert. Diese Vorgehensweise führt zu einer stark auf einzelne Elemente fokussierenden Betrachtung, die möglicherweise den beschriebenen Projekten nicht in jedem Einzelfall vollständig gerecht wird. Aus diesem Grund werden die Angebote in anonymisierter Form vorgestellt. Die vorliegenden Beschreibungen wollen und können eine Evaluation (im Sinne einer bewertenden Bestandsaufnahme) der Angebote nicht ersetzen, vielmehr geht es um die Herausarbeitung struktureller Merkmale und Umsetzungsprobleme, die auch über das konkret betrachtete Angebot hinaus für eine Sensibilisierung der Perspektive auf die praktische Umsetzung des Setting-Ansatzes von Bedeutung ist.

2.2 Projektbeschreibungen

Die im Folgenden dargestellten Projekte werden hinsichtlich der Einbindung und Umsetzung der Strukturelemente Life-Skills, Partizipation und Strukturbildung betrachtet. Einzelne feststellbare Merkmale werden im Sinne des Modells einer gegenseitigen Abhängigkeit (vgl. oben) auf einander bezogen. Annahmen zur Wirksamkeit werden aufgrund der identifizierten Zielmerkmale und deren Umsetzung abgeleitet. Ein abschließendes Fazit fasst die Ergebnisse des jeweiligen Projektes zusammen.

Stärkung bürgerschaftlichen Engagements im Stadtteil

Material: Jahresbericht 2002 (46 Seiten)

> *"Begleitung und Unterstützung bei der Übernahme von sozialer Verantwortung und politischer Teilhabe gehören ebenso zu den Aufgaben des Angebotes, wie auch Hilfestellung bei der Umsetzung von Ideen zur Gestaltung des sozialen Miteinanders."* (S. 3)

Das Angebot in Gestalt eines Büros vor Ort versteht sich als Anlauf- und Vermittlungsstelle für Bürgerinnen und Bürger zu Fragen des bürgerschaftlichen Engagements und fördert den freiwilligen Einsatz von Menschen in verschiedenen Bereichen. Zentrale Elemente der Arbeit sind die Freiwilligenzentrale und die Koordination und Begleitung von Stadtteilforen. Gegründet wurde das Angebot 1995, die Maßnahme ist unbefristet. Neben Landes- und Kommunalmitteln wird das Projekt durch Spenden, Sponsoren und Beiträge finanziert.

Gesundheitsfördernde Elemente werden unter anderem im Rahmen der Stadtteilforen realisiert, die an der Verbesserung der Lebensbedingungen in den Stadteilen arbeiten. Eine hauptamtliche Honorarkraft begleitet diese Stadtteilforen.

Gemäß der Angaben in der Befragung zu Angeboten und Maßnahmen zur Gesundheitsförderung für sozial Benachteiligte sollen gesundheitliche Ressourcen vor allem in Hinblick auf die Stärkung der sozialen Unterstützung und der Verbesserung der sozialen Integration erreicht werden. Der gesundheitsfördernde Schwerpunkt wird demnach im Bereich der Stärkung der psychosozialen Gesundheit gesehen.

Strukturelemente

Befähigende Elemente werden am ehesten durch selbsterfahrene Kompetenzen, z. B. hinsichtlich einer Teilnahme als Helfer/-in im Rahmen der Freiwilligenzentrale deutlich. Eine gezielte Förderung befähigender Elemente durch das Angebot lässt sich aus den vorliegenden Materialien nicht entnehmen. Dies würde auch nicht der primären Funktion des Büros entsprechen. In der Konzeption ist von „Hilfestellung", „Begleitung" und „Unterstützung" die Rede, als übergeordnetes Ziel bleibt eine Präzisierung des Empowerment-Gedankens aber aus.

Der Stellenwert von Life-Skills und befähigenden Elementen wird im Jahresbericht deutlicher formuliert: *„Begleitung und Unterstützung bei der Übernahme von sozialer Verantwortung"* (S. 3). Durch die Wahrnehmung sozialer Einflussmöglichkeiten kommt es auch zu einer größeren Befähigung im Sinne der Verschränkung der einzelnen Strukturelemente. Gerade im Hinblick auf die Unterstützung der Stadtteilforen werden hier Wege zu mehr Bürgerengagement geebnet. Die Anzahl der Teilnehmer/-innen an diesen einzelnen Veranstaltungen war in vielen Fällen aber relativ gering (unter zehn Teilnehmer/innen).

Das Büro übernimmt ausschließlich koordinierende Aufgaben, wodurch selbstverwaltete Strukturen z. B. durch die Stadtteilforen nur bedingt realisierbar werden. Ansätze zu einer stärkeren Vernetzung der Foren und Initiativen untereinander werden in der Bestrebung deutlich, die einzelnen Stadtteilforen miteinander ins Gespräch zu bringen. Ein erster Versuch verlief laut Jahresbericht aber aufgrund des geringen Interesses nur bedingt erfolgreich: *„Leider war das Treffen nicht sehr gut besucht, so dass es vor allem eine Erfahrungsweitergabe an Gruppen war, die die Gründung eines Stadtteilforums überlegten"* (S. 13).

Im Bezug auf die FreiwilligenZentrale kann vermutet werden, dass durch das abgefragte Engagement befähigende und partizipative Elemente gestärkt wurden. Auch spricht das Angebot eine breite Schicht von Bürger/-innen an: *„Menschen mit und ohne Behinderung, erwerbstätige und arbeitslose Menschen, Frauen und Männer mit oder ohne Kinder interessierten sich für freiwilliges Engagement"* (S. 11).

Strukturmerk-mal	Zielmerkmal	Umsetzung	Bewertung hinsichtl. einer möglichen Wirksamkeit
Life Skills	▪ Wahrnehmung von persönlichen Kompetenzen	▪ Vermitlung/Unterstützung in/von Freiwilligendiensten	+- aktive Teilnahme führt zu Kompetenzerweiterung und Wahrnehmung von Selbstwirksamkeit ausreichende Teilnahme der Zielgruppe ist allerdings nicht gewährleistet (keine direkte Ansprache)
Partizipation	▪ Übernahme sozialer Verantwortung	▪ Begleitung und Unterstützung des freiwilligen Engagements, z.B. durch „Freiwilligenordner", „Freiwilligentag", „TauschRing"	- nondirektive Unterstützung: Erreichbarkeit der Zielgruppe sozial Benachteiligte nicht gewährleistet
Strukturbildung	▪ Einbeziehung verschiedener Foren und Initiativen in die Arbeit	▪ Koordination der unterschiedlichen Stadtteil-Foren durch Mitarbeiterin ▪ Kooperation mit dem Asylzentrum	+- Resonanz auf die Stadtteilforen nach Projektangaben bisher gering Kooperation mit Asylzentrum befindet sich in Aufbauphase

Fazit

Durch die Vermittlung von Freiwilligen in die verschiedensten Bereiche des städtischen Lebens, z. B. als Nachhilfelehrer/-innen, Helfer/-innen in Kindertagesstätten usw. kommt es zur Austauschprozessen über verschiedene Settings hinweg. So können sich unter günstigen Umständen neue Netzwerke und Strukturen im gesamten Sozialraum herausbilden.

Auch die angestrebte Intensivierung der Zusammenarbeit einzelner Stadtteilforen ist ein strukturbildender Faktor. Primäres Ziel des Angebotes ist es aber, einzelne Bürger/-innen einzubinden und Unterstützungsmöglichkeiten zu schaffen. Insgesamt ist die Komm-Struktur nicht geeignet, sozial Benachteiligte als primäre Zielgruppe zu erreichen, bei der durch die zahlreichen Alltagsbelastungen ein zusätzliches, freiwilliges Engagement eher nicht zu erwarten ist.

Als Impulsgeber und Unterstützer von Aktivitäten im Stadtteil kann das Angebot ein kompetenter Partner sein. Die Maßnahme ist von daher eher in einem „Meta-Setting" Stadtteil anzusiedeln. Die konkreten Umsetzungen sind dann aber von den Akteuren vor Ort/im Stadtteil und dort verorteten Settings (z. B. Schule/Kita) durchzuführen.

Das Beispiel zeigt, dass „Stadt" bzw. „Stadtteil" als Setting zunächst zu grob gerastert ist, um einzelne Zielgruppen, und hier insbesondere sozial Benachteiligte, angemessen erreichen zu können. Hier scheint ein kleinteiligeres Setting besser geeignet, eine Zielgruppe zu erreichen. Das Angebot kann dabei aber als Vermittlungsinstanz eine gute Hilfe sein, verschiedene Maßnahmen in der Stadt zu koordinieren.

Pilotprojekt – Kinderfreundlicher Ortsteil

Material: Konzeption (38 Seiten+ Anlagen), Ergebnisbericht 2003 (6 Seiten)

Das Pilotprojekt wird seit 2002 in einer im Gesunde-Städte-Netzwerk eingebundene Stadt durchgeführt. Dabei handelt es sich um einen integrierenden Ansatz für mehr Gesundheit und mehr Kinderfreundlichkeit im Stadtteil. Durchgeführt wird das Projekt von der AG Kommunale Gesundheitsförderung, die den Schwerpunkt ihrer Arbeit auf Kinder legt. Die Einwohner des Projektstadtteils gehören, am Durchschnitt der Stadt orientiert, zur Gruppe der sozial Benachteiligten: In diesem Stadtteil wohnen die meisten Sozialhilfebezieher/-innen. Die Kinder des Stadtteils sind nach Angaben der Träger belastet von *„mangelnder Integration, negativ erlebten materiellen Unterschieden zu anderen Kindern, fehlenden sozialen und gesundheitlichen Kompetenzen (...)".*

Aufgrund einer Bestandsaufnahme, an der unter anderem auch Kinder mitgewirkt haben, wurden der Handlungsbedarf im Stadtteil und Umsetzungsstrategien für Veränderungsmaßnahmen abgeleitet. Angestrebt wird eine Wohnumfeldverbesserung mit Freiflächensanierungen im Bereich von Kindertagesstätten, Spiel- und Sportplätzen und die Entwicklung von Infrastrukturmaßnahmen, die neue Spielstätten und Freizeitanlagen für Kinder und Jugendliche beinhalten. In einer Schule im Stadtteil soll in künftig der Fehl- und Mangelernährung durch eine regelmäßige Mittagsversorgung vorgebeugt werden.

Zahlreiche Arbeitskreise zur Förderung von Chancengleichheit und Gesundheitsförderung werden von einer Koordinatorin betreut.

Als spezielle Angebote für Kinder und Familien stehen im Stadtteil eine sozialpädagogische Familienbetreuung und heilpädagogische Frühförderung kontinuierlich zur Verfügung. Ein weiteres Angebot ist der jährliche Kindergesundheitstag.

Strukturelemente

Partizipation findet als wesentliches Strukturelement Eingang in die Arbeit. Die Kinder und Jugendlichen im Stadtteil werden als gleichberechtigte Partner in die Planungs- und Entwicklungsprozesse einbezogen. Besonderen Stellenwert haben hier die Kinderversammlung, auf der Fragen der Stadtteilgestaltung diskutiert werden und die im Anschluss Anregungen und Vorschläge formuliert. Eine Kinderdelegation, die mit Verantwortlichen der öffentlichen Ämter Gespräche zu den infrastrukturellen Rahmenbedingungen führt, ist ein weiterer Schwerpunkt der Beteiligung. Dabei können die Kinder und Jugendlichen lernen, Standpunkte und Meinungen zu formulieren und zu differenzieren.

Durch die aktive Beteiligung wird gemeinsam an der Verbesserung bestehender Strukturen im Stadtteil gearbeitet. Dies entspricht dem primären Ziel des Pilotprojektes *„die Interessen von Kindern und Jugendlichen und deren Familien bei der Entwicklung eines Ortsteils auf lange Sicht nicht nur wahrzunehmen, sondern auch bei Planungen und Entscheidungen auf kommunaler Ebene konkret zu berücksichtigen"* (Konzeption, S. 4).

Die Praxis der GF für sozial Benachteiligte im Setting 183

Strukturmerkmal	Zielmerkmal	Umsetzung	Bewertung hinsichtl. einer möglichen Wirksamkeit
Life-Skills	k.A.	k.A.	
Partizipation	Bürger (Kinder-)beteiligung in der Problemanalyse	Bestandsaufnahme unter Beteiligung der Kinder	+ durch die Beteiligung der Kinder an Entscheidungen werden Kompetenzen und Einflussmöglichkeiten auch schon an diese Altersgruppe vermittelt
			Beteiligung und Einflussnahme in der Startphase des Projektes motiviert zur Teilnahme
	Beteiligung an Entscheidungen	Kinderversammlung, Formulierung von Handlungsempfehlungen „Kinder sollten bei der Gestaltung der Umwelt mitwirken können" (S. 3)	+ die Realisierung von Vorschlägen vermittelt Einflussmöglichkeiten
Strukturbildung	Gestaltung des Stadtteils	Vernetzung der öffentlichen Räume „damit Kinder ihre Spielräume bei Bedarf ungefährdet wechseln können" (S. 3)	+ Strukturen werden zur besseren Nutzbarmachung durch die Zielgruppe verbessert
	Gesunde Strukturen	Implementierung gesundheitsfördernder Anliegen und Ziele in Institutionen Koordinierte Arbeitskreise Vernetzung der Beteiligten, Verbesserung der Bedingungen des Sozialraumes	+- Nachhaltigkeit der Strukturen im Rahmen von Gesundheitsförderung / Prävention noch nicht gesichert Aktivierung und Einbeziehung der Zielgruppe ist unklar

Fazit

Eingegliedert in ein Stadtentwicklungsprojekt werden verschiedene Perspektiven integriert, die zur Verbesserung der Situation im Stadtteil beitragen. „Sozialtechnologien" werden zugunsten der gemeinsamen Entwicklung und Gestaltung des Stadtteils vermieden, die Veränderungen werden nicht durch die Koordinator/-innen des Projektes geplant und umgesetzt, sondern unter Einbeziehung von fachlichem Sachverstand und der Zielgruppe vor Ort. Ein besonderer Stellenwert kommt dabei der Zielgruppe zu, die im Fokus steht: Den Kindern und Jugendlichen.

Durch den integrierenden Ansatz können mit der Planung und Umsetzung der infrastrukturellen und sozialräumlichen Gestaltung soziallagenbezogene und gesundheitsfördernde Verbesserungen in einem übergreifenden Rahmen realisiert werden. Durch die aktive Einbindung der Zielgruppe werden Kompetenzen vermittelt und Einflussmöglichkeiten aufgezeigt, die konkrete Umgestaltung des Stadtteils zu einem kinderfreundlichen Ortsteil schafft strukturelle Verbesserungen. Die Nachhaltigkeit sollte angestrebt werden.

Die Konzentration auf das Kriterium kinderfreundlicher und gesunder Ortsteil vermeidet ein Ausfransen der Aktivitäten zu einem „Rundumschlag" im Stadtteil, der sich möglicherweise in schwerer kommunizierbaren Maßnahmen ausdrücken könnte.

Multikulturelle Senioren- und Familienarbeit im Stadtteil

Material: Projektbericht (39 Seiten)

> *"Wir sehen in der prinzipiell so ausgerichteten Gemeinwesenorientierung im Sinne einer Einbeziehung und Ergänzung des natürlichen sozialen Umfeldes wie Familie und Nachbarschaft keinen Widerspruch zu zielgruppenspezifischen Angeboten"* (S. 4)

Das Modellprojekt wurde in der Zeit von 1.11.1998 bis 31.10.2000 von einem Verein der multikulturellen Jugend-, Familien- und Seniorenarbeit durchgeführt. Das Angebot richtet sich in erster Linie an ältere Bürger/-innen deutscher und nicht-deutscher Herkunft im Projektstadtteil. Neben verschiedenen Kultur- und Beratungsangeboten stehen auch Räume des Stadtteilzentrums zur Verfügung, die in Eigeninitiative genutzt werden können. Die vielfältige Angebotsstruktur soll eine multikulturelle und intergenerative Arbeit möglich machen. Durch zahlreiche Kooperationspartner ist das Projekt nach den Angaben des Trägers gut im Stadtteil etabliert.

In der Startphase des Projektes wurden die Zielgruppen ältere deutsche Bürger/-innen und ältere Migrant/-innen separat angesprochen, in den einzelnen Angeboten kam es zunächst kaum zu Verbindungen zwischen den beiden Gruppen. Im Laufe der Zeit wurden diese Barrieren aber mehr und mehr abgebaut, so dass die Zahl der interkulturellen Angebote stetig zugenommen hat und heute ausdrücklich erwünschter Bestandteil des Angebotes ist. Gesundheitliche Aufklärung, Begleitung bei Arztbesuchen und Vorbereitung auf das Altern sind besonders gesundheitsrelevante Angebote.

Als Modellprojekt wurde die Maßnahme im Jahr 2000 abgeschlossen. Die Arbeit wird seitdem in Kooperationen unter anderem mit der örtlichen Volkshochschule und dem städtischen Kulturamt weitergeführt. Einige Angebote tragen sich mittlerweile selbstorganisiert durch die Teilnehmerinnen und Teilnehmer und können daher ohne großen finanziellen Aufwand fortgesetzt werden.

Strukturmerkmale

Ziel des Projektes ist die bedürfnisorientierte Erweiterung der Angebote in Freizeit, Kultur und Bildung für Senior/-innen und ältere Migranten/-innen. Erreicht werden soll laut Projektbericht die *„Förderung von individueller und gemeinschaftlicher Entfaltung, Kreativität, Entspannung, Lebensfreude"* (S. 2).

In der Startphase werden partizipative Elemente der Arbeit sichtbar. Die Zielgruppen werden zu Beginn des Projektes zur Ermittlung des Angebotsbedarfs in die Planung einbezogen. Auch im weiteren Verlauf formulieren die Teilnehmer/-innen ihre Erwartungen an neue Angebote. Zum Teil werden diese selbst organisiert und eigenverantwortlich weitergeführt.

Die Arbeit orientiert sich an den sozialpädagogischen Grundsätzen der *„Entwicklung einer (...) mitbestimmten soziokulturellen Arbeit"* unter Berücksichtigung kulturspezifischer *„Schonräume"*. Diese Schonräume sind in diesem Fall überwiegend kulturell definiert, können gegebenenfalls aber auch geschlechtsspezifisch sein. Sie wurden im Laufe des Projektes immer durchlässiger und transparenter.

Innerhalb des Projektes wird Empowerment nicht lediglich als konzeptionelle Überlegung ohne Umsetzungsform identifizierbar, sondern lässt sich auch in der konkreten Arbeit feststellen: *„Die Arbeit entwickelte sich zunehmend von problem- und defizitorientierten Zugangsformen hin zu Formen der*

Förderung der vorhandenen Ressourcen, Stärken und Selbsthilfepotenzialen Einzelner und Gruppen" (S. 4).

Ein Ziel des Projektes ist die „*Verbesserung der sozialen, informativen, kommunikativen Infrastruktur*" (S. 2) von älteren Deutschen und Migranten/-innen. Die Förderung und Unterstützung selbstorganisierter Initiativen, die Unterstützung beim Aufbau von Selbsthilfestrukturen und Interessenvertretungen sind wesentliche Aspekte der Arbeit.

Aus anfänglich zwei getrennt angesprochenen Zielgruppen entwickelten sich selbstorganisiert kooperierende Strukturen. Die Integration von offener, eigenverantwortlich getragener Angebote und der Möglichkeit, Beratungsangebote zu nutzen, begünstigt Synergie-Effekte. So wurde etwa ein Deutsch- und Alphabetisierungskurs für Migrantinnen angeboten. Die dort vermittelten Kenntnisse können beim interkulturellen Frauenfrühstück positiv rückgekoppelt werden. Dieses wurde anfänglich von deutschen Frauen organisiert und hat sich zu einem Frauentreffpunkt für beide Kulturen entwickelt.

Die Beschreibung der Umsetzung der Strukturelemente des Setting-Ansatzes zeigt, dass eine Verschränkung der verschiedenen Elemente notwendig und eine singuläre Darstellung kaum möglich ist. Die Förderung der strukturbildenden Entwicklung führt automatisch zur Partizipation der Bürgerinnen und Bürger. Das Erleben von Handlungsmöglichkeiten führt wiederum zu mehr selbstbestimmtem Handeln. Durch das ausgewogene Verhältnis unterstützender und befähigender Elemente handelt es sich um einen lebensweltbezogenen Ansatz mit verhaltens- und verhältnisändernden Anteilen.

Die erfolgreiche Umsetzung der Strukturelemente zeigt sich in der zunehmenden Selbstorganisation der verschiedenen Teilprojekte. Aus einem zu Beginn eher in „Komm"-Struktur angelegten Projekt hat sich eine Maßnahme im Setting Stadtteil entwickelt, die von den Bewohnerinnen und Bewohnern über die Modellphase hinaus weitergetragen und organisiert wird.

Die Praxis der GF für sozial Benachteiligte im Setting

Zielmerkmal	Umsetzung	Bewertung hinsichtl. einer möglichen Wirksamkeit
Bedürfnisorientierte Erweiterung der Angebote in Freizeit, Kultur, Bildung	Bereithalten von Angeboten u.a. zur Sozialberatung und Bildungsveranstaltungen zur Gesundheit, Pflegeversicherung, etc./Bewegungsangebote im Bereich Gymnastik, Entspannung, Gesundheit	+ Selbständige Formulierung von Interessen und Bedürfnissen seitens der Zielgruppe Informationen führen zu Kenntnis und Wahrnehmung von Rechten (z. B. bzgl. Sozialrecht) und zur Sensibilisierung für die eigene Gesundheit Teilnahme und Nutzung der Angebote ist nach Projektangaben hoch, z.T. wurden aufgrund großer Nachfrage Parallelveranstaltungen durchgeführt (z.B. S. 11)
Einbeziehung der Teilnehmer/-innen in die Gestaltung der Angebote	Startphase: Ermittlung des Bedarfs gemeinsam mit der Zielgruppe im Laufe des Projektes: eigenständige Formulierung von Vorstellungen	+ Selbständige Formulierung von Interessen und Bedürfnissen seitens der Zielgruppe aktive Einbeziehung in Bedarfsermittlung und Planung
„Verbesserung der sozialen, informativen und kommunikativen Infrastruktur" (S. 2)	Förderung und Unterstützung selbstorganisierter Initiativen	+ Eigeninitiative schafft Kompetenzen und Strukturen
„Abbau ethnischer, sozialer und kultureller Aus- und Abgrenzung" (S. 3)	Verbesserung der „interkulturellen, intergenerativen und interreligiösen Begegnung und Verständigung" (S. 3)	+ Stetiger Anstieg interkultureller Angebote innerhalb des Projektes zeigt positive Resonanz im Stadtteil
Nachhaltigkeit	Projektende 2000	+ Nach Beendigung des Pilotprojektes wird das Angebot in Kooperation mit örtlichen Einrichtungen (VHS, Kulturamt) weitergeführt, somit ist die Kontinuität und der Fortbestand gewährleistet

Fazit

Durch die aktivierende und ressourcenschaffende Einbeziehung der Interventions-Merkmale Life-Skills, Partizipation und Strukturbildung wird eine Verminderung der ungleichen Gesundheitschancen sozial Benachteiligter (hier: Senioren/-innen und ältere Migranten/-innen) erreicht. Durch eine offene Angebotsstruktur erfahren die Beteiligten Möglichkeiten, eigene Interessen und Bedürfnisse zu formulieren. Es ist davon auszugehen, dass sich dieser Effekt auf die eigene Lebenswelt positiv auswirkt und zu einer konkreteren Wahrnehmung und der Artikulation eigener Interessen auch in anderen Situationen führt. Dies ist insofern von grundlegender Bedeutung, als das Wohnumfeld *„selbst zur Förderung bzw. Schädigung der Gesundheit"* (Naidoo, Wills 2003: 294) beiträgt.

Unter Gesichtspunkten der Primärprävention aber auch im Hinblick auf psychosoziale Gesundheitsfaktoren ist die Stabilisierung und Verbesserung der sozialen Ressourcen hervorzuheben. Gleichzeitig wird über leicht zugängliche Beratungsangebote zu spezifischen, gesundheitsrelevanten und sozialen Themen die Aufmerksamkeit für die eigene Gesundheit sensibilisiert.

Auffällig ist das integrierte konzeptionelle Vorgehen der Projektakteure. Die Verzahnung von Beratungsangeboten zur Wahrnehmung eigener Gesundheits- und Soziallagenchancen (z. B. durch Gesundheitsberatung und Sozialberatung mit Schwerpunkt auf Rente, Pflegeversicherung oder Mietrecht) und der Bereitstellung offener Strukturen im Sinne einer partizipativen und strukturbildenden Teilnahme der Zielgruppe hat in diesem Projekt zur Entwicklung eines „produktiven" Settings geführt. Die Projektinitiatoren ziehen sich nach erfolgreicher Grundsteinlegung (und nicht zuletzt auch aufgrund mangelnder finanzieller Ressourcen) aus Teilbereichen weitgehend zurück und ermöglichen so die Verfestigung selbstorganisierter Strukturen im Sinne eines wachsenden Sozialkapitals.

Frauengesundheitstreff

Material: Jahresbericht 2002 (25 Seiten); Bestandsaufnahme und Evaluation: Frauengesundheit im Brennpunkt (175 Seiten); Kurzfassung der Bestandsaufnahme und Evaluation (33 Seiten)

"Die sozial besonders benachteiligten Frauen sollten die Erfahrung stabiler, unterstützender Beziehungen machen können, die auch in Krisensituationen Bestand haben und so nicht die Erfahrungen des bisherigen Lebens von Verlassenheit und Auf-sich-allein-gestellt-sein nur noch um ein weiteres ergänzen" (Bestandsaufnahme und Evaluation, S. 8).

Der Frauengesundheitstreff besteht seit über zehn Jahren in einem sozialen Brennpunkt. Der Treff befindet sich in einer Hochhaussiedlung in Stadtrandlage mit ca. 13.000 Bewohner/-innen, im kinderreichsten und kulturell heterogensten Ortsteil dieser Stadt. Knapp 70% der Bewohner/-innen sind Migrant/-innen (30% Aussiedler/-innen, 38% Ausländer/-innen) aus über 60 Nationen. Ca. 30% der dort lebenden Menschen leben von Sozialhilfe.

Neben der Förderung der Selbstbestimmung über die eigene Gesundheit im Sinne der Ottawa-Charta geben die Akteurinnen an, sich in ihrer Arbeit an Ergebnissen der Frauengesundheitsforschung zu orientieren und die Frauen im Sinne einer ressourcenorientierten und ganzheitlichen Gesundheitsförderung zu stärken.

Das Angebot steht allen Frauen im Stadtteil zur Verfügung. Den Mittelpunkt der Arbeit bildete ursprünglich der Offene Treff. Das niedrigschwellige Angebot hatte die Funktion eines Türöffners. Mittlerweile werden neben dem Offenen Treff vielfältige Kurs- und Beratungsangebote angeboten, die sich an Bedürfnissen und Wünschen der Nutzerinnen orientieren und zum Teil von diesen eigenständig geplant und durchgeführt werden.

Der Gesundheitstreffpunkt besteht seit 1989. Anlässlich des zehnjährigen Bestehens wurde die Bestandsaufnahme und Evaluation durchgeführt.

Strukturelemente

Der Begriff „Empowerment" wird von den Akteurinnen im Zuge ihrer Bestandsaufnahme wiederholt aufgegriffen. Als eine von vier Angebotssäulen der Arbeit (neben Offenem Treff, Programmangeboten und psychosozialer Beratung) stellt die Empowerment-Arbeit[8] einen wesentlichen Be-

---

[8] Empowerment wird von den Autorinnen folgendermaßen charakterisiert: "*Der Begriff Empowerment (im weiteren Sinne: Befähigung zur Einflussnahme) bezieht sich auf die Selbstbestimmung über Gesundheit und ist ein positives Konzept, welches an Kompe-*

standteil der praktischen Umsetzung eines breiten Gesundheitsförderungsansatzes dar. Im Rahmen der Evaluation der Arbeit des Gesundheitstreffpunktes wurde untersucht, inwieweit es gelungen ist, Frauen in die Lage zu versetzen, *„ihre eigenen Bedürfnisse wahrzunehmen, zu formulieren und zu verwirklichen"* (Bestandsaufnahme und Evaluation, S. 68). Ein konkretes Beispiel hierzu: Im Zuge der täglichen Arbeit werden Wünsche und Bedürfnisse von den Besucherinnen formuliert. Mittels einer Karteikartensammlung, die allen Frauen zugänglich ist, werden Ideen und Aktivitäten gesammelt. Die Karten sollen ein bedürfnisorientiertes Angebot garantieren. Somit ermöglichen die Wahrnehmung eigener Bedürfnisse durch ihre Kommunizierbarkeit auch Partizipation schafft, etwa durch die feste Installation eines „gesunden Frühstückes", Strukturen. Dieses basisorientierte Prinzip wurde und wird laut Bestandsaufnahme durchgängig beibehalten.

Im Laufe der Jahre haben sich zahlreiche Angebote entwickelt, die zwar in den Räumen des Frauengesundheitstreffs stattfinden, von den Frauen aber selbst organisiert und koordiniert werden. Dies ist ein Zeichen, dass die drei Strukturmerkmale im Rahmen dieses Projektes gut ineinander greifen.

Strukturmerkmal	Zielmerkmal	Umsetzung	Bewertung hinsichtl. einer möglichen Wirksamkeit
Life Skills	Empowerment	Bildungsangebote, aktive Beteiligung an der Umsetzung von Angeboten, Unterstützung der Multiplikatorinnenfunktion	+ - Voraussetzung für gutes Gelingen ist die Ausbildung vorgelagerter Elemente
Partizipation	Formulierung von Wünschen und Bedürfnissen	Berücksichtigung der Wünsche durch Umsetzung in konkrete Angebote	+ Durch die Umsetzung wird die Wirksamkeit erfahren
Strukturbildung	Vernetzung der Frauen untereinander	Möglichkeiten für selbstorganisierte Angebote	+ Einfluss, Gestaltungsraum wird erlebbar

---

tenzen und Potentialen ansetzt. Dieser Prozess ist sowohl auf Individuen wie Gruppen bezogen und soll diese befähigen, ihre Fähigkeiten zu erkennen und ihre Handlungsfähigkeit zu verbessern" (Bestandsaufnahme und Evaluation, S. 17)

Fazit

Empowerment wird von diesem Projekt nicht nur als „theoretisches" Strukturmerkmal im Rahmen eines Setting-Ansatzes betrachtet, sondern als ein konkretes gesundheitsförderndes Element, das bewusst gefördert und unterstützt wird. Damit einhergehend wird das Einbringen persönlicher Ressourcen durch partizipative und strukturbildende Maßnahmen unterstützt. Das Aufeinander-Bezogensein der drei Strukturmerkmale wird innerhalb dieses Projektes sehr deutlich. Die einstmaligen „Nur-Nutzerinnen" sind in einigen Fällen zwischenzeitlich zu Multiplikatorinnen geworden und tragen zur Entwicklung des Stadtteils bei.

Durch die Ansiedlung des Projektes in einem sozialen Brennpunkt kann durch die niedrigschwelligen Angebote von einer verhältnismäßig guten Erreichbarkeit der Zielgruppe ausgegangen werden. Die Vermeidung eines in sich abgegrenzten „inner-circle-" Projektes wird durch gezielte Öffentlichkeitsarbeit vermieden.

Gemeinwesenarbeit: Frauengesundheitsprojekt

Material: Konzeption (15 Seiten), Dokumentation (11 Seiten), Auswertung (8 Seiten)

> *„Das Frauengesundheitsprojekt orientiert sich an den theoretischen Kenntnissen über unzureichende Gesundheitsförderung von Menschen in sozial benachteiligten Wohngebieten. Zusätzlich greift die aktivierende Befragung Themen, Wünsche und Bedürfnisse der Frauen auf. Die Auswertung der Befragung bildet die Grundlage des Projektes und gewährleistet ein Erreichen der Frauen in ihrer Lebenswelt"* (Konzeption, S. 7).

Ausgehend vom Zusammenhang zwischen Armut und Gesundheit und der besonders belastenden Situation von Frauen in sozialen Brennpunkten soll diesem Umstand mit einem frauenspezifischen Gesundheitsprojekt entgegen gewirkt werden.

Über einen Zeitraum von zwei Monaten wurden, basierend auf einer aktivierenden Umfrage zu Bedürfnissen und Wünschen der Frauen im Rahmen eines solchen Projektes, Gesundheitsangebote für Frauen bereitgehalten. Ziel war es, diese Angebote im Stadtteil bereitzuhalten, denn *„Gesundheit und Gesundheitsförderung von Frauen aus benachteiligten Wohnge-*

bieten muss im Kontext der Lebensbedingungen in der Familie, in der Haus- und Erwerbsarbeit, sowie im Wohnumfeld gesehen werden" (Konzeption, S. 6).

In der Umsetzung wurden dann Angebote u.a. aus den Bereichen Bewegung, Ernährung, Heilkunde und Krebsvorsorge bereitgehalten. Die einzelnen Angebote wurden dokumentiert und hinsichtlich der Resonanz bei den Frauen ausgewertet. Hier spielten oftmals Fragen der ausreichenden Niedrigschwelligkeit und der Aktivierbarkeit der Frauen eine Rolle. In der Konsequenz wurden Handlungsempfehlungen für mögliche weitere Angebote formuliert, z. B. durch die Auswahl eines günstiger gelegenen Ortes für Veranstaltungen oder den Verzicht auf „Frontalunterricht" im Rahmen von Informationsveranstaltungen.

Strukturelemente

Die aktivierende Befragung enthält partizipative Elemente, die Frauen erleben in der Folge, dass ihre Wünsche in konkrete Angebote umgesetzt werden. Die Bewertung der Angebote durch die Frauen kann ebenfalls als partizipatives Element betrachtet werden.

Die Wahrnehmung der Angebote vermittelt Kenntnisse und Gesundheitswissen und trägt somit zu einer Erweiterung der Life-Skills bei.

Die Angebote sind aber durch ihre Einmaligkeit nicht derart ausgestaltet, dass neue Strukturen gebildet oder bestehende ausgeweitet werden können. Insofern stellt sich die Frage der nachhaltigen Ausbildung von Partizipation oder Strukturbildung.

Strukturmerkmal	Zielmerkmal	Umsetzung	Bewertung hinsichtl. einer möglichen Wirksamkeit
Life-Skills	Gesundheitswissen: „die Umsetzung der Erfahrungen aus dem Gesundheitsprojekt in den Alltag", „Übernahme von Verantwortung für die eigene Gesundheit" (S. 6)	Vorträge, Angebote zu relevanten Themen	+- große Beteiligung durch Zielgruppe die Zustimmung und Beurteilung durch die Teilnehmerinnen ist positiv Transfer und Einbeziehung in den Alltag schwierig, besonders durch die kurze Laufzeit des Projektes
	Ressourcenstärkung	Informationsangebote, Betonung von Freizeit- und lustbetonten Aspekten	+- Nachhaltigkeit durch kurze Laufzeit nicht gewährleistet
Partizipation	Aktivierung zur Äußerung von Wünschen und Bedürfnissen	Befragungen zu Beginn des Projektes und zur Bewertung der Angebote	+- Partizipationsmöglichkeiten sollten kontinuierlich bestehen
	„Partizipation der Bewohner an Entscheidungsprozessen" (S. 1)	k.A.	- durch zweimonatige Laufzeit des Projektes nicht dauerhaft gewährleistet
Strukturbildung	Vernetzung und Kooperation als „Basis einer erfolgreichen Gemeinwesenarbeit" (S. 1)	Kooperationsprojekte mit anderen Projekten	+- kontinuierliches Angebot sollte zur dauerhaften Etablierung im Setting angestrebt werden
	„Implementierung des Themas Frauengesundheit im Stadtteil" (S. 6)	k.A.	- keine klare Umsetzungsstrategie, abhängig von Resonanz auf Projekt
	„Integration des Themas Frauengesundheitsförderung in die Fachdiskussion der sozialen Stadtentwicklung" (S. 7)	k.A.	- keine klare Umsetzungsstrategie

Fazit

In der Konzeption (S. 7) wird beschrieben, dass „*die Grundlage einer nachhaltigen Verbesserung von Lebensumständen die grundsätzliche Veränderung der Rahmenbedingungen darstellt. Ohne eine nachhaltige Verbesserung der Lebensumstände bleibt eine, wenn auch gutgemeinte, ‚Gesundheitserziehung' fruchtlos.*" Diese Formulierung enthält die richtige Darstellung der Notwendigkeit, die drei o.g. Strukturelemente des Setting-Ansatzes in der gesundheitsfördernden Arbeit zu berücksichtigen. Mit dem Begriff „Gesundheitserziehung" wird aber ein problematischer Bezug zur oben erwähnten „Sozialtechnologie" hergestellt. Die Auflösung dieses Widerspruchs, z.B. durch einen längerfristigen und integrierenden Ansatz der Arbeit über die Komm-Angebote hinaus, wäre für die weitere Planung des Angebotes positiv. Erste Schritte wurden bereits durch die aktivierende Befragung und die anschließende Bewertung der Angebote gemacht. Da die bereitgehaltenen Angebote meist „Unterrichts-Charakter" haben, ließe sich eine partizipative Ausgestaltung für folgende Durchgänge vorstellen. Dies würde auch zur Bildung neuer Strukturen beitragen und den Frauen ihre vorhandenen Kompetenzen und Potenziale verdeutlichen.

Durch die Dokumentation und Bewertung der Angebote hinsichtlich möglicher zukünftiger Verbesserungen wird ein instruktiver, selbstreferenzieller Weg einer Qualitätssicherung gewählt, der auch für andere Projekte ohne (externe) wissenschaftliche Begleitung denkbar wäre.

Bauspielplatz

Material: Projektdarstellung (23 Seiten), Jahresberichte 2000 bis 2002 (je 10-12 Seiten)

> *„Der Abenteuerliche Bauspielplatz stellt (...) einen wichtigen Baustein in der Landschaft der Kinder-, Jugend und Freizeiteinrichtungen des Bezirkes dar und hat sich zu einem akzeptierten Gemeinwesenort entwickelt."*
> (Projektdarstellung S. 3)

Der Bauspielplatz wurde im April 1990 als betreuter Spielplatz gegründet. Auf mittlerweile 3.500 qm Spielfläche arbeiten Pädagog/-innen, Praktikant/-innen und Honorarkräfte mit den Kindern und Jugendlichen. Die Arbeit orientiert sich an den Grundprinzipien Offenheit, Partizipation und Gemeinwesenorientierung.

Viele Kinder und Jugendliche, die den Spielplatz besuchen, *"kommen aus problembelasteten, sozial benachteiligten Familien"*. Oftmals mangelt es in diesen *"sogar an der Grundversorgung (...) und Gewalt und Alkoholismus (sind) keine Seltenheit"* (Projektdarstellung, S. 12).

Das Angebot ist niedrigschwellig angelegt: Es werden keine Gebühren erhoben, Anmeldungen sind nicht notwendig. Der Spielplatz dient zum *"Auslüften nach langem Schultag, nach der Sitzung vor dem Fernseher oder dem Computer"* (Projektdarstellung, S. 6).

Neben dem Spielen mit Naturmaterialien wie Lehm und Wasser werden den Kindern handwerkliche Fertigkeiten nahe gebracht. Es besteht u.a. die Möglichkeit zum Hüttenbau, Tischlern oder Schmieden. Zahlreiche Eltern der Kinder und Jugendlichen können das Schulessen nicht bezahlen, deshalb wird auf dem Platz täglich ein kostenloses Mittagessen angeboten.

Neben dem täglichen Spielplatzangebot engagieren sich die Akteure unter anderem auch in den Feldern Soziale Gruppenarbeit (für kriminell oder gewalttätig auffällige Kinder) und in einem Modellprojekt zum Schutz vor sexuellen Übergriffen in offenen Freizeiteinrichtungen.

Finanziert wird das Projekt durch öffentliche Mittel und Spenden.

Strukturelemente

Durch eine umfassende Stärkung der gesundheitlichen und sozialen Ressourcen werden zahlreiche befähigende Strukturen geschaffen. Die Angebote des Spielplatzes bieten Möglichkeiten der Gewalt- und Aggressionsbewältigung, der Stärkung sozialer Unterstützung und einer Verbesserung der sozialen Situation.

Exemplarisch für das Verständnis der Akteure ist folgende Aussage über mögliche Gefährdungen beim Hüttenbau: *"Ein gewisses Risiko lässt sich dabei nicht vermeiden, immer ist irgendwo ein Brett nicht ganz fest, guckt ein Nagel heraus. Der bewusste Umgang damit gehört zum Konzept. Er macht sicher und ist letztlich ein besserer Schutz vor Gefährdungen als der vergebliche Versuch, diese aus dem Leben zu verbannen*" (Projektdarstellung, S. 7). Die Kinder sollen sich als aktive Gestalter ihrer eigenen Lebensumwelt wahrnehmen. Verantwortungsgefühl und Selbstbestimmung werden spielerisch transportiert.

Die Kinder und Jugendlichen werden nicht als *„Objekte erwachsener Bevormundung*" (Projektdarstellung, S. 7) betrachtet, sondern es wird versucht, sie gleichberechtigt in die Planung und Gestaltung des Platzlebens mit ein zu beziehen.

Die pädagogische Arbeit der Betreuerinnen und Betreuer kann eine Entwicklung autonomer Strukturen unter den Kindern allerdings nur bedingt zulassen. So stellt die pädagogische Arbeit auf dem Spielplatz eine Gratwanderung zwischen offenen Strukturen und der Möglichkeit zur Mitgestaltung zum einen und dem Anspruch eines für alle offenen und nicht durch dominante Gruppen besetzten Spielplatzes auf der anderen Seite dar.

Als strukturbildende Maßnahme im übergeordneten Setting Stadtteil kann das Projekt aber durchaus betrachtet werden. Ein zum Spielplatz gehörendes Haus wird als *„Kiezkommunikationszentrum*" genutzt (Projektdarstellung, S. 18), in dem sich Bürgerinitiativen, Mietergruppen, Parteien, Fachgremien und Elternvertretungen regelmäßig treffen, das Haus wird zum *„Ausgangspunkt von Aktionen*" (Projektdarstellung, S. 18). Im Sinne der angestrebten Gemeinwesenorientierung wird hierdurch ein Beitrag über die Grenzen des eigentlichen Spielplatz-Angebotes hinaus geleistet.

Die Praxis der GF für sozial Benachteiligte im Setting 197

Strukturmerkmal	Zielmerkmal	Umsetzung	Bewertung hinsichtl. einer möglichen Wirksamkeit
Life Skills	Verantwortungsgefühl, Umsicht	aus Fehlern lernen lassen	+ durch wenig Protektionismus im Umgang mit den Kindern wird das Zielmerkmal gestärkt
			die Teilnahme durch die Kinder im Stadtteil ist hoch
			über die eigentliche Zielgruppe hinaus, findet der Spielplatz auch Resonanz im Stadtteil
Partizipation	Selbstbestimmung	Einbeziehung der Kinder in Planung und Gestaltung des Platzes	+ durch die Einbeziehung wird allerdings Selbstbestimmung und Wahrnehmung von Selbstwirksamkeit gestärkt
	Gleichberechtigung, Wahrnehmung von Einflussmöglichkeiten	Einbeziehung in Planung und Gestaltung	+- Gleichberechtigung findet ggf. ihre Grenzen an normativen und pädagogischen Umständen
Strukturbildung	Schutz vor sexuellem Missbrauch	Modellprojekt im Rahmen eines größeren Verbundes der Spielplätze	+- Sensibilisierung des Umfeldes wird erreicht, eine Gefährdung der Kinder über das Setting ist schwierig zu verhindern
Strukturbildung	Gemeinwesenorientierung Strukturbildung in der Offenen Jugendarbeit	Bereitstellung von Räumlichkeiten („Kiezkommunikationszentrum")	+- Raum wird zur Verfügung gestellt, allerdings wird die „Mobilmachung" der Bewohner/-innen des Sozialraumes eher durch die Nutzer/-innen (Initiativen) denn durch das Projekt erfolgen

Fazit

Durch den niedrigschwelligen Ansatz wird die Möglichkeit geschaffen, zahlreiche Kinder und Jugendliche zu erreichen. Das Prinzip der Angebots-Offenheit wirkt einer festen Gruppenbildung entgegen, die die Eintrittsschwelle erhöhen und somit weniger Kinder ansprechen würde.

Über die stark partizipative Ausrichtung nehmen die Kinder ihre eigenen Einflussmöglichkeiten wahr. Dadurch kommt es zu Überschneidungseffekten der Merkmale Life-Skills und Partizipation. Die körperliche Betätigung auf dem Spielplatz erhält und fördert zum einen die Beweglichkeit der Kinder, zum anderen können möglicherweise vorhandenen Aggressionspotenziale dadurch reduziert werden.

Als positiver Nebeneffekt des zugehörigen Hauses werden über die engen Grenzen des Spielplatzes hinaus Möglichkeiten für die Bewohner des Stadtteils bereit gehalten, sich als Stadtteilinitiativen o.ä. zu treffen. Damit werden natürlich auch für diesen „erweiterten Nutzerkreis" befähigende und partizipative Möglichkeiten geschaffen.

Stadtteil- und Kulturzentrum

Material: Konzeption, Stand: April 2000 (11 Seiten); Sachbericht 2002 (37 Seiten + Anlagen)

Der Jugendbereich dieses Stadtteil- und Kulturzentrums umfasst drei Bereiche: Berufsorientierung, Segelarbeit und Offene Jugendarbeit. Durch die Angebote sollen unterschiedliche Interessen und Jugendszenen angesprochen werden.

Zielgruppe sind Jugendliche im Altern von 12 bis 18 Jahre aus zwei Stadtteilen. Kooperationen mit umliegenden Schulen sollen das Klientel zusätzlich erweitern. Die Stadtteile sind gekennzeichnet durch einen hohen Ausländeranteil, diesen Jugendlichen soll in besonderem Maße Unterstützung zukommen.

Die Angebote reichen von Kursen über Beratungsangebote hin zu einem niedrigschwelligen Jugendtreff. Gesundheitsrelevante Inhalte beziehen sich vor allem auf Sucht- und Gewaltprävention.

Neben Landesmitteln wird das Angebot durch Eigenmittel (Spenden, Stiftungsgelder, etc.) finanziert.

Strukturelemente

Es werden zahlreiche Angebote bereitgehalten, die zu einer Förderung der individuellen Fähigkeiten beitragen. Die meisten Angebote hierzu finden im Kurs- und Beratungsbereich statt. Durch z. B. PC-Kurse/Multimedia-Projekte oder durch den für die Arbeit wesentlichen Teilbereich der Berufsberatung. Viele Jugendliche erfahren hier, dass durch Eigeninitiative und Konkretisierung der persönlichen Ziele und Lebensplanung Teilziele erreichbar werden und nehmen ihre eigene Selbstwirksamkeit wahr.

Mitbestimmung wird im Rahmen von Vollversammlungen praktiziert. Hier besteht die Möglichkeit neue Kompetenzen z.b. im Prozess der Kompromiss-Findungen einzusetzen und zu erfahren.

Durch die eher „rezeptive" Ausrichtung der Jugendeinrichtung lassen sich strukturverändernde Maßnahmen nur bedingt identifizieren. Die Konzeption trifft hier einen eher verhaltenen Ton:

„Dass sich NutzerInnen die Erfüllung ihrer Bedürfnisse selbst organisieren und nicht einfach Angebote als Dienstleistung in Anspruch nehmen, durfte lange Zeit nicht angetastet werden. Die Bedürfnisse der Jugendlichen (...) haben sich gewandelt: Konsum wird nicht mehr als Bedrohung empfunden, sondern als eine von vielen Erlebniswelten. (...) In der Zielbestimmung unserer Jugendarbeit gehen wir von diesen Realitäten aus und orientieren unsere Arbeit entsprechend." (Konzeption, S. 3)

Strukturmerkmal	Zielmerkmal	Umsetzung	Bewertung hinsichtl. einer möglichen Wirksamkeit
Life-Skills	Vermeidung von Arbeitslosigkeit, Förderung von Medienkompetenz	Berufsvorbereitung, -beratung PC-Kurse, Medienprojekte	+ Arbeitslosigkeit vermindert Gesundheitschancen und fördert soziale Benachteiligung, die Förderung beruflicher Chancen wirkt dem entgegen
	Handlungsspielräume für Mädchen erschließen	geschlechterdifferenzierte Arbeit, Angebote für Mädchen	+- Transfer in gemischtgeschlechtliche Lebenswelten unklar
Partizipation	Gestaltung der beruflichen Zukunft	Förderung von Eigeninitiative, Lernbereitschaft, Ausdauer, Flexibilität	+- Rahmen möglicher Mitbestimmung bleibt unklar
Strukturbildung	k.A.	k.A.	

Fazit

Der Jugendbereich wird zunächst als „Freizeitort" (Konzeption, S. 5) wahrgenommen. Mit beratenden und weiterbildenden Angeboten werden die Kompetenzen der Jugendlichen ausgebaut. Durch die sehr große Bandbreite an bereit gehaltenen Angeboten wird eine mögliche Vereinnahmung durch wenige, dominierende Jugendliche vermieden. Allerdings lässt sich vermuten, dass sich keine allzu großen Erfolge hinsichtlich strukturbildender Mechanismen zu verzeichnen lassen, denn partizipative und strukturelle Elemente werden nur ansatzweise unterstützt und gefördert.

Die Integration berufsberatender Angebote wirkt einer möglichen Verstetigung sozialer Benachteiligung (und damit verbundener Verminderung gleicher Gesundheitschancen) durch Arbeitslosigkeit entgegen.

Kinderwohnung

Material: Konzeption (7 Seiten), Jahresbericht 2002 (4 Seiten)

> *„Elementare, grundlegende Sinneserfahrungen in der Natur, im Handwerk, im künstlerischen Gestalten und im Sport sind Brücke vom "GREIFEN" im Physischen, zum "BEGREIFEN" im Geistigen. Sie sind mehr denn je notwendige Grundlagen für eine gesunde, kindgerechte Entwicklung."* (Konzeption, S. 4)

Durch die Konzentration von sozial benachteiligten Bevölkerungsgruppen am Stadtrand, entstanden durch städtebauliche Maßnahmen in den 60er Jahren, ist die Gegend um die Kinderwohnung *„zu einem sozialen Brennpunkt"* geworden (Konzeption, S. 3). Von den sozialen Spannungen waren nach Angaben der Projektträger vor allen Dingen Kinder betroffen. Um diese Kinder betreuen zu können, wurden bereits 1977 zwei Wohnungen eines Wohnblocks angemietet. Die Kinder (im Alter von 6 bis 14 Jahre) erhielten die Möglichkeit, in den Räumen der Wohnungen ihre Freizeit zu gestalten.

In den 80er und 90er Jahren konnte durch Personalkostenzuschüsse die Arbeit durch pädagogische Fachkräfte verstärkt werden. Grundlegende Ziele der Arbeit sind nach Angaben der Akteure eine gesunde, kindgerechte Entwicklung. Dafür konzentriert sich die Arbeit auf die Hausaufgabenbetreuung und die Freizeitgestaltung. Die Freizeitgestaltung besteht hauptsächlich aus Sport-, Kreativ- und Werkangeboten.

Derzeit werden in der Kinderwohnung bis zu 20 Kinder im Alter von sechs bis 14 Jahren betreut. Ca. 60% der Kinder sind von nicht-deutscher Nationalität.

Das Projekt befindet sich in Trägerschaft der Diakonie, es bestehen Kooperationen mit dem Jugendamt und dem Sozialministerium.

Strukturelemente

Die Stärkung der Life-Skills ist das einzige klarer ausgeprägte Merkmal in der Arbeit der Akteure. Bei der Hausaufgabenbetreuung soll das Selbstvertrauen in die schulischen Leistungen verstärkt werden, im Zuge des außerschulischen Freizeitangebotes wird ein Gemeinschaftsgefühl in der Gruppe gefördert. Im Umgang mit anderen sollen Vorurteile abgebaut und Toleranz erfahrbar werden. Kompetenzen in der Konfliktlösung (erkennen, bearbeiten, lösen) werden gefördert. Anhand der Angebotsstruktur und den vorliegenden Materialien lassen sich allerdings keine primär partizipativen oder strukturbildenden Prozesse ablesen, bei denen die befähigenden Elemente zum Einsatz kommen könnten.

Strukturmerkmal	Zielmerkmal	Umsetzung	Bewertung hinsichtl. einer möglichen Wirksamkeit
Life Skills	Verbesserung der schulischen Leistungen	Hausaufgabenbetreuung	+ bessere Bildung als wesentlicher Einflussfaktor auf Gesundheitsstatus
	Gemeinschaftsgefühl, Verbesserung indiv. Ressourcen	durch außerschulisches Freizeitangebot	- Umsetzungsstrategien nur vage dargestellt
			Freizeitangebot ist nur von der begrenzten Anzahl der Kinder der Kinderwohnung nutzbar, Stadtteil wird nicht einbezogen
Partizipation	k.A.		
Strukturbildung	k.A.		

Fazit

Auch in Ermangelung der als wesentlich erachteten Strukturmerkmale Partizipation und Strukturbildung arbeitet dieses Projekte seit ca. 20 Jahren. Es wurde begonnen, als der Setting-Begriff und die daran geknüpften Bedingungen in Deutschland noch keine wesentliche Rolle in der Diskussion der Gesundheitsförderung spielte, obzwar das Projekt im Setting eines sozial benachteiligten Stadtteils stattfindet.

Erfolgsindikatoren werden in den Materialien nicht genannt. Im Sinne der Verschränkung der Strukturmerkmale wäre etwa eine Beschreibung partizipativer und/oder strukturbildender Elemente wünschenswert.

Schülerclub

Material: Konzeption, überarbeitete Version 2003 (23 Seiten)

> *„Das grundlegende Ziel (...) ist das Prinzip der Freiwilligkeit und der Mitbestimmung. (...) Hier haben sie die Möglichkeit aktiv mitzuplanen und mitzuwirken. Sie sollen ihr Leben im Schülerclub selbst bestimmen, sollen die Entstehung und Durchführung von Projekten bewusst miterleben, durchschauen und mitgestalten."* (S. 12)

Der Schülerclub ist ein offener Freizeittreff für Kinder im Alter von 10 bis 14 Jahren, die Einrichtung besteht seit 1994. Täglich besuchen ca. 30 Kinder den Schülerclub. Die Lebenswelten der Kinder sind durch die Herkunft aus Großfamilien und sozial schwachen Familien, oft mit Migrationshintergrund, geprägt. Viele Eltern sind (langzeit-) arbeitslos und/oder allein erziehend.

Der Schülerclub bietet neben einem offenen Freizeitbetrieb unter anderem die Möglichkeit der Hausaufgabenbetreuung, von Filmabenden und Gelegenheiten sich gestalterisch auszuprobieren. Durch eine gut ausgestattete Küche sind auch Koch- und Backmöglichkeiten unter Berücksichtigung einer ausgewogenen und gesunden Ernährung möglich.

Die Initiatoren orientieren ihre Arbeit am sozialräumlichen Ansatz und nennen als wesentliche Elemente Partizipation und Prävention (in den Bereichen Gesundheitserziehung, Sexualerziehung und Familienplanung, Drogen- und Gewaltprävention).

Strukturelemente

Es werden vor allem Angebote vorgehalten, die einen Beitrag zur Selbstverwirklichung leisten sollen. Durch die verbindliche Anmeldung zu Kursen o.ä. wird den Kindern nach Angaben des Trägers Verantwortungsgefühl nahegebracht. *„Gemeinsames Beraten und Beteiligung bei Entscheidungen, Planung und Programmgestaltung; gemeinsames Erstellen von Regeln; Mitarbeit bei der Realisierung der Vorhaben"* (S. 13), an diesen Prinzipien orientiert die Konzeption sich unter dem Stichwort Partizipation. Verwirklicht wird dies vor allen Dingen im Rahmen des Schülerclubrats. Dieser besteht aus Besucher/-innen des Schülerclubs und gilt als Interessenvertretung der Kinder. Hier werden partizipative Elemente umgesetzt, indem die Schüler/-innen das Clubleben selbst gestalten und damit auch Verantwortung übernehmen sollen.

Neben der Ausbildung interner Strukturen beispielsweise durch den Schülerclubrat wird die Vernetzung und Zusammenarbeit mit Eltern, Anwohnern und Trägern der Kinder- und Jugendarbeit angestrebt. Der Schülerclubrat vermittelt Informationen über Aktivitäten in die Klassen der beteiligten Schule und ins Wohngebiet. Ziel der Strukturbildung ist ein über den Schülerclub hinausgehender sozialräumlicher Ansatz, der den Stadtteil einbezieht. Die Initiierung von soziokulturellen Veranstaltungen im Sozialraum und familienbezogener Arbeit im Stadtteil gehört laut Konzeption ebenfalls zu den Zielen des Angebotes. Kooperationen mit der Schule werden hierzu angestrebt und umgesetzt.

Die Praxis der GF für sozial Benachteiligte im Setting   205

Strukturmerkmal	Zielmerkmal	Umsetzung	Bewertung hinsichtl. einer möglichen Wirksamkeit
Life Skills	Förderung des Verantwortungsgefühls	verbindliche Regeln, Anmeldungen...	+- Reaktanz auf Regeln möglich („jetzt erst recht nicht")
Partizipation	Beteiligung an Entscheidungen, Regelerstellungen	gemeinsames Beraten	+ durch die Mitwirkung an Entscheidungen wird wahrscheinlich mehr Verantwortungsgefühl geweckt als etwa durch verbindliche Anmeldungen (vgl. oben: Life-Skills) Angebot wird gut angenommen
	eigene Interessen vertreten	Schülerclubrat	+ Gestaltungsmöglichkeiten können zielführend genutzt werden
Strukturbildung	Förderung der Gruppenfähigkeit	aufbrechen von Gruppenstrukturen innerhalb der Klassenverbände	- dadurch neu entstehende Gruppen müssen nicht zwangsläufig besser sein als bestehende
	sozialräumlicher Ansatz	Einbeziehung des Stadtteils (Bewohner, Einrichtungen) in die Aktivitäten	+- wichtiger Ansatz, allerdings ist die Erreichbarkeit der Population ist nicht gewährleistet (aktivierende Wirkung nicht gegeben; ev. nur „ohnehin" Involvierte/Interessierte fühlen sich angeprochen)

<u>Fazit</u>

Im vorliegenden Angebot ist die Umsetzung der betrachteten Strukturmerkmale des Setting-Ansatzes in Ansätzen erkennbar. Dies liegt einerseits an der Zielgruppe, deren Alter nur eine „kontrollierte Partizipation" zulässt, aber auch an der Konzeption des Projektes. Zwar gilt die Verwirklichung von Partizipation als zentrales Handlungsprinzip, die Angebote lassen dies in der Umsetzung aber nicht immer erkennen. Oftmals handelt es sich um Komm-Angebote, die zudem nicht gut geeignet sind, Schüler/-innen einzubinden, die nicht in eine Gruppe oder Klassenverbund integriert sind. So kann auch das Ziel bei Schülerclubfahrten, mögliche bestehende Strukturen aufzubrechen, um die Integration zu fördern, insofern nur bedingt erreicht werden, da Schüler/-innen, die nicht im Vorfeld schon integriert waren, durch diese Angebote wohl weiterhin kaum einbezogen werden können.

Als gelungene Umsetzung aller drei Strukturelemente des Setting-Ansatzes kann der Schülerclubrat gelten. Über partizipative Elemente im Rahmen des Schülerclubrates werden nicht nur Strukturbildungsprozesse in die Wege geleitet, sondern auch Grundlagen für befähigende Prozesse geschaffen. Die Erfahrung von Verantwortung und Entscheidungsfähigkeit trägt zur Wahrnehmung von Selbstwirksamkeit bei.

Schulprojekt

Material: Projektbericht (22 Seiten + Anlagen)

> *„So wundert sich niemand mehr über lesende Kinder, die auf Teppichen liegen, über Schüler, die viel lieber am Stehpult schreiben oder beim Zuhören verkehrt herum auf dem Stuhl sitzen oder über Schüler, die auf dem Flur den langen Weg zur Toilette mit dem Pedalo zurücklegen."* (S. 8).

Die Beispiel gebende Grundschule arbeitet seit fast zehn Jahren mit o.g. Projekt im Bereich der Gesundheitsförderung. Drei „Säulen" sollen dabei umgesetzt werden: „Bewegter Unterricht", „Bewegte Pause", „Prävention und Rehabilitation". Die Umsetzung erfolgt etwa durch die alltägliche gesundheitsfördernde Unterrichts- und Pausengestaltung aber auch durch Beteiligung der Schüler/-innen an Umweltwettbewerben, Projektwochen zur gesundheitsbewussten Lebensgestaltung z. B. durch Erste Hilfe Kurse oder zum gesunden Schulfrühstück.

Ziele sind eine umfassende Bewegungsförderung, die Veränderung der materiellen und organisatorischen Bedingungen der Schule hin zu mehr Bewegungsmöglichkeiten, die Bewegung als Unterrichtsprinzip in allen Fächern, und die aktive Einbeziehung aller Beteiligten.

Neben öffentlichen Mitteln wird das Projekt auch durch Krankenkassenmittel nach § 20.1 SGB V finanziert.

Auf Beschluss der Stadtverordneten wird die Schule im Schuljahr 2005/2006 geschlossen.

Strukturelemente

Die Ergebnisse einer internen Evaluation geben an, dass die Schüler/-innen über ein gesteigertes Gesundheitsbewusstsein verfügen. Dies wird dem vermittelten Bewusstsein über die Folgen von langem Sitzen, zu wenig Bewegung und falscher Ernährung zugeschrieben. Als weiteres Ergebnis wird angegeben, dass sich die Schüler/-innen im Vergleich zu anderen Schulen besonders wohl in ihrer Schule fühlen und mit ihrer gegenwärtigen Situation zufrieden sind. Dies alles sind Attribute die durch befähigende Elemente zustande kommen können auch wenn in der Zielsetzung dieser Aspekt nicht explizit genannt wird.

Durch die Einbeziehung vieler Schüler, Lehrer und Eltern werden Möglichkeiten entwickelt und ein Gefühl der Mitverantwortung geweckt. Das folgende Zitat zeigt, dass strukturbildende und partizipative Prozesse erfolgreich in der Schule umgesetzt werden, die Schüler/-innen wissen ihre Bedürfnisse zu identifizieren und erfolgreiche, partizipative Strukturen auch an anderen Orten einzufordern. *„Mit fortschreitender Realisierung der Projektziele entwickeln unsere Schüler hohe Ansprüche an eine ihren spezifischen Bedürfnissen und Wünschen entsprechende Gestaltung des Lebensraumes Schule und tragen diese Ansprüche auch in die weiterführenden Schulen, was dort zu vielen Widersprüchen führt"* (S. 18).

Strukturmerkmal	Zielmerkmal	Umsetzung	Bewertung hinsichtl. einer möglichen Wirksamkeit
Life Skills	Gesundheitsbewusstsein	Bewegungsförderung, Vermittlung von Wissen über ungesunde Verhaltensweisen	+ durch „aktive"/tatsächlich erlebte Bewegung wird Besserung des Wohlbefindens erreicht
Partizipation	aktive Einbeziehung aller Beteiligten	k.A.	+ Kinder formulieren ihre Bedürfnisse
Strukturbildung	k.A.	k.A.	+ Kinder transferieren ihre Bedürfnisse in andere Kontexte

Fazit

Das letzte Zitat zeigt, dass gerade in stark strukturierten Settings wie Schulen die Notwendigkeit besteht, möglichst viele Akteure an einem Strang ziehen zu lassen. Die positiv entwickelten Strukturelemente, deren Transfer in andere Bereiche/Schulen zu gelingen scheint, müssen in der Fortsetzung auch gefördert werden. Dazu sind ggf. auch einheitliche Richtlinien für Schulen notwendig, ansonsten könnten, wie in diesem Falle möglich, die positiven Impulse zu eigenmotivierten gesundheitsfördernden Verhaltensweisen in nächster Instanz verebben.

Der gesundheitsfördernde Aspekt der Maßnahme ist unbestritten. Auch die Nutzung des Settings Schule erscheint sinnvoll, eine Einbettung von Bewegungsförderung in das pädagogische Konzept vermittelt den Schüler/-innen ein ganzheitliches Selbstbild in dem auch das Körpergefühl nicht zu kurz kommt. Außerdem werden in der Schule alle Gruppen gleichermaßen gut erreicht, also auch die der sozial Benachteiligten.

Insgesamt handelt es sich um eine erfolgreiche Umsetzung aller drei Strukturmerkmale, die im Rahmen eines für stark strukturierte Settings geläufigen top-down-Ansatzes eingebracht wurden und in der Folge von den Schüler/-innen aufgegriffen wurden.

2.3 Zusammenfassende Betrachtung

In der Bundesrepublik Deutschland gibt es schon heute eine beachtliche Breite von gesundheitsfördernden Aktivitäten, die sich dem Ziel der Verminderung sozial bedingter Ungleichheiten von Gesundheitschancen verpflichtet sehen. Die systematische Erhebung, die wir im Auftrag der Bundeszentrale für gesundheitliche Aufklärung vorgenommen haben, zeigt ein breites Spektrum von mehr als 2.600 Projekten und Maßnahmen unterschiedlicher Träger. Dabei sind es neben staatlichen und öffentlich-rechtlichen Einrichtungen vor allem Initiativen freier Träger und privatrechtlicher Körperschaften, die diese Aktivitäten begründen. Wir haben Grund zu der Annahme, dass es neben diesen Angeboten sogar noch zahlreiche weitere, im Wesentlichen ähnlich gelagerte Aktivitäten gibt, die wir im weiteren Projektverlauf ebenfalls in die erstellte Datenbank einbeziehen möchten.

Die Betrachtung der zehn einzelnen Angebote, die wir in diesem Gutachten vorgenommen haben, zeigt hinsichtlich der Umsetzung der zentralen Strukturelemente für Setting-Interventionen unterschiedliche Entwicklungsstände. Die Nutzung des Settings zur Entwicklung und Ausbildung relevanter Life-Skills, partizipativer Mitgestaltung und der Umgestaltung der Verhältnisse ist nicht in allen dargestellten Projekten als (Haupt- oder Neben-) Ziel definiert. Keines der Projekte soll dabei als besonders gut oder besonders schlecht hervorgehoben werden. Die Projekte bilden eine Schnittmenge positiver Attribute, die es zu nutzen und zu entwickeln gilt.

Die Integration der Interessen und Gestaltungsmöglichkeiten der Zielgruppe ist bei allen Projekten zu finden, damit auch eine wesentliche Voraussetzung für die Umsetzung des Setting-Ansatzes. Durch die Förderung und Entwicklung personaler Kompetenzen kann eine nachhaltige Stärkung der individuellen Ressourcen hin zu einem umfassenden Empowerment gelingen.

Der Differenzierungsgrad einzelner Settings schwankt stark. Ein übergeordnetes Meta-Setting wie das des Stadtteils (z. B. im Rahmen des BürgerBüros) lässt sich weniger leicht für die strukturbildende, partizipative und befähigende Entwicklung der Zielgruppe nutzen als ein klar eingegrenztes Setting innerhalb dieses Stadtteils (wie es z. B. im Projekt Kinderfreundlicher Ortsteil realisiert wird). Eine kleinteilige Definition der

Zielgruppe führt zur besseren Erreichbarkeit dieser Gruppe. Der Handlungsrahmen lässt sich klarer vorgeben und auch die Umsetzung in konkrete Maßnahmen fällt in einer homogeneren Zielgruppe leichter, da sich hier die Bedürfnisse und Interessen überschneiden. Im Rahmen einer solchen „kleinteiligen" Setting-Arbeit spielt auch die unmittelbare Ansiedlung vor Ort eine Rolle für das Gelingen. Das Beispiel des Frauengesundheitsprojektes zeigt, dass durch die „Ausgliederung" einiger Angebote in angrenzende Stadtgebiete die Resonanz geringer ausfällt. Solche Umsetzungs-Probleme lassen sich (wie das Beispiel ebenfalls zeigt) im Projektfortgang identifizieren und können in späteren Projektphasen oder weiteren Projekten verbessert werden.

Die Arbeiten des Bauspielplatzes oder des Schülerclubs zeigen, dass Effekte aus diesen kleinteiligen Settings auch auf den Stadtteil ausstrahlen können. Damit lassen sich Meta-Settings in die gesundheitsfördernde Arbeit einbeziehen, um einzelne Maßnahmen zu koordinieren. Dies kann zu einer tragfähigen Arbeit im ganzen Stadtteil führen, die durch die Zusammenführung von Stakeholdern den Verlust von Informationen mindert und durch die Bündelung koordinierender Aktivitäten Sach- und Personalkosten minimiert.

Im Bezug auf die Projekte für Kinder und Jugendliche scheinen gelegentlich pädagogische Interventionen zur Unterstützung einer aktiven Strukturentwicklung angezeigt. Dies gilt vor allen Dingen hinsichtlich der Zugangsmöglichkeiten zu den Angeboten (Vermeidung von „Besetzungen" der Einrichtungen durch dominante Gruppen) und der Berücksichtigung eines geschlechterdifferenzierten Ansatzes.

Angebote im Setting Schule zeichnen sich durch ihre gute „Handhabbarkeit" aus. Das Umfeld ist klar strukturiert, eine kontinuierliche Erreichbarkeit der Zielgruppe ist durch die tägliche Anwesenheit der Schüler/-innen gewährleistet. Die formale Unterrichtsgestaltung sollte in die Konzeption miteinbezogen werden. Als Beispiel kann die oben vorgestellte Grundschule dienen. Neben einer bewegungsfördernden Pausengestaltung werden auch während des Unterrichtes auf rückenschonende Sitzweisen und gesunde Haltungs- und Verhaltensmuster Wert gelegt.

Wenngleich die bessere Strukturierung des Settings Schule deutlich macht, dass dadurch Gesundheitsgewinne vergleichsweise leichter erzielbar, reproduzierbar und auch nachvollziehbar sind, sollte dies nicht darüber hinwegtäuschen, dass eine systematische Problemerfassung in der Regel ebenso wenig vorliegt wie eine konkrete Interventionsstrategie oder gar eine klare Ableitung von Qualitäten, Ergebnissen und Wirksamkeit. Insofern entsprechen viele der Aktivitäten in der jetzigen Form den fachlichen Anforderungen, die an eine künftige qualitätsgesicherte Gesundheitsförderung gestellt werden sollten, nur bedingt. Gleichwohl weisen alle genannten Projekte bedeutsame Entwicklungspotenziale auf, deren Nutzung für eine Verstärkung der Gesundheitsförderung in Deutschland wir nachdrücklich empfehlen. Unsere nachfolgend formulierten Handlungsempfehlungen beziehen sich daher vor allem auf die Frage einer solchen Nutzbarmachung.

3 Gesundheitsförderung im Setting stärken - Handlungsempfehlungen

Die beschriebene Breite der Aktivitäten zur Verminderung sozial ungleicher Gesundheitschancen ist eine solide Basis für eine Verstärkung der Gesundheitsförderung in diesem Handlungsfeld, wie sie der Gesetzgeber vorsieht und wie sie bereits in dem Programm des BKK Bundesverbandes „Gesundheit für Alle" angelegt ist. Es wäre fahrlässig, das Rad neu erfinden zu wollen und die positiven wie auch die negativen Erfahrungen im Zugang zu den Zielgruppen, in der Methodenentwicklung und auch das hohe Engagement der Praktiker vor Ort nicht zu nutzen. Die Aktivitäten sollten insgesamt als Entwicklungspotenziale für eine Verstärkung der Gesundheitsförderung für sozial Benachteiligte genutzt werden.

Unser Gutachten zeigt gleichwohl auf, dass es im Bereich der Systematisierung der Aktivitäten wie in der Konzeptentwicklung, beim Zielgruppenbezug, in der Methodenkompetenz oder der Qualitätsorientierung erheblichen Bedarf gibt, die Praxis im Sinne des Setting-Ansatzes zu optimieren. Im Folgenden werden Schlussfolgerungen aus der vorstehenden Untersuchung in Form von Handlungsempfehlungen für eine möglichst erfolgreiche Umsetzung des Setting-Ansatzes formuliert, die zu einer solchen Optimierung beitragen können.

Allen Empfehlungen ist gemeinsam, dass sie für einen sorgfältigen Umgang mit dem Setting-Ansatz plädieren, der weder in der Umsetzung ein „Selbstläufer" ist noch automatisch allen an ihn geknüpften hochgesteckten Erwartungen gerecht werden kann. Um alle in diesem Ansatz enthaltenen Potenziale voll ausschöpfen zu können, bedarf es vielmehr einer reflektierten Umsetzung mit langem Atem.

3.1 Das Setting-Konzept inhaltlich schärfer profilieren

Der Setting-Ansatz gilt mit Recht als Schlüssel-Konzept für gesundheitsfördernde Interventionen. Die – zumindest nominelle – Orientierung am Setting-Ansatz verschafft Maßnahme-Anbietern einen Positionsvorteil im Wettbewerb um knappe Ressourcen. Das inhaltliche Verständnis oder gar eine theoretische Durchdringung des Ansatzes bleiben mitunter aber oft auf der Strecke. Gesundheitsförderung „im" Setting hat zwar gegenüber konventionellen Kursangeboten den Vorteil, die Zielgruppe mit einer relativ höheren Wahrscheinlichkeit zu erreichen und ist somit grundsätzlich als positiver Schritt zu werten. Der Setting-Ansatz entfaltet sein Potenzial zielgenauer und nachhaltiger Wirkung jedoch erst im komplexen Zusammenspiel der Umsetzung verhaltens- und verhältnisbezogener Ansätze. In allen Phasen der Durchführung von Angeboten, die sich auf den Setting-Ansatz berufen, sollte kontinuierlich die sowohl verhaltens- als auch verhältnisorientierte Ausrichtung des Ansatzes im Blick behalten werden. Ziel ist es dabei, die Strukturen innerhalb des Settings so zu orientieren, dass Gesundheitsbelastungen gesenkt und Gesundheitsressourcen gestärkt werden. Die aktive Einbeziehung der Adressaten ist dabei der Schlüssel für eine nachhaltige Wirksamkeit dieser Orientierung.

Die oben vorgestellte konzeptionelle Differenzierung des Setting-Ansatzes als Intervention nach den zentralen Strukturmerkmalen Life Skills, Partizipation und Strukturbildung im Setting kann sowohl für Projektanbieter als auch für Finanzträger als gut handhabbare „Checkliste" bei der Erst-Beurteilung von Projektkonzeptionen dienen. Macht der „Check" schon in der Konzeptions-Phase deutlich, dass eines oder mehrere der zentralen Elemente des Setting-Ansatzes nicht oder nur ungenügend berücksichtigt sind, kann die Planung des Angebotes entsprechend modifiziert werden.

3.2 Die Setting-Aktivitäten in Qualitätssicherungsprozesse ein binden

Unterhalb der Ebene einer notwendig stark differenzierten wissenschaftlichen Beurteilung erfolgreicher Setting-Angebote kann durch die Überführung der beschriebenen „Trinität" Life Skills, Partizipation und Strukturbildung in allgemein verständliche und anschauliche Begriffe ein grundlegendes Verständnis für die konzeptionelle Spannweite der Setting-Konzeption vermittelt werden. Ohne ihren Gegenstand zu trivialisieren, schlägt z. B. die Zielformulierung für Setting-Interventionen „Fähigkeiten entwickeln – aktive Beteiligung sicherstellen – eine gesunde Lebenswelt schaffen" inhaltliche Pflöcke ein, die eine klar erkennbare Unterscheidung zu Interventionen *im* Setting ermöglichen. Aufbauend auf dieser notwendig komplexitäts-reduzierten Darstellung kann die praktische Ausdifferenzierung der Strukturelemente entwickelt werden: Was heißt es konkret, Fähigkeiten zu entwickeln? Wie wird Partizipation hergestellt und gesichert? Wie kann eine gesunde Lebenswelt aussehen, wie wird sie gestaltet?

Wenn die abstrakten Begriffe konkretisiert werden, wird deutlich, dass mit dem Setting-Ansatz ein integriertes Konzept vorliegt, das nur in der aufeinander bezogenen Umsetzung verhaltens- und verhältnisorientierter Ansätze seine Wirksamkeit entfalten kann.

Für eine solche Orientierung sollten Ressourcen bereit gestellt werden, um Projekte in allen Durchführungsphasen von erfahrenen Praktikern wie auch wissenschaftlich zu begleiten, um frühzeitig Umsetzungsprobleme identifizieren und gegensteuern zu können. Besonders wünschenswert und sinnvoll in dieser Frühphase der systematischen Umsetzung des Setting-Ansatzes ist eine kontinuierliche Projektbegleitung durch geschulte Berater/innen. Diese sollten von der Planung bis zur Evaluation in alle Projektphasen einbezogen werden. Sie können die Arbeit – je nach Bedarf mehr oder weniger intensiv – durch die Bereitstellung von Informationen, die Vermittlung von Kontakten und die Initiierung kritischer (Selbst-) Reflexion unterstützen. Diese fachliche Begleitung kann und soll nicht das Projektmanagement übernehmen oder ersetzen. Dies widerspricht der Philosophie des Setting-Ansatzes, der auf die Aktivierung und Befähigung der Zielgruppen abzielt. Die Beratung sollte vielmehr als Katalysator wirken, der Prozesse beschleunigt und fachlich fundiert. Im Interesse eines transparenten, kollektiven Lernprozesses sollten die Ergebnisse der Projektbegleitungen aufbereitet und veröffentlicht werden, um anderen Projektanbietern mit ähnlichen Aufgabenstellungen und ohne analoge Unterstützungs-Ressourcen Anregungen und Hilfestellung zur Optimierung ihrer Praxis zu bieten.

3.3 Das Setting-Konzept kommunizieren

Der Setting-Ansatz kann bereits auf eine gewisse Tradition zurück blikken, seine aktuelle Konjunktur jedoch ist noch relativ jung. Leicht kommt es zu Missverständnissen, wenn Ansätze *im* Setting mit dem Setting-Ansatz gleichgesetzt und verwechselt werden. Um diese Missverständnisse auszuräumen und sicher zu stellen, dass sich Projektanbieter auf dem konzeptionellen *State of the Art* befinden, sollte das Setting-Konzept in verständlicher Form aufbereitet und Anbieter-orientiert kommuniziert werden.

Besonders gut geeignet scheint der Ansatz, über Veranstaltungen, Broschüren oder Websites instruktive Projekte – *Models of Good Practice* – vorzustellen und anhand anschaulicher Interventions-Beispiele das Verständnis für das Setting-Konzept zu erhöhen. Im Rahmen des bundesweiten Kooperations-Projektes „Gesundheitsförderung für sozial Benachteiligte" werden solche Ansätze durch wissenschaftliche Begleitung, Austausch in regionalen Netzwerken und Verbreitung über die Internet-Plattform www.datenbank-gesundheitsprojekte.de aufgegriffen. Die sog. „Regionalen Knoten", durch die ein dezentraler Austausch der Praxis in den einzelnen Bundesländern vorgenommen wird, sind ein wichtiger Baustein dieses Kommunikations- und Qualitätskonzeptes. Sie sollten in eine Verstärkung der Aktivitäten durch die gesetzlichen Krankenkassen einbezogen werden.

Auf der regionalen Ebene sollte die Möglichkeit genutzt werden, Multiplikatoren für die Gesundheitsförderung in den Settings zu gewinnen. Dazu zählen neben Pädagogen, Sozialarbeiter/innen, Mediziner/innen und Vertreter/innen von kirchlichen und freigemeinnützigen Trägern vor allem die Quartiersmanager/innen, die vor Ort für die Umsetzung des Bund-Länder-Programmes „Die soziale Stadt" zuständig sind.

3.4 Eine breite Umsetzung des Setting-Konzeptes initiieren und begleiten

An die Umsetzung des Setting-Ansatzes in der Gesundheitsförderung werden hohe Erwartungen geknüpft, über die praktischen Hürden und Erfolge seiner Umsetzung ist jedoch wenig bekannt. Zudem besteht das Problem, dass eine breite Umsetzung auf gegenläufige Partikularinteressen, Verunsicherung oder gar hinhaltenden Widerstand auf verschiedenen Akteursebenen stoßen kann.

Solche gegenläufigen Tendenzen können bereits in der Logik der Initiatoren begründet sein, die nicht der Versuchung erliegen sollten, die Vielzahl der Einzelinteressen durch eine zu beliebige Verteilung bereitstehender Mittel zu bedienen. Dem BKK-Programm „Gesundheit für Alle" kommt dabei eine gewisse Vorbildfunktion zu, wurden hier doch gezielt erfahrene Akteure, Kooperations- und Vertragspartner ausgewählt und mit der Durchführung spezifischer Aktivitäten in ausgewählten Handlungsfeldern betraut.

Mit Recht weisen die Krankenkassen darauf hin, dass sie die Bedarfe keinesfalls alleine abdecken können. Daher sind übergreifende Aktivitäten der Krankenkassen, weiterer Sozialversicherungsträger, der öffentlichen Hand und auch von Industrieunternehmen oder Stiftungen zu begrüßen. Die mögliche Gründung einer Stiftung für Prävention und Gesundheitsförderung (SPG) würde eine solche Funktion übernehmen können.

Es scheint von großer Bedeutung, dass in solchem Rahmen konzertierte Aktivitäten einer Gesundheitsförderung für sozial Benachteiligte initiiert werden. Wir empfehlen dazu eine gemeinsame inhaltliche Ausrichtung auf Setting-Maßnahmen in dem hier beschriebenen Sinne. Wir empfehlen ferner die Bestellung eines Projektträgers, der mit der Qualifizierung und Systematisierung der bestehenden, vielschichtigen Projektlandschaft betraut werden sollte. Wir verweisen in diesem Zusammenhang neben den oben erwähnten „Regionalen Knoten" auch auf die Vernetzungsstrukturen der Landesvereinigungen, Landeszentralen und Landesarbeitsgemeinschaften für Gesundheitsförderung sowie den diversen Koordinierungsstellen in den öffentlichen Gesundheitsdiensten und Landesgesundheitsämtern sowie bei den Wohlfahrtsverbänden.

3.5 Krankenkassen als Change Agents

Die vorstehenden Ausführungen machen deutlich, dass die Umsetzung des Setting-Ansatzes in der Gesundheitsförderung ein dynamischer Prozess ist, dessen Outcome nicht in allen Einzelheiten planbar ist, denn nur so kann er sich die Möglichkeit erhalten, optimal an die Erfordernisse des jeweiligen Settings angepasste Lösungswege und –umsetzungen zu generieren. Diese strukturelle Ergebnis-Offenheit des Prozesses widerspricht der zunehmenden Orientierung auf „Evidenzen" – wissenschaftlich belegte Wirksamkeiten alternativer Interventionsansätze – auch in der Gesundheitsförderung. Anders als in Kuration, Rehabilitation oder Pflege, wo sich (idealtypisch) für konkrete Probleme konkrete „evidente" Behandlungsmaßnahmen identifizieren lassen, sind Interventionen nach dem Setting-Ansatz zunächst Prozesse, deren Strukturen zwar bestimmt sind (i.S. der oben dargestellten Verhaltens- und Verhältnisorientierung), nicht jedoch die konkreten Ergebnisse der partizipativ gestalteten Umsetzungs-Aktivitäten. In diesem Prozess können die Krankenkassen eine Rolle als *Change Agents* finden, die gesundheitsfördernde Prozesse anstoßen und aktiv begleiten, jedoch nicht bis in die letzten Details der Umsetzung steuern und finanzieren. In Partnerschaft mit kreativen Trägern des gesellschaftlichen Wandels können sie zur Entwicklung einer abnehmend paternalistischen, zunehmend emanzipatorischen Gesundheits- und Sozialversorgung beitragen.

Sie können sich damit auch als moderner und leistungsfähiger Gestalter der sozialstaatlichen Entwicklung ausweisen.

Insbesondere die Entwicklung und nachhaltige Gestaltung gesundheitsförderlicher Strukturen im Setting wird ein langwieriger Prozess sein, der über den Zeithorizont eines Kassen-finanzierten Projektes hinausweist. Bereits in der Planungsphase der Angebote sollte deshalb die Frage der Nachhaltigkeit durch systematische Einbindung weiterer Finanzierungsquellen bzw. auf eine selbsttragende Struktur eine zentrale Rolle spielen. Dabei sollten sich auch die Agenten des Wandels darüber im Klaren sein, das die Verstärkung der Gesundheitsförderung und Prävention kaum kurzfristiger Erfolge zeigen wird, sondern es vielmehr eines langen Atems bedarf.

Literaturverzeichnis

Agethur (Landesvereinigung für Gesundheitsförderung Thüringen e.V.) 2003: Angebote zur Förderung gesundheitlicher Chancengleichheit in Thüringen. Weimar: Agethur.

Altgeld, Thomas 2002: Kindertagesstätten - Ein vernachlässigtes Setting mit Handlungsbedarf und Zukunftspotenzial, in: Prävention 3/2002, 81-84.

Altgeld, Thomas 2004: Gesundheitsfördernde Settingansätze in benachteiligten städtischen Quartieren, Expertise im Auftrag der Regiestelle E&C der Stiftung SPI. Berlin: Stiftung SPI.

Antonovsky, Aaron 1997: Salutogenese, Zur Entmystifizierung der Gesundheit, dt. erweiterte Ausgabe von Alexa Franke. Tübingen: Dgvt-Verlag.

AG GKV (Arbeitsgemeinschaft der Spitzenverbände der gesetzlichen Krankenkassen) 2003: Gemeinsame und einheitliche Handlungsfelder und Kriterien der Spitzenverbände der Krankenkassen zur Umsetzung von § 20 Abs. 1 und 2 SGB V vom 21. Juni 2000 in der Fassung vom 12. September 2003. Bergisch Gladbach: IKK-Bundesverband.

AG GKV (Arbeitsgemeinschaft der Spitzenverbände der Krankenkassen) und MDK (Medizinischer Dienst der Krankenkassen) (Hrsg.) 2003: Dokumentation 2001: Leistungen der Primärprävention und der betrieblichen Gesundheitsförderung gemäß § 20 Abs. 1 und 2 SGB V, Text- und Tabellenband. o.O.

Baric, Leo; Conrad, Günter 2000: Gesundheitsförderung in Settings, Konzept, Methodik und Rechenschaftspflichtigkeit - Zur praktischen Anwendung des Setting-Ansatzes der Gesundheitsförderung. Gamburg: Verlag für Gesundheitsförderung.

Berthoin Antal, Ariane; Lenhardt, Uwe; Rosenbrock, Rolf 2001: Barriers to Organizational Learning, in: Dierckes et al 2001. New York: Oxford University Press, 865-885.

Bunge, Christiane; Kilian, Holger; Geene, Raimund 2003a: Fokus-Auswertung „Angebote für Senior/innen" der Datenbank „Angebote der Gesundheitsförderung für sozial Benachteiligte" in der Bundesrepublik Deutschland, im Auftrag der Bundeszentrale für gesundheitliche Aufklärung (BZgA). Berlin: Gesundheit Berlin e.V.

Bunge, Christiane; Kilian, Holger; Geene, Raimund 2003b: Recherche „Angebote zur Prävention von Teenager-Schwangerschaften" im Rahmen der Datenbank „Angebote der Gesundheitsförderung für sozial Benachteiligte" in der Bundesrepublik Deutschland im Auftrag der Bundeszentrale für gesundheitliche Aufklärung (BZgA). Berlin: Gesundheit Berlin e.V.

BZgA (Bundeszentrale für gesundheitliche Aufklärung) 2003: Gesundheitsförderung für sozial Benachteiligte, Aufbau einer Internetplattform zur Stärkung der Vernetzung der Akteure, Reihe Forschung und Praxis der Gesundheitsförderung 22. Köln: BZgA (Bundeszentrale für gesundheitliche Aufklärung).

Dierckes, Meinolf; Berthoin Antal, Ariane; Child, John; Nonaka, Ikujiro 2001: Handbook of Organizational Learning an Knowlege. New York: Oxford University Press.

Geene, Raimund; Gold, Carola (Hrsg.) 2000: Gesundheit für Alle!, Wie können arme Menschen von präventiver und kurativer Gesundheitsversorgung erreicht werden?, Materialien zur Gesundheitsförderung Band 4. Berlin: b_books.

Geene, Raimund; Gold, Carola; Hans, Christian (Hrsg.) 2001: Armut macht krank!, Teil 3: SGB V § 20 Gesundheitsförderung zum Abbau sozial ungleicher Gesundheitschancen, Materialien zur Gesundheitsförderung Band 7. Berlin: b_books.

Geene, Raimund; Graubner, Sebastian; Papies-Winkler, Ingrid; Stender, Klaus-Peter (Hrsg.) 2002: Netzwerke für Lebensqualität, Gesundheit Umwelt Stadtentwicklung, Materialien zur Gesundheitsförderung Band 9. Berlin: b_books.

Geyer, Siegfried 2003: Reduzierung gesundheitlicher Ungleichheiten, Möglichkeiten und Grenzen von Prävention und Gesundheitsförderung, in: Prävention 2/2003, 35-39.

Gesundheitsakademie (Hrsg.) 2001, Gesundheit gemeinsam gestalten, Allianz für Gesundheitsförderung, Frankfurt: Mabuse

Grossmann, Ralph; Scala, Klaus 1996: Gesundheit durch Projekte fördern, Ein Konzept zur Gesundheitsförderung durch Organisationsentwicklung und Projektmanagement, Weinheim: Juventa.

Homfeldt, Hans Günther; Steigleder, Sandra 2003: Gesundheitsvorstellungen und Lebenswelt, Subjektive Vorstellungen von Bewohnern benachteiligter Wohngebiete über Gesundheit und ihre Einflussfaktoren. Weinheim, München: Juventa.

Kardorff, Ernst von 2003: Kompetenzförderung als Strategie der Gesundheitsförderung, in: BZgA 2003a. Schwabenheim a.d. Selz: Fachverlag Peter Sabo, 134-137.

Kickbusch, Illona 2003: Gesundheitsförderung, in: Schwartz et al 2003. München, Jena: Urban & Fischer, 181-189.

Kilian, Holger; Brendler, Claudia; Geene, Raimund; Richter, Antje 2003: Abschlussbericht Projektphase 1: „Erhebung von Projekten und Maßnahmen zur Gesundheitsförderung bei sozial Benachteiligten in der Bundesrepublik Deutschland", in: BZgA 2003b. Köln: BZgA, 65-104.

Kilian, Holger; Geene, Raimund et al 2004: Erhebung von Angeboten und Maßnahmen der Gesundheitsförderung für Kinder und Jugendliche in Berlin. Berlin: Gesundheit Berlin e.V.

Kirschner, Wolf; Radoschewski, Michael; Kirschner, Renate 1995: § 20 SGB V, Gesundheitsförderung, Krankheitsverhütung, Untersuchung zur Umsetzung durch die Krankenkassen. Sankt Augustin: Asgard.

Lenhardt, Uwe 2003: Bewertung der Wirksamkeit betrieblicher Gesundheitsförderung, in: Zeitschrift für Gesundheitswissenschaften / Journal of Public Health 1/2003, 18-37.

Löhr, Rolf-Peter 2002: Das Bund-Länder-Programm Soziale Stadt, in: Geene et al. 2002. Berlin: b_books, 61-66.

Luber, Eva; Geene, Raimund 2001: Gesundheitschancen armer Menschen verbessern – Eine neue und zentrale Aufgabe der Gesundheitsförderung, in: Gesundheitsakademie 2001, Gesundheit gemeinsam gestalten, Allianz für Gesundheitsförderung, Frankfurt: Mabuse, 119-126.

Luber, Eva; Geene, Raimund (Hrsg.) 2004: Qualitätssicherung und Evidenzbasierung in der Gesundheitsförderung, Frankfurt: Mabuse

Mielck, Andreas 2000: Soziale Ungleichheit und Gesundheit. Bern, Göttingen, Toronto, Seattle: Hans Huber.

Naidoo, Jennie; Wills, Jane 2003: Lehrbuch der Gesundheitsförderung, Umfassend und anschaulich mit vielen Beispielen und Projekten aus der Praxis der Gesundheitsförderung, hrsg. von der Bundeszentrale für gesundheitliche Aufklärung (BZgA). Köln: BZgA (Bundeszentrale für gesundheitliche Aufklärung).

Pelikan, Jürgen M.; Demmer, Hildegard; Hurrelmann, Klaus (Hrsg.) 1993: Gesundheitsförderung durch Organisationsentwicklung. Konzepte, Strategien und Projekte für Betriebe, Krankenhäuser und Schulen. Weinheim: Juventa.

Philippi, Tanja; Kilian, Holger; Geene, Raimund 2003: Fokus-Auswertung „Angebote zur Rauchprävention" der Datenbank „Angebote der Gesundheitsförderung für sozial Benachteiligte", im Auftrag der Bundeszentrale für gesundheitliche Aufklärung (BZgA). Berlin: Gesundheit Berlin e.V.

Rappaport, Julian 1985: Ein Plädoyer für die Widersprüchlichkeit: Ein sozialpolitisches Konzept des „empowerment" anstelle präventiver Ansätze, in: Verhaltenstherapie und psychosoziale Praxis 2/1985, 257-278.

Rosenbrock, Rolf 1998: Gesundheitspolitik, Einführung und Überblick, Veröffentlichungsreihe der Arbeitsgruppe Public Health, Wissenschaftszentrum Berlin für Sozialforschung P98-203. Berlin: Wissenschaftszentrum Berlin für Sozialforschung.

Rosenbrock, Rolf 2001: Primärprävention zur Verminderung sozial bedingter Unterschiede von Gesundheitschancen - was ist das und welche Rolle können Krankenkassen dabei spielen?, in: Geene et al 2001. Berlin: b_books, 14-24.

Rosenbrock, Rolf 2004: Qualitätssicherung und Evidenzbasierung – Herausforderungen und Chancen für die Gesundheitsförderung, in: Luber; Geene 2004. Frankfurt: Mabuse, 59-74.

Rosenbrock, Rolf; Geene, Raimund 2000: Sozialbedingte Ungleichheiten und Gesundheitspolitik, in: Geene; Gold 2000. Berlin: b_books, 10-26.

Schwartz, F.W. et al (Hrsg.) 2003: Das Public-Health-Buch. München, Jena: Urban & Fischer.

Spenien, Klaus; Israel, Georg; Schmidtke, Marion 2002: Gesundheitsfördernde Schulen im OPUS-Netzwerk, in: Prävention 3/2002, 71-74.

Stark, Wolfgang 2002: Von der Schwierigkeit sich einzumischen: Bürger/innenbeteiligung, soziale Utopien und die Grundlagen einer partizipativen Politik, in: Geene et al. 2002. Berlin: b_books, 188-221.

Stender, Klaus-Peter 2001: Gesundheitsförderung auf kommunaler Ebene, Das Gesunde Städte-Netzwerk, in: Gesundheitsakademie (Hrsg.), Gesundheit gemeinsam gestalten, Allianz für Gesundheitsförderung, Frankfurt: Mabuse, 70-76.

SVR (Sachverständigenrat für die Konzertierte Aktion im Gesundheitswesen) 2003: Finanzierung, Nutzerorientierung und Qualität, Band I: Finanzierung und Nutzerorientierung, Band II: Qualität und Versorgungsstrukturen. Bonn: SVR.

Walter, Ulla; Deppe, Michael; Schwartz, Friedrich W. (Hrsg.) 2002: Prävention durch Krankenkassen, Zielgruppen, Zugangswege, Wirksamkeit und Wirtschaftlichkeit. Weinheim, München: Juventa.

WHO (Weltgesundheitsorganisation) 1986: Ottawa Charter for Health Promotion, First International Conference on Health Promotion, Ottawa, 21 November 1986, http://www.who.int/hpr/NPH/docs/ottawa_charter_hp.pdf [Stand: 12/2003].

Abkürzungen

BZgA	Bundeszentrale für gesundheitliche Aufklärung
OPUS	Offenes Partizipationsnetz und Schulgesundheit
SGB V	Sozialgesetzbuch fünf (Krankenkassen)
SVR	Sachverständigenrat zur Begutachtung der Entwicklung im Gesundheitswesen
WHO	Weltgesundheitsorganisation

Anhang

Dokumentation des Projekt-Fragebogens der Erhebung „Gesundheitsförderung für sozial Benachteiligte"

Angaben zum Projekt / zur Maßnahme

- Falls Sie über mehrere Projekte / Maßnahmen berichten, füllen Sie bitte für jedes Angebot einen separaten Fragebogen aus (zuvor kopiren oder von unserer Website herunterladen). Unter der Internet-Adresse www.datenbank-gesundheitsprojekte.de können Sie die Fragebögen auch einfach und schnell online ausfüllen. Wir möchten Sie sehr bitten, diese „papierlose" Möglichkeit der Rückmeldung zu nutzen, da sie mögliche Übertragungsfehler vermeidet.

Das Projekt / die Maßnahme

☐ wird aktuell durchgeführt ☐ ist geplant ☐ wurde innerhalb der letzten 3 Jahre abgeschlossen

Name des Trägers	ID-Nr. des Trägers (wenn bekannt)
Titel des Projekts / der Maßnahme	

Projektleitung / AnsprechpartnerIn (wenn anders als im Mantelfragebogen)

Name: _____   Telefon: _____

Strasse: _____   Fax: _____

PLZ / Ort: _____   Mail: _____

1.   Informationen zum Projekt / der Maßnahme

1.1   Bitte beschreiben Sie stichwortartig das Projekt / die Maßnahme

Bitte fügen Sie ggf. Informationsmaterialien (z.B. Flyer oder Broschüren) zum Projekt / zur Maßnahme als Anlage bei

1.2	Verfolgen Sie mit Ihrem Projekt / Ihrer Maßnahme einen Lebenswelt-bezogenen (sog. „Setting-") Ansatz?
	☐ Ja ☐ Teilweise ☐ Nein

2.	Welche Akteure waren bzw. sind an der Entwicklung des Projekts / der Maßnahme beteiligt?

3. Welche Ziele verfolgen Sie mit Ihrem Projekt / Ihrer Maßnahme? (Mehrfachnennungen möglich)

3.1 Verbesserung des individuellen Gesundheitsverhaltens, bezogen auf:

- ☐ AIDS-Prävention
- ☐ Alkoholkonsum
- ☐ Bewältigungsressourcen (z.B. zur Konfliktlösung)
- ☐ Ernährung
- ☐ Gewaltprävention
- ☐ Illegale Drogen
- ☐ Medikamentenkonsum
- ☐ Rauchen

- ☐ Sexualverhalten
- ☐ Sport und Bewegung
- ☐ Stressbewältigung
- ☐ Unfallprävention
- ☐ Sonstige, und zwar:
  _____
  _____

3.2 Stärkung der gesundheitlichen und sozialen Ressourcen, und zwar:

- ☐ Budget- / Schuldnerberatung
- ☐ Gewalt- / Aggressionsbewältigung
- ☐ Hilfe bei der Arbeitsplatzsuche
- ☐ Hilfe bei der Wohnungssuche
- ☐ Hilfe bei Kinderbetreuung
- ☐ Kinder- / Jugendschutz
- ☐ Schwangerschaft / Geburtsvorbereitung

- ☐ Sozialberatung
- ☐ Sprachunterricht
- ☐ Stärkung der sozialen Unterstützung
- ☐ Verbesserung der sozialen Integration
- ☐ Sonstige, und zwar:
  _____
  _____

3.3 Verbesserung der Inanspruchnahme der gesundheitlichen Versorgung, und zwar:

- ☐ Impfungen
- ☐ Teilnahme an Früherkennungsuntersuchungen
- ☐ Teilnahme an Vorsorgeuntersuchungen

- ☐ Sonstige, und zwar:
  _____
  _____

3.4 Verbesserung der Bedingungen in Wohnung, Wohnumgebung, Stadtteil, z.B. Maßnahmen gegen:
- ☐ Gestank
- ☐ Lärm
- ☐ Nässe, Schimmel, unhygienische Bedingungen
- ☐ Unfälle
- ☐ Verwahrlosung, Verelendung, Gettoisierung
- ☐ Sonstige, und zwar:

3.5 Verbesserung der Bedingungen am Arbeitsplatz, und zwar:
- ☐ Geringer Entscheidungsspielraum
- ☐ Lärm
- ☐ Schmutz
- ☐ Unfälle
- ☐ Ungünstige Arbeitszeiten
- ☐ Sonstige, und zwar: _____

3.6 Verbesserung der Freizeitmöglichkeiten im Stadtteil, z.B. bezogen auf Spiel- und Sportplätze, Freiflächen, und zwar:

3.7 Verbesserung der Bedingungen in der Kindertagesstätte, und zwar:

3.8 Verbesserung der Bedingungen in der Schule, und zwar:

4. Um welche Angebotsart handelt es sich? (Mehrfachnennung möglich)
- ☐ Aktionstag
- ☐ Ausstellung
- ☐ Beratungsangebot
- ☐ Bildungsangebot / Schulungsprogramm
- ☐ Erstellung von Materialien
- ☐ Freizeitangebot
- ☐ Gesundheitstag / -woche
- ☐ Stadtteilarbeit / Gemeinwesenentwicklung / Quartiersmanagement
- ☐ Tagung / Veranstaltung(sreihe)
- ☐ Versorgungsangebot (z.B. Mittagstisch)
- ☐ Sonstiges, und zwar: _____

Projekt-Fragebogen der Erhebung "Gesundheitsförderung...."

5. Welche Laufzeit und welchen zeitlichen Umfang hat das Projekt / die Maßnahme?

5.1 Laufzeit des Projektes / der Maßnahme

Beginn/geplanter Beginn:

_____
(Monat / Jahr)

Ende / geplantes Ende:

_____
(Monat / Jahr)

☐ Kein Ende geplant, Angebot wird fortgeführt

5.2 Frequenz und Anzahl Ihrer Angebote

☐ Einmalige Angebote, Anzahl: ___
☐ Tägliche Angebote, Anzahl: ___
☐ Wöchentliche Angebote, Anzahl: ___
☐ Monatliche Angebote, Anzahl: ___
☐ Anderes:
_____
_____

☐ Trifft nicht zu

6. Bitte geben Sie die Zielgruppe(n) des Projekts / der Maßnahme an: (Mehrfachnennungen möglich)

6.1 Das Angebot richtet sich an folgende Altersgruppen:
☐ Säuglinge (<1 Jahr)
☐ Klein- u. Vorschulkinder (1-5 Jahre)
☐ Schulkinder (6-10 Jahre)
☐ Schulkinder (11-14 J.)
☐ Jugendliche (15-18 J.)
☐ Junge Erwachsene (19-29 Jahre)
☐ Erwachsene (30-59 Jahre)
☐ Seniorinnen / Senioren (ab 60 Jahre)

6.2 Das Angebot umfasst geschlechtsspezifische Angebote für
☐ Jungen / Männer
☐ Mädchen / Frauen
☐ Keine geschlechtsspezifischen Angebote

6.3 Insbesondere für

- ☐ Alleinerziehende
- ☐ Arbeitslose
- ☐ AsylbewerberInnen
- ☐ AussiedlerInnen
- ☐ BewohnerInnen von sozialen Brennpunkten
- ☐ Eltern in Belastungssituationen
- ☐ Flüchtlinge
- ☐ „Illegale"
- ☐ Kinderreiche Familien
- ☐ Migrantinnen / Migranten
- ☐ Migrantinnen / Migranten mit schlechten Deutschkenntnissen
- ☐ Personen mit sehr niedrigem beruflichen Status (z.B. ungelernte ArbeiterInnen)
- ☐ Personen mit sehr niedrigem Einkommen (z.B. SozialhilfeempfängerInnen)

- ☐ Personen mit sehr niedriger Schulbildung (z.B. Personen ohne qualifizierten Hauptschulabschluss)
- ☐ weibliche / männliche Prostituierte
- ☐ Strafgefangene
- ☐ Wohnungslose
- ☐ Sonstige, und zwar:

_____
_____
_____
_____
_____

7. Welche Multiplikatorinnen und Multiplikatoren sind im Rahmen des Projekts / der Maßnahme involviert? (Mehrfachnennungen möglich)

- ☐ Ärztinnen / Ärzte
- ☐ AusbilderInnen
- ☐ BeraterInnen
- ☐ Eltern
- ☐ ErzieherInnen
- ☐ Fachöffentlichkeit
- ☐ Hebammen / Geburtshelfer
- ☐ JugendarbeiterInnen
- ☐ Krankenschwestern / -pfleger
- ☐ KursleiterInnen
- ☐ LehrerInnen

- ☐ Mediatorinnen / Mediatoren (z.B. DolmetscherInnen, ethnische MittlerInnen)
- ☐ Peers / Gleichaltrige
- ☐ Psychologinnen / Psychologen
- ☐ SozialarbeiterInnen / Sozialpädagoginnen und Sozialpädagogen
- ☐ Sonstige, und zwar:

_____
_____

- ☐ Keine Multiplikatorinnen / Multiplikatoren involviert

8. Mit welchen Kooperationspartnerinnen und Kooperationspartnern arbeiten Sie im Rahmen des Projekts / der Maßnahme zusammen bzw. in welchem Arbeitsfeld ist das Angebot angesiedelt? (Mehrfachnennungen möglich)

- ☐ Ärzteverbände
- ☐ Beratungsstellen
- ☐ Gesundheitsamt
- ☐ Gesundheitskonferenz
- ☐ Haftanstalten
- ☐ Hebammen / Geburtshelfer
- ☐ Jugendamt
- ☐ Jugendhäuser / Jugendtreffs
- ☐ Kindergärten
- ☐ Kirchengemeinden / kirchliche Einrichtungen
- ☐ Krankenhäuser
- ☐ Krankenkassen
- ☐ Nachbarschaftshilfe / Stadtteilinitiativen
- ☐ Niedergelassene Ärztinnen / Ärzte

- ☐ Polizei
- ☐ Regionale Arbeitsgemeinschaften
- ☐ Schulen
- ☐ Selbsthilfegruppen
- ☐ Sozialamt
- ☐ Sportvereine
- ☐ Unternehmen / Firmen, und zwar: _____
- ☐ Wohlfahrtsverbände
- ☐ Sonstige, und zwar: _____
  _____
- ☐ Keine KooperationspartnerInnen

9. Wie finanziert sich Ihr Projekt / Ihre Maßnahme? (Mehrfachnennungen möglich)

- ☐ **Öffentliche Mittel**, und zwar
  - ☐ Bundesmittel
  - ☐ Landesmittel
  - ☐ Kommunale Mittel
  - ☐ Arbeitsbeschaffungsmaßnahme (ABM)
  - ☐ Strukturanpassungsmaßnahme (SAM)
- ☐ **Krankenkassen**, und zwar (wenn bekannt)
  - ☐ nach § 20.1 SGB V (Primärprävention)
  - ☐ nach § 20.4 SGB V (Selbsthilfeförderung)
  - ☐ nach § 65b SGB V (Patienteninformation)

- ☐ Sponsorengelder
- ☐ Stiftungsgelder
- ☐ Spenden
- ☐ Freiwilligendienste / Ehrenamtliche
- ☐ TeilnehmerInnenbeiträge
- ☐ Vereinsgelder
- ☐ Sonstige, und zwar _____
  _____
  _____
  _____

10. Wird das Projekt / die Maßnahme dokumentiert?

Dokumentation
- ☐ nicht vorgesehen
- ☐ geplant
- ☐ in Arbeit

☐ Dokumentation liegt vor, nämlich
- ☐ eigene Dokumentation
- ☐ externe Dokumentation

Dokumentation wurde veröffentlicht unter dem Titel

_____

Bezug über:

_____

11. Wird das Projekt / die Maßnahme evaluiert?

Evaluation
- ☐ nicht vorgesehen
- ☐ geplant
- ☐ in Arbeit

Evaluation liegt vor, nämlich
- ☐ eigene Evaluation
- ☐ externe Evaluation

Evaluation wurde veröffentlicht unter dem Titel

_____

Bezug über:

_____

Ihre Bemerkungen / Erfahrungen hinsichtlich des Projekts / der Maßnahme

[wenn Sie mehr Platz benötigen, nutzen Sie bitte die Rückseite des letzten Blattes]

Ihre Bemerkungen zum Fragebogen

wenn Sie mehr Platz benötigen, nutzen Sie bitte die Rückseite des letzten Blattes]

Vielen Dank für Ihre Mitarbeit!

IV Der Stadtteil als Ort von Gesundheitsförderung – Erfahrungen und Befunde aus stadtteilbezogenen Projekten

Dipl.-Soz. Gesine Bär, Dr. Martina Buhtz, Dr. Heike Gerth

Inhaltsverzeichnis

IV Der Stadtteil als Ort von Gesundheitsförderung – Erfahrungen und Befunde...

Einleitung **235**
1 **Konzeptionelle Ansätze und zentrale Begriffe** **237**
1.1 Gesundheitliche Ungleichheit 237
1.2 Gesundheitsförderung und Prävention 238
2 **Die Programme Soziale Stadt, E&C und LOS** **245**
2.1 Stadtteile mit besonderem Entwicklungsbedarf – die soziale Stadt 245
2.1.1 Auswahl und Merkmale der Programmgebiete 246
2.1.2 Quartiersmanagement – Schlüsselinstrument bei der Programmumsetzung 247
2.2 Entwicklung und Chancen junger Menschen in sozialen Brennpunkten 252
2.3 Lokales Kapital für soziale Zwecke 254
3 **Gesundheitsförderung in benachteiligten Städten** **257**
3.1 Die Handlungsfelder der Sozialen Stadt 257
3.2 Gesundheitsfördernde Handlungsfelder der Sozialen Stadt 258
3.2.1 Direkte und mittelbare Handlungsfelder der Gesundheitsförderung 258
3.2.2 Datenbasis 260
3.3 Auswertungsergebnisse 263
3.3.1 Direkte Gesundheitsförderung – die Handlungsfelder Gesundheit und Sport 263
3.3.2 Mittelbare Gesundheitsförderung 272
3.4 Fazit 278
3.4.1 Projekt zur Gesundheitsförderung in sozial benachteiligten Stadtteilen 278
3.4.2 Gesundheitsfördernde settings in benachteiligten Stadtteilen: vier Gebietstypen 281
4 **Empfehlungen** **285**
Literaturverzeichnis 289
Internetadressen 294

Einleitung

Gesundheitsförderung im Stadtteil ist ein wichtiges Thema. Im Rahmen von Gemeinwesen- und Sozialarbeit wird schon viele Jahre auf der Quartiersebene gearbeitet - aufbauend auf der Erkenntnis, dass sich die Lebensverhältnisse im Stadtteil nachweislich auf die Gesundheit der Bewohnerinnen und Bewohner auswirken.

Daraus resultiert der Anspruch, Stadtteilentwicklung und Gesundheitsförderung stärker zu verknüpfen und mit einem ganzheitlichen strategischen Ansatz dem Abwärtstrend in den betroffenen Quartieren entgegen zu wirken. Solche integrierten Handlungskonzepte sind in den letzten Jahren sowohl in der Stadtentwicklung unter dem Stichwort "Sozialraumorientierung" als auch als "setting"-Ansatz in der Gesundheitsförderung entwickelt und erprobt worden. In beiden Herangehensweisen wurden erste Erfahrungen für ein koordiniertes Vorgehen in diesem Bereich gemacht. Beide nutzen ähnliche Steuerungsinstrumente und setzen stark auf die Beteiligung der Bürgerinnen und Bürger im Gebiet.

Eine systematische Auswertung sowie eine Zusammenführung der beiden Strategien steht allerdings noch aus. Einen Beitrag dazu soll das vorliegende Gutachten liefern. Es wird untersucht, welchen Stellenwert die Gesundheitsförderung allgemein und speziell der setting-Ansatz in Stadtteilen mit sozialen Problemen einnimmt. Einbezogen wurden die Quartiere, die den Sozialraum-Ansatz inzwischen erproben und die im Rahmen der Programme "Stadtteile mit besonderem Entwicklungsbedarf – Soziale Stadt" und "Entwicklung und Chancen junger Menschen in sozialen Brennpunkten" gefördert werden - bundesweit mittlerweile 331 Quartiere. Seit 2003 unterstützt auch das Modellprogramm "Lokales Kapital für soziale Zwecke" die gebietsbezogene Mittelbündelung.

Die Analyse direkter und mittelbarer Gesundheitsförderung innerhalb der genannten Förderprogramme dient vor allem dazu, Handlungsempfehlungen für den BKK-Bundesverband zu entwickeln. Die Ergebnisse zeigen, dass eine Unterstützung der setting-Prozesse auf Stadtteilebene durch die Krankenkassen sinnvoll und wichtig ist. Damit könnten die häufig noch ungenutzten Potenziale im Sinne einer gezielten Gesundheitsförderung für sozial Benachteiligte besser genutzt und es könnte ein Beitrag zur Verminderung sozialer Ungleichheit geleistet werden.

1 Konzeptionelle Ansätze und zentrale Begriffe

Verhältnisprävention, setting-Ansatz, Sozialraumorientierung sind Begriffe, die seit einigen Jahren geradezu Konjunktur haben. Die dahinter liegenden Konzepte sind sich im Grunde sehr ähnlich. Alle wollen sozialer Ungleichheit und ihren Folgen nicht ausschließlich personen-, sondern auch lebensweltbezogen entgegen wirken.

1.1 Gesundheitliche Ungleichheit

Soziale Ungleichheit gemessen an den sozio-ökonomischen Faktoren Bildung, beruflicher Status und Einkommen hat deutliche Auswirkungen auf die Gesundheit der betroffenen Gruppen. Zahlreiche empirische Studien weisen für die Bundesrepublik einen Zusammenhang zwischen sozialer Schicht und der Erkrankungs- und Sterbewahrscheinlichkeit nach: Je niedriger der soziale Status, desto höher ist die Wahrscheinlichkeit zu erkranken beziehungsweise früher zu sterben. Im Anschluss an Mielck (2000, 306) verwenden wir für diesen Zusammenhang den Begriff "gesundheitliche Ungleichheit". Genau dort müssen Gesundheitsförderung und Prävention ansetzen, um Gesundheitsgefährdungen zu vermeiden, die durch die Betroffenen nicht selbst gewählt, sondern die wesentlich fremd bestimmt sind und die deutliche Ungleichheiten verursachen. Um dem wirksam zu begegnen bieten sich folgende Ansatzpunkte (Mielck 2000, 378):

- Verbesserung von Ausbildung, beruflichem Status und/oder Einkommen,

- Verringerung der Exposition gegenüber gesundheitsgefährdenden Umweltbedingungen,

- Stärkung der gesundheitsfördernden Umweltbedingungen,

- Verbesserung der präventiven und kurativen gesundheitlichen Versorgung,

- Verbesserung des Gesundheitsverhaltens und

- Verbesserung der Absicherung von beruflichem Status und/oder Einkommen bei Krankheit.

Demnach sind auch Maßnahmen in den Bereichen Bildung, Qualifizierung und berufliche Eingliederung sowie Verbesserungen im Wohnumfeld und Verkehr neben den klassischen Feldern der Gesundheitsförderung für unsere Untersuchung interessant.

1.2 Gesundheitsförderung und Prävention

Gesundheitsförderung und Prävention werden häufig in einem Atemzug genannt. Dennoch sind sie nicht synonym zu gebrauchen. Der Hauptunterschied besteht darin, dass es bei der Prävention um das Vermeiden von Krankheiten geht, wogegen die Gesundheitsförderung darauf zielt, die gesundheitsrelevanten Ressourcen zu stärken. Entsprechend werden bei präventiven Maßnahmen in der Regel bestimmte Zielgruppen angesprochen, während sich die Gesundheitsförderung eher an die gesamte Bevölkerung in einem bestimmten Umfeld richtet.

In der Praxis verwischt sich der Unterschied allerdings weitgehend. Vor allem jüngere Diskussionen zur Wirksamkeit von Präventions- und Gesundheitsförderungsansätzen haben dazu geführt, dass sich die Interventionsstrategien angleichen:

- Bei der Prävention ist – ebenso wie bei der Gesundheitsförderung – nicht länger nur eine Reduzierung von gesundheitlichen Belastungen angestrebt. Verstärkt werden Gesundheitsressourcen – wie Aufklärung, Selbstbestimmung oder Erwerb von beruflichen und sozialen Kompetenzen – berücksichtigt. Das gilt vor allem für den Bereich der Primärprävention. Die entsprechenden Maßnahmen zielen hier darauf, den Krankheitseintritt zu vermeiden und die Zahl der Neuerkrankungen zu verringern (Rosenbrock/Gerlinger 2004).

- Der nachweisliche Zusammenhang von sozialer Ungleichheit und Gesundheit hat zu einer verstärkten Zielgruppenorientierung in beiden Ansätzen geführt. Durch offene Angebote, die häufig nur bildungsstärkere Gruppen nutzen, wird eigentlich stärker selektiert, werden gesundheitliche Ungleichheiten eher verstärkt als verringert. Demzufolge ist eine "positive Diskriminierung" sozial Benachteiligter - also das Bereithalten speziellerer, meist niedrigschwelliger Angebote - den allgemein offenen Angeboten vorzuziehen.

- Die Verbesserung der Lebensverhältnisse der jeweiligen Zielgruppe wird sowohl bei der Prävention als auch bei der Gesundheitsförderung als geeignetes Mittel angesehen, um deren Gesundheitszustand dauerhaft zu stärken beziehungsweise Krankheiten zu vermeiden. Diese Ausrichtung wird in einem Kontext "Verhältnisprävention", im anderen "setting-Ansatz" genannt.

Verhältnisprävention und setting-Ansatz bilden eine starke Parallele zum Ansatz der "Sozialräumlichkeit", der den in diesem Gutachten vorzustellenden Förderprogrammen zu Grunde liegt. Diese Parallele zu verdeutlichen kann wiederum für eine stärkere Förderung des setting-Ansatzes in Gebieten der Sozialen Stadt sehr nützlich sein, da das Konzept der Gesundheitsförderung dort noch nicht sehr verbreitet ist. Alle drei Begriffe werden im Folgenden kurz erläutert und verglichen:

Verhältnisprävention

Prävention zielt auf die Vermeidung von Krankheit. Dabei lässt sich zwischen Verhältnis- und Verhaltensprävention unterscheiden. Verhältnisprävention zielt auf den räumlichen Aspekt - die positive Beeinflussung der Lebensumwelt. Zu den wichtigsten Instrumenten gehören nach Rosenbrock (1998):

- Umwelt- und Arbeitsschutzstandards,
- Lebensmittelkontrolle,
- hygienische Überwachung,
- Verkehrsvorschriften,
- Stressabbau,
- Erweiterung von Gestaltungsspielräumen,
- Erhöhung von Transparenz,
- Ausweitung von Partizipation.

Verhaltensprävention dagegen zielt auf das Gesundheitsverhalten der Zielgruppen und will den Gesundheitszustand des Einzelnen durch Gesundheitsaufklärung, Gesundheitserziehung und Gesundheitsberatung

Setting-Ansatz

Der Begriff "setting", der hier auf den Stadtteil übertragen wird, leitet sich aus dem Konzept der Gesundheitsförderung ab. Hauptbezugspunkt dafür ist die Charta der WHO-Konferenz von Ottawa 1986. Als oberstes Ziel wurde dort formuliert, "allen Menschen ein höheres Maß an Selbstbestimmung über ihre Gesundheit zu ermöglichen und sie damit zur Stärkung ihrer Gesundheit zu befähigen." Demnach entsteht Gesundheit dadurch, "dass man für sich und für andere sorgt, dass man in der Lage ist, selber Entscheidungen zu fällen und Kontrolle über die eigenen Lebensumstände auszuüben, sowie dadurch, dass die Gesellschaft, in der man lebt, Bedingungen herstellt, die allen ihren Bürgern Gesundheit ermöglichen. Gesundheit wird von den Menschen in ihrer alltäglichen Umwelt geschaffen und gelebt, dort, wo sie spielen, lernen, arbeiten und lieben" (WHO 1986).

Im Mittelpunkt der Ottawa-Charta steht somit ein sozial-ökologischer Ansatz, der die Bedingungen für Gesundheit und Krankheit in den jeweiligen Lebensverhältnissen verankert. Die Menschen zu befähigen, die Lebensbedingungen in ihrem Sinn zu gestalten, darin sieht die WHO das zentrale Ziel von Gesundheitsförderung. Krankheit kommt als Begriff nahezu nicht vor. Das Wohlbefinden ist eine entscheidende Zielvariable.

Fünf Handlungsfelder der Gesundheitsförderung werden in der Charta formuliert:

- Entwicklung einer gesundheitsfördernden Gesamtpolitik,
- Schaffung von gesundheitsfördernden Lebenswelten,
- Stärkung gesundheitsbezogener Aktivitäten in der Gemeinde,
- Entwicklung persönlicher Kompetenzen,
- Neuorientierung der Gesundheitsdienste.

Im Anschluss an die starke Lebensweltorientierung der Ottawa-Charta im zweiten und dritten Handlungsfeld ist der Begriff "setting" entwickelt worden. Projekte, die eine solche Entwicklung herbeiführen sollen, zielen darauf, gesundheitsfördernde Lebenswelten in Betrieben, Schulen, Kindergärten, Krankenhäusern und anderen Organisationen zu schaffen. Die WHO hat dabei durch konzeptionelle Vorarbeiten und internationale Konferenzen die setting-Ansätze in vielen Bereichen modellhaft auf den Weg gebracht. Dies gilt zum Beispiel für die Gesunde-Städte-Bewegung, der auch in Deutschland inzwischen rund 60 Städte angehören. Stadtteile gehören zwar bislang nicht zum offiziellen "setting-Kanon", jedoch werden die Aktivitäten der Gesunden-Stadt-Programmatik häufig auf einzelne Stadtteile konzentriert und auch in der Gemeinwesenarbeit ist Gesundheitsförderung auf Quartiersebene ein Thema (Altgeld 2004).

Wie wird ein Stadtteil zum setting? Die geographische Festlegung ist sicher das eine. Zusätzlich zur räumlichen Grenzziehung ist es vor allem wichtig, dass das Gebiet auch einen verbindlichen Sozialzusammenhang für die dort lebenden Menschen bildet. Soziale Kontakte, politische Artikulationsmöglichkeiten, Bildung, Arbeiten und Konsum sowie Wohnbedingungen, der öffentliche Raum, Verkehr und Umwelt sind wichtige Bestandteile der Bilanz gesundheitlicher Belastungen und Ressourcen bei den Stadtteilbewohnern. Demnach kann der Stadtteil wesentlich den Gesundheitszustand seiner Bewohnerinnen und Bewohner beeinflussen.

Der setting-Ansatz beinhaltet darüber hinaus, dass alle Mitglieder des settings an der qualitativen Weiterentwicklung ihrer Lebensumwelt beteiligt werden. Hierfür stehen besonders die Erfahrungen aus der betrieblichen Gesundheitsförderung Pate. In diesem Sinn zielt der Ansatz auf eine "partizipative Organisationsentwicklung" (Rosenbrock). Für die Stadtteilarbeit heißt das, dass es ein legitimiertes Gremium geben sollte, in dem ein Entwicklungskonzept diskutiert und beschlossen wird und das die Umsetzung auch fördert und begleitet. Solche Gremien sind beispielsweise im Berliner Quartiersfondsverfahren gebildet worden, das im folgenden Kapitel näher erläutert wird. Dort war die Gebietsbevölkerung in den Jurys jeweils mehrheitlich vertreten.

Die Anforderungen an Partizipation und Prozessorientierung machen deutlich, dass der setting-Ansatz umfassender und komplexer verstanden und praktiziert werden muss, obwohl der Begriff in der reduzierten Version offensichtlich eine gewisse Konjunktur erlebt (Kilian et al. 2003, 79). Aus diesem Grund mehren sich die Forderungen nach konkreten und einheitlichen Qualitätskriterien zur Beurteilung der setting-Arbeit. In Anlehnung an die betriebliche Gesundheitsförderung könnten diese wie folgt lauten: Ganzheitlichkeit, Partizipation, Integration, Projektmanagement und Gender Mainstreaming (Altgeld 2004, 32f.).

Sozialräumlichkeit

Der sozialräumliche Ansatz schließt an Forschungen an, die darauf verweisen, dass sich soziale Notlagen regional konzentrieren und dass Stadtstrukturen Armutslagen beeinflussen können (Häußermann 2003, Farwick 2003, Friedrichs/Blasius 2000). Darauf wurde von politischer Seite mit der gezielten Förderung von benachteiligten Stadtteilen reagiert. Die Förderprogramme "Soziale Stadt" und "Entwicklung und Chancen" (E&C) sind explizit darauf ausgerichtet, vorhandene Fördermittel zu bündeln und so Synergieeffekte in den Gebieten zu erzeugen. Der Sozialraumansatz bildet die Basis der Arbeit in den Stadtteilen.

Sozialräumlichkeit ist jedoch ähnlich wie der setting-Ansatz in der Praxis mit verschiedenen Bedeutungen versehen. In einer ersten Bestandsaufnahme weist die wissenschaftliche Begleitung des Programms "E&C" auf konzeptionelle Unschärfen in der Definition hin (Lang et al 2001, 16ff.).

- Die erste Definition von Sozialräumlichkeit umfasst festgelegte geographische Räume. Gewachsene historische oder soziale Zusammenhänge spielen dabei zunächst eine untergeordnete Rolle. Das zeigen zum Beispiel die großen Unterschiede bei den in das Programm E&C aufgenommenen Fördergebieten (Lang et al 2001, 16ff.). Die räumlichen Auswahlkriterien waren bundesweit nicht einheitlich: die Grenzen der Programmgebiete entsprechen manchmal Verwaltungsgrenzen, manchmal sind es ausschließlich für das Programm definierte Gebiete, die quer zu bestehenden Stadtteilen liegen oder nur wenige Straßen eines Quartiers umfassen.

- Zweitens wird Sozialräumlichkeit im Sinn einer Sozialraumorientierung beschrieben und als "institutionelles Handlungsprinzip" definiert. Diese Definition leitet sich aus der Arbeit der in den Programmgebieten tätigen Institutionen ab. Schulen, Jugendhilfe, Sozialamt, Quartiersmanagement usw. orientieren ihre Angebote an den Lebenslagen der in ihrem Zuständigkeitsbereich lebenden Menschen und tragen zu einer Verbesserung in diesem Bereich bei. Der Einzugsbereich einer Schule, der Zuständigkeitsbereich von Jugendhilfe und Sozialamt ist in der Regel nicht deckungsgleich mit den geographisch festgelegten Stadtteilgrenzen. Die in die Stadtteilentwicklung eingebundenen Akteure und Institutionen erweitern den Sozialraum entsprechend.

- Drittens werden Sozialräume individuell von ihren "Nutzern" definiert, was in eine unüberschaubare Vielfalt von Lebenswelten mündet. So kommt es in jedem Gebiet zu einer Überlagerung verschiedener Sozialräume.

Der Bezugsrahmen des settings "Stadtteil" ergibt sich also nicht von selbst, sondern seine Bestimmung ist eine erste Herausforderung zu Beginn des Entwicklungsprozesses. Den Stadtteil als Sozialraum oder auch gesundheitsrelevantes "setting" weiter zu entwickeln, heißt folglich zunächst die Ebene zu definieren, auf der die einzelnen Maßnahmen und Akteure sowie mögliche Teil-"settings" (Schulen, Kitas, lokales Gewerbe usw.) zu einem stimmigen Konzept zusammengefügt werden sollen. Teil der Arbeit mit einem sozialräumlichen Konzept ist es entsprechend, vor Ort Einigkeit über den für die entsprechenden Maßnahmen relevanten Sozialraum zu erzielen.

2 Die Programme Soziale Stadt, E&C und LOS

2.1 Stadtteile mit besonderem Entwicklungsbedarf – die Soziale Stadt

Das Bund-Länder-Programm "Stadtteile mit besonderem Entwicklungsbedarf – die soziale Stadt" (im folgenden kurz: Soziale Stadt) wurde 1999 auf Beschluss der Ministerkonferenz ARGEBAU vom Bundesministerium für Bauen, Wohnen und Verkehr und den entsprechenden Länderministerien eingerichtet. Mittel der Städtebauförderung können seitdem in Stadtteilen eingesetzt werden, "die infolge sozialräumlicher Segregation davon bedroht sind, ins soziale Abseits zu rutschen" (VV-Städtebauförderung 1999, 1). Die Berücksichtigung sozialräumlicher Ungleichheit stellt dabei ein neues Element der Städtebauförderung dar. Dieser Ansatz soll weiter verstetigt werden. So ist z.B. geplant, im Rahmen der Novellierung des Baugesetzbuches die Programmatik der Sozialen Stadt dort zu verankern.

Das Programm Sozial Stadt ermöglicht es, nicht nur investive, sondern auch nicht investive Maßnahmen (soziale Projekte) zu fördern.

Ziel des Programms ist es, die für die Stadtentwicklung relevanten Politikfelder im Rahmen eines integrativen Handlungskonzeptes zusammen zu führen und mit entsprechenden Maßnahmen und Projekten zu untersetzen. Ganz wesentlich ist dabei, dass die unterschiedlichen Akteure, vor allem aber die Quartiersbevölkerung, in diesen Diskussions- und Umsetzungsprozess umfassend einbezogen werden. Auf diese Weise soll es gelingen, "Quartiersentwicklungsprozesse in Gang zu setzen, welche die sozialen Problemgebiete zu selbständig lebensfähigen Stadtteilen mit positiver Zukunftsperspektive machen sollen" (Argebau 2000, 4). Insgesamt sind 17 Handlungsfelder für einen integrierten Entwicklungsansatz formuliert; "Gesundheitsförderung" ist eines davon.

Derzeit nehmen bundesweit 331 Gebiete am Programm teil. Die Fördermaßnahmen werden zu jeweils einem Drittel aus Mitteln des Bundes, der zuständigen Länder und der Gemeinden finanziert. Für die Programmjahre 1999 bis 2001 betrug das Fördervolumen insgesamt rund 540 Mio. Euro. (Krautzberger/Richter 2002, 38) Ein wesentlicher Programmansatz besteht darin, die zur Verfügung stehenden Mittel möglichst mit anderen Förderprogrammen zu verknüpfen und auf diese Weise Synergien zu erzeugen.

Das Deutsche Institut für Urbanistik (Difu) begleitet das Programm wissenschaftlich und koordiniert die Prozesse auf Bundesebene.[1]

2.1.1 Auswahl und Merkmale der Programmgebiete[2]

Die Kommunen, die am Programm Soziale Stadt teilnehmen, waren bei der Antragstellung aufgefordert, den "besonderen Entwicklungsbedarf" der jeweiligen Stadtquartiere vor dem Hintergrund einer gesamtstädtischen Strategie darzustellen. Die Analysen zur Ausgangssituation mussten zeigen, dass das Fördergebiet deutlich von den Durchschnittswerten der Gesamtstadt abweicht. Zu zentralen Auswahlkriterien gehörten die Quoten zu Arbeitslosigkeit, Sozialhilfebezug, Wohnungsleerstand sowie der Anteil von Menschen mit Migrationshintergrund. Daraus erklärt sich auch, dass über die Hälfte der Quartiere eine Arbeitslosenquote von über 15 % und Sozialhilfequoten von 10 % und mehr hat.[3]

Neben den sozialen Problemen, die sich aus den hohen Arbeitslosen- und Sozialhilfequoten ergeben, gibt es in den Kommunen einen erheblichen Handlungsbedarf im baulich-städtebaulichen Bereich. Das betrifft insbesondere die Qualität von Wohnungsbestand, Wohnumfeld sowie des öffentlichen Raums, schließt aber auch die der sozialen und kulturellen Infrastruktur, der Nahversorgung sowie der lokalen Ökonomie ein.

---

[1] Ausführliche Informationen, eine Projektdatenbank und sämtliche Publikationen finden sich unter www.sozialestadt.de.

[2] Das Difu hat im Zuge der Programmbegleitung 1999/2000 und 2002 jeweils eine Befragung der Programmgebiete durchgeführt. Die nachfolgenden Aussagen beruhen auf der Auswertung dieser Erhebung (vgl. Becker 2003, 56ff.) sowie auf unseren eigenen Erfahrungen in Programmgebieten der Sozialen Stadt.

[3] "In mehr als der Hälfte der Quartiere (53 %) beträgt die Arbeitslosenquote 15 und mehr Prozent, dagegen weisen nur 19 % der einbezogenen Gesamtstädte eine Arbeitslosenquote von 15 und mehr Prozent auf" (Becker 2003, 63). Zum Thema Sozialhilfe sind die Ergebnisse noch deutlicher: Sozialhilfequoten von 10 % und mehr werden für über die Hälfte der Quartiere aber nur für 5 % der Städte genannt. Allerdings konnten nicht alle Städte in die Auswertung einbezogen werden, da nur knapp die Hälfte Angaben sowohl zur Stadt als auch zum Quartier machen konnte.

Der Stadtteil als Ort von Gesundheitsförderung 247

Beispielhaft für die Berücksichtigung der vielfältigen Problemlagen sind die nachfolgenden Auswahlkriterien des Landes Berlin zur Aufnahme von Gebieten ins Programm Soziale Stadt[4]:

- städtebauliche, bauliche und ökologische Defizite,
- infrastrukturelle Defizite,
- wirtschaftliche Stagnation auf niedrigem Niveau,
- Umbruch bzw. sprunghafter Rückgang der wirtschaftlichen Aktivitäten,
- unausgewogene Bevölkerungsentwicklung,
- hohe Arbeitslosigkeit,
- hoher Grad der Abhängigkeit von Transfereinkommen,
- hoher Anteil von Ausländern, insbesondere bei Kindern und Jugendlichen,
- hohe Mobilität (Fortzug insbesondere von Familien, Erwerbstätigen und einkommensstarken Haushalten),
- zunehmende soziale und kulturelle Segregation und Exklusion,
- Zunahme der Kriminalität im öffentlichen Raum.

Zu den statistisch beschreibbaren Merkmalen, die in diesen Gebieten überdurchschnittliche Werte aufweisen, kommen Anzeichen von Verwahrlosung des öffentlichen Raums und zunehmende Gewaltbereitschaft, die das Sicherheitsempfinden der Menschen beeinträchtigen.

2.1.2 Quartiersmanagement – Schlüsselinstrument bei der Programmumsetzung

Um die ambitionierten Ziele des Programms umzusetzen, ist in nahezu allen Gebieten ein so genanntes Quartiersmanagement eingesetzt wor-

---

[4] Quelle: http://www.quartiersmanagement-berlin.de/index/106

den.[5] Wir verwenden hier den Begriff "Quartiersmanagement"; in manchen Gebieten wird auch von Stadtteilmanagement oder Quartiermanagement gesprochen.

Aufgaben

Die Handhabung dieses Instruments ist bundesweit sehr verschieden, was eine verallgemeinernde Beschreibung der Aufgaben und Kompetenzen erschwert. Dennoch lassen sich einige Kernaufgaben des Quartiersmanagements definieren. Dazu gehören:

- Erarbeitung und Fortschreibung eines integrierten Handlungskonzepts,

- Schaffung und Förderung von Netzwerken lokaler Akteure (Vereine, Initiativen, Einrictungen wie Schulen, Kitas und Jugendtreffs, lokale Wirtschaft),

- Kooperation mit unterschiedlichen Projektpartnern und Prozesssteuerung,

- Initiierung, Beratung und Begleitung von Projekten und Maßnahmen (mitunter auch fördertechnische Abwicklung),

- Aktivierung und Beteiligung der Quartiersbevölkerung in vielfältiger Form.

Organisationsformen

Auch hier gibt es keine einheitlichen Strukturen, sondern je nach Ausrichtung und Strategie des jeweiligen Quartiersmanagements unterschiedliche Organisationsformen. Praktiziert werden zum einen "konventionelle" Lösungen, bei denen der Aufgabenbereich direkt an die Verwaltung angebunden ist. Eine zweite recht häufig anzutreffende Form ist die Beauftragung von Externen (z.B. Planungsbüros) durch die Verwaltung.

Um die Einbeziehung und Vernetzung der beteiligten Fachverwaltungen bei der Programmregie, Projektsteuerung, Mittelverwaltung und Bericht-

---

[5] Laut der Difu-Befragung 1999/2000 haben nur 10 % der Kommunen kein QM eingerichtet und haben dies auch nicht geplant (Becker et al. 2002, 39).

Der Stadtteil als Ort von Gesundheitsförderung 249

erstattung ausreichend sicher zu stellen, haben viele Programmgemeinden eine ressortübergreifende Arbeitsgruppe gebildet und/oder Gebietsbeauftragte benannt.

Für die Funktion als Koordinator und wichtiger Ansprechpartner der Akteure im Quartier hat es sich bewährt, vor Ort Quartiersbüros einzurichten oder aufsuchende Arbeit im Programmgebiet zu leisten.

Die Ergebnisse aus Begleitforschungen und Evaluationen belegen, dass Quartiersmangement vor allem unter folgenden Rahmenbedingungen erfolgreich ist:

- neue Managementformen in Abstimmung mit der lokalen Politik,
- funktionierende Kommunikation zwischen den verantwortlichen Akteuren,
- Entscheidungsspielräume für die Verantwortlichen vor Ort,
- lokale Budgetverantwortung,
- Qualifikation und Qualifizierung der Quartiersmanagements,
- hohes Maß an persönlichem Engagement und Durchhaltevermögen durch die Quartiersmanagements
- zeitliche Kontinuität.

Lokale Budgetverantwortung - Beispiele

Zentrales Anliegen des Programms Soziale Stadt ist es, die Quartiersbevölkerung für die Prozesse in ihrem Stadtteil zu interessieren, ihre Aktivitäten zu unterstützen und sie in die Entscheidungsprozesse einzubeziehen. Das schließt auch die Entscheidungsmöglichkeit bei der Vergabe von Mitteln für bestimmte Maßnahmen im Stadtteil ein. In mehreren Jahren Programmlaufzeit wurden unterschiedliche Verfahren und Modelle erprobt, zwei davon sollen nun näher vorgestellt werden:

Verfügungsfonds

Eine Erhebung des Difu zeigt, dass mehr als die Hälfte der Quartiersmanagements Verfügungsfonds vor Ort einsetzt (Franke 2003, 204). Dieser Fonds ermöglicht, Mittel schnell und unbürokratisch an kleine - meist bewohnerinitiierte - Projekte im Stadtteil zu vergeben. Durchschnittlich stehen dabei pro Quartier 12.500 bis 25.000 Euro im Jahr zur Verfügung.

Die Handhabung und Organisation der Mittelvergabe aus diesem Fonds ist bundesweit verschieden. Häufig erfolgt sie im Rahmen von Vergabejurys, Beiräten oder Stadtteilkonferenzen, in denen überwiegend Bewohner(innen) vertreten sind.

Die schnelle Hilfe durch eine kleine finanzielle Unterstützung stärkt nicht nur das Engagement und wirkt vertrauensbildend, sondern die Menschen vor Ort erfahren, dass sie mit Ideen und Engagement ihr Umfeld positiv beeinflussen und nach ihren Wünschen gestalten können.

Berliner Quartiersfonds – Fördermittelvergabe aus Bürgerhand

Am konsequentesten wurde der Ansatz lokaler Budgetverantwortung in Berlin umgesetzt. Jedes der 17 Berliner Soziale-Stadt-Gebiete erhielt eine Million DM für den Zeitraum von zwei Jahren.

Die Entscheidung über die Mittelvergabe lag in der Verantwortung der Bürgerjurys. Diese Jurys setzten sich mehrheitlich aus interessierten Bewohnerinnen und Bewohnern zusammen, die im Rahmen einer Zufallsstichprobe aus dem Melderegister ermittelt und angeschrieben wurden. Zusätzlich entsandten vor Ort agierende Arbeitsgruppen und Initiativen ihre ausgewählten Mitglieder. Die Zahl der Jurymitglieder war abhängig von der Größe des Quartiers.

Die Quartiersmanagements fungierten in diesem Prozess als Geschäftsstellen der Jurys, unterstützten die Projektentwicklung und -umsetzung, halfen bei Antragstellungen und prüften die Abrechnungen.

Die Bilanz des Verfahrens ist bisher durchweg positiv. Vor allem das Engagement, die verantwortungsvollen und kritischen Vergabeentscheidungen und die kontinuierliche Mitarbeit wurden als Erfolg gewertet. Die tatsächliche Entscheidungsmacht über den Mitteleinsatz im Kiez hat viele Jurorinnen und Juroren ermutigt, sich auch weiterhin aktiv im Quartier zu engagieren. Zudem haben sich zahlreiche Bewohnernetzwerke herausgebildet, die das Zusammenleben im Quartier fördern und die ohne die "Initialzündung Quartiersfonds" wahrscheinlich so nicht entstanden wären.

Die Bilanz bewilligter Projekte verdeutlicht, welchen Handlungsbedarf die Bürgerinnen und Bürger in ihren Quartieren sehen. Interssant ist dies auch vor dem Hintergrund, dass die Jurys hinsichtlich Alter, Herkunft und Geschlecht gemischt zusammengesetzt waren: So überwiegen Projekte für Kinder und Jugendliche im direkten Wohnumfeld sowie Projekte in den Bereichen Bildung, Freizeit und Kultur.[6] Die von uns durchgeführte Recherche ergab, dass von 700 geförderten Projekten 70 explizit dem Handlungsfeld "Gesundheit und besondere Lebenslagen" zugeordnet worden sind. Dafür wurden insgesamt rund 750.000 Euro – das heißt 8,6 % der Mittel - bewilligt.

Die Hauptzielgruppen dieser Gesundheitsprojekte waren auch hier Kinder und Jugendliche aus sozial benachteiligten Familien, insbesondere Migrantenkinder. Finanziert wurden sowohl Infrastrukturverbesserungen (zum Beispiel Aufwertung von Kinder- und Jugendeinrichtungen oder Spiel- und Sportmöglichkeiten) als auch Honorar- und Projektmittel für Betreuung, Aktionen und Ausflüge. Eine gesündere Ernährung und mehr Bewegung zählten zu wichtigen Projektinhalten. Aber auch Projekte wie Hausaufgabenhilfen für Migrantenkinder, musikalische Früherziehung, Verbesserung des Sprachstandes, Hortausflüge bzw. Fahrtkosten für kleine Exkursionen sind unterstützt worden. Zwei Projekte dieses Handlungsfeldes wenden sich an Arbeitslose. Insgesamt verdeutlichen die bewilligten Projekte, dass die Jurys bzw. einige Träger von einem recht breitgefassten Verständnis von Gesundheitsförderung und Prävention ausgehen.

---

[6] vgl. Quartiersfonds Projektlisten unter www.quartiersmanagement-berlin.de, Ergebnisse abgerufen am 8.10.2003.

2.2 Entwicklung und Chancen junger Menschen in sozialen Brennpunkten

Komplementär zum Programm Soziale Stadt hat das Bundesministerium für Familien, Senioren, Frauen und Jugend 1999 das Programm "Entwicklung und Chancen junger Menschen in sozialen Brennpunkten" (E&C) aufgelegt. Dabei ist E&C kein Förderprogramm im eigentlichen Sinn, d.h. mit eigener Mittelausstattung, sondern eher eine konzeptionelle Plattform, die verschiedene Programme des Ministeriums unter einer gemeinsamen Zielrichtung vereint.

Zielgruppen und Programmschwerpunkte

Programme der E&C-Plattform richten sich an Kinder und Jugendliche in den Gebieten der Sozialen Stadt. Analog zum städtebaulichen Pendant zielt E&C darauf, den Abwärtstrend der "Problemquartiere" aufzuhalten, die Lebensbedingungen für Kinder und Jugendliche zu verbessern und nachhaltige Entwicklungen anzustoßen. Der folgende Überblick zeigt die unter E&C laufenden bzw. abgeschlossenen Programme:

- Freiwilliges soziales Trainingsjahr (Laufzeit bis 2004),
- Arbeitsweltbezogene Jugendsozialarbeit (Laufzeit 2002 – 2006),
- Netzwerke und soziales Ehrenamt in strukturschwachen ländlichen Regionen (Laufzeit 2001 - 2003),
- Lokale Aktionspläne für Toleranz und Demokratie gegen Fremdenfeindlichkeit, Rechtsextremismus und Antisemitismus (Laufzeit 2001),
- Ku.Q – Kompetenz und Qualifikation für junge Menschen in sozialen Brennpunkten (Programm 2003 beendet),
- Interkulturelles Netzwerk der Jugendsozialarbeit im Sozialraum (Laufzeit 2000 - 2003),
- Fit für Leben und Arbeit – neue Praxismodelle zur beruflichen und sozialen Integration von Jugendlichen (Wettbewerb 1999).

In jüngster Zeit hinzugekommen ist das Programm "Lokales Kapital für soziale Zwecke", das im nachfolgenden Abschnitt noch genauer vorgestellt wird.

Organisation

Im Rahmen von E&C findet eine Reihe von Fachforen, Zielgruppen- und Regionalkonferenzen statt. Sie dienen sowohl der Diskussion zur Weiterentwicklung des sozialräumlichen Ansatzes als auch dem Erfahrungsaustausch zwischen den "treibenden Kräften" vor Ort wie z.B. Quartiersmanagement, Stadtverwaltung, Jugendberufshilfe, Kindertagesstätten, Schulen, Familien- und Erziehungshilfe, Arbeitsverwaltung. Zudem werden fortlaufend Expertisen zu verschiedenen Themen vergeben. Etwa zeitgleich mit dem vorliegenden Gutachten wurde die Expertise "Gesundheitsfördernde Settingansätze in benachteiligten städtischen Quartieren" erarbeitet (Altgeld 2004).

Drei Fachforen wurden bisher zum Thema "Gesundheitsförderung" veranstaltet:

- "Gesundheit von Kindern und Jugendlichen in sozialen Brennpunkten" (Düsseldorf/2002),
- "Vernetzung - Macht - Gesundheit. Kooperationen zwischen Jugendhilfe und Gesundheitswesen in sozialen Brennpunkten" (Berlin/2003).
- "Perspektive: Gesunder Stadtteil" (Berlin/Januar 2004).

Da E&C auf die Programmgebiete der Sozialen Stadt zielt, gehören alle 331 Gebiete prinzipiell zur Förderkulisse von E&C. Mit dem Schwerpunkt "Netzwerke und soziales Ehrenamt in strukturschwachen ländlichen Regionen" kommen noch 13 Programmgebiete aus dem ländlichen Raum hinzu. Zur Teilnahme an den einzelnen Unterprogrammen sind jeweils gesonderte Anträge und Bewilligungen nötig.

Das SPI Berlin koordiniert als Regiestelle das Programm. Das Deutsche Jugendinstitut (DJI) hat das Programm von 2000 bis September 2003 wissenschaftlich begleitet.[7]

2.3 Lokales Kapital für soziale Zwecke

Das Bundesprogramm "Lokales Kapital für soziale Zwecke" (LOS) ist in der zweiten Hälfte 2003 gestartet. Ziel ist es, mit regelmäßigen Mikroförderungen soziale und beschäftigungswirksame Potenziale vor Ort zu aktivieren. Diese Kleinprojekte müssen einem der folgenden vier Aktionsfelder zuzuordnen sein:

- Förderung der beruflichen Eingliederung,
- Unterstützung für benachteiligte Menschen am Arbeitsmarkt,
- Existenzgründungen,
- Gründung von sozialen Betrieben.

Zielgruppen und Programmstruktur

In diesem Rahmen sollen vor allem jene Initiativen unterstützt werden, die sich für bestimmte Zielgruppen bzw. Problemlagen besonders engagieren: zum Beispiel die Integration von Migranten in den Arbeitsmarkt, die Bekämpfung von Fremdenfeindlichkeit und Rassismus, die Integration benachteiligter Jugendlicher, die Förderung des Ehrenamts, Projekte für Frauen oder ältere Arbeitnehmerinnen und Arbeitnehmer.

LOS besteht aus zwei Programmteilen: Zum einen konnten sich Regionen bewerben, die vom Hochwasser im August 2002 betroffen waren. Dieser Programmteil lief bis Ende 2003. Der zweite Programmteil - er wird nachfolgend ausführlicher beschrieben - richtet sich an lokale Gebietskörperschaften, die bereits Programmgebiete in der Sozialen Stadt verwalten.

---

[7] Ausführliche Informationen und Publikationsverzeichnisse finden sich entsprechend unter www.eundc.de sowie www.dji.de/wissenschaftliche-begleitung-eundc/.

Finanzausstattung und Organisation

Das Programm wird durch das BMFSFJ und den Europäischen Sozialfonds finanziert. Bis 2006 stehen insgesamt rund 40 Mio. Euro zur Verfügung.

Die antragstellenden Gebietskörperschaften mussten jeweils einen lokal abgestimmten Aktionsplan vorlegen. Für bis zu zehn Einzelprojekte stehen in den Jahren 2003 bis 2006 insgesamt 300.000 Euro zur Verfügung, d.h. die einzelnen Projekte/Initiativen werden jährlich mit max. 10.000 Euro gefördert. Im Sommer 2003 wurden bundesweit insgesamt 129 Aktionspläne in diesem Programmteil bewilligt. Die Förderung ist vorerst bis zum 30.06.2004 befristet. Es ist jedoch möglich, bis Mitte 2006 den Förderzeitraum zweimal zu verlängern. Für die erste Förderphase rechnet die Regiestelle bereits mit mindestens 2.000 Mikroprojekten.

Die Auswahl der zu fördernden Mikropojekte erfolgt durch eine Jury vor Ort, der Mitglieder der kommunalen Verwaltung, des Quartiersmanagements sowie der Bürgerschaft angehören.

Auf Bundesebene wird das Programm durch die Regiestelle des SPI und der gsub in Berlin koordiniert. Die wissenschaftliche Begleitung hat auch hier das DJI übernommen. Ein Internetportal ist unter www.los-online.de eingerichtet worden.

3 Gesundheitsförderung in benachteiligten Stadtteilen

3.1 Die Handlungsfelder der Sozialen Stadt

Das Tätigkeitsspektrum in den Programmgebieten der Sozialen Stadt ist breit. Mit Hilfe von 17 verschiedenen Handlungsfeldern wird in den strategischen Konzepten versucht, adäquate Lösungsansätze für die breit gefächerten Problemlagen zu entwickeln. Die nachfolgende Tabelle listet alle Handlungsfelder auf. Auch ihre Bedeutung für die Projektarbeit und die vorrangigen Ziele der Gebietsbetreuer lassen sich ablesen. Die Übersicht spiegelt die Ergebnisse einer Befragung aller 222 im Jahr 2002 aktiven Quartiersmanagements zu den fünf wichtigsten Handlungsfeldern in der laufenden Vor-Ort-Arbeit wider. Außerdem wurde erfasst, welcher Stellenwert den einzelnen Handlungsfeldern beigemessen wird. Das Ergebnis zeigt, dass der "traditionelle" Bereich der Städtebauförderung meistgenanntes Handlungsfeld ist. Das deckt sich mit den Aussagen zu den Zielen der jeweiligen Stadtteilentwicklung, hier rangiert die Verbesserung des Wohnumfelds und der Wohn(ungs)qualität an erster Stelle.

	Handlungsfelder der Maßnahmen			Besonders wichtige Handlungsfelder		
	abs.	%	Rang	abs.	%	Rang
Wohnumfeld und öffentlicher Raum (Sicherheit)	180	81,1	1	83	37,4	1
Image und Öffentlichkeitsarbeit	171	77,0	2	72	32,4	3
Kinder- und Jugendhilfe	156	70,3	3	66	29,7	5
Sport und Freizeit	155	69,8	4	43	19,4	11
Soziale Aktivitäten und soziale Infrastruktur	151	68,0	5	80	36,0	2
Stadtteilkultur	142	64,0	6	49	22,1	10
Schulen und Bildung im Stadtteil	140	63,1	7	63	28,4	6
Zusammenleben unterschiedl. Sozialer und ethnischer Gruppen	128	57,7	8	70	31,5	4
Qualifizierung und Ausbildung	124	55,9	9	58	26,1	7
Beschäftigung	121	54,5	10	50	22,5	9
Lokaler Wohnungsmarkt und Wohnungswirtschaft	119	53,6	11	51	23,0	8
Verkehr	118	53,2	12	22	9,9	12
Umwelt	94	42,3	13	12	5,4	14
Familienhilfe	91	41,0	14	9	4,1	15
Seniorenhilfe	74	33,3	15	8	3,6	16
Wertschöpfung im Gebiet	64	28,8	16/17	15	6,8	13
Gesundheit	64	28,8	16/17	5	2,3	17
Anderes	2	0,9	18	2	0,9	18

Quelle: Böhme et al. 2003, 101

Tabelle 1: Handlungsfelder integrierter Stadtentwicklung

Ein neuer Spielplatz, eine Parkgestaltung oder auch bauliche Verbesserungen sind somit vielerorts die ersten deutlichen Zeichen des Veränderungsprozesses im Stadtteil. Jedoch zeigt auch der neue Ansatz in der Städtebauförderung seine Wirkung. So resümiert die Programmbegleitung: "Im Zuge der Programmumsetzung zeichnet sich ab, dass die Gewichte stärker auf die Handlungsfelder verlagert werden, mit denen vor allem Integrationschancen gesteigert werden können. In diesem Zusammenhang gewinnen Handlungsfelder und Akteure zunehmend an Bedeutung, die bisher in der Städtebauförderung und Stadtentwicklung kaum eingebunden waren" (Böhme et al. 2003, 99).

Dieser Trend gilt auch für den Bereich Gesundheit. Das für dieses Gutachten wichtige Ergebnis, dass "Gesundheit" sowohl das Handlungsfeld ist, das bislang mit den wenigsten Maßnahmen untersetzt zu sein scheint sowie dasjenige, das auch in der Priorität der Gebietsverantwortlichen an letzter Stelle steht, bedarf einer genaueren Betrachtung.

3.2 Gesundheitsfördernde Handlungsfelder der Sozialen Stadt

3.2.1 Direkte und mittelbare Handlungsfelder der Gesundheitsförderung

Alle 17 Handlungsfelder der Sozialen Stadt zielen darauf, die Situation im Stadtteil zu verbessern und den Bewohnerinnen und Bewohnern eine bessere gesellschaftliche Teilhabe zu ermöglichen. Besonderer Wert wird dabei auf die Aktivierung der Quartiersbevölkerung gelegt, um die vor Ort vorhandenen Selbsthilfepotenziale zu wecken (Argebau 2000, 4f.).

Für die Analyse zum Schwerpunkt gesundheitlicher Ungleichheit sind zunächst die Handlungsfelder interessant, die explizit die Gesundheitsförderung im Stadtteil zum Ziel haben ("Gesundheitsförderung", "Sport und Freizeit").

Bis 2002 war der Bereich Gesundheitsförderung, so das Ergebnis der Befragung, vielerorts noch nicht mit Projekten untersetzt. Mit der Nennung für knapp 29 % der Programmgebiete rangierte das Handlungsfeld auf dem letzten Platz. Die These, dass noch wenig Konsequenzen aus den wissenschaftlichen Erkenntnissen zu Armut und Gesundheit gezogen werden und die Gesundheitsförderung in Deutschland sich nur langsam

Der Stadtteil als Ort von Gesundheitsförderung 259

von ihrer Mittelstandsorientierung löst, scheint hier eine Bestätigung zu finden.[8] Jedoch ist die zunehmende Aufmerksamkeit für das Thema in den Gebieten der Sozialen Stadt deutlich zu erkennen. Beispielsweise wird für das Programm E&C festgestellt, dass immer häufiger Ansprechpartner vor Ort einen "enormen Handlungsbedarf in Bezug auf das Thema Gesundheit" äußern (Hemme 2002, 6). Entsprechend sind auch die Fachforen, die seit 2002 auch zum Thema Gesundheit veranstaltet werden, gut besucht.

Ähnlich formulieren es auch die QM-Teams der 16 Modellgebiete der Sozialen Stadt.[9] 14 von 16 berichten von gesundheitlichen Problemen in den Gebieten. Und auch für die Programmgebiete allgemein wird von einem Bedeutungszuwachs der Gesundheitsförderung gesprochen. Im Bericht der Programmbegleitung wird das Aktionsfeld "Gesundheitsförderung" entsprechend als eines von sieben Schwerpunkten vertiefend ausgewertet (Böhme et al. 2003, 136ff.). Ein weiterer Beleg für die stärkere Verknüpfung der Themen benachteiligte Stadtteile und Gesundheitsförderung ist, dass die Soziale Stadt seit 2001 ein fester Programmbestandteil der Kongresse Armut & Gesundheit ist (Geene 2003, 17). Jüngstes Produkt dieser Zusammenarbeit ist das Themenheft "Die soziale Stadt - Gesundheitsförderung im Stadtteil", das gemeinsam vom Difu und Gesundheit in Berlin e.V. herausgegeben wurde (Löhr et al. 2003).

Vor dem Hintergrund des WHO-Ansatzes zur Gesundheitsförderung in settings beschreibt das Handlungsfeld Gesundheit nur einen Teil der Maßnahmen, die in den benachteiligten Stadtteilen eine gesundheitsfördernde Wirkung entfalten. Es ist deshalb nötig, den Focus zu erweitern.

Es sind folglich auch diejenigen Felder zu berücksichtigen, bei denen mittelbar ein Bezug zur Gesundheitsförderung bekannt ist ("Wohnumfeld und öffentlicher Raum", "Verkehr", "Umwelt" sowie "Beschäftigung", "Qualifizierung und Ausbildung", "Schulen und Bildung im Stadtteil"). Diese Handlungsfelder werden mit ihren typischen Merkmalen und Projekten

---

[8] Vgl. Mielck 2000, 299f., Mielck 2003 sowie Hemme 2002, 5f.
[9] Bis April 2002 fand über zwei Jahre in 16 Modellgebieten (pro Bundesland ein Gebiet) zusätzlich zum Quartiersmanagement eine zusätzliche Programmbegleitung vor Ort (PvO) statt. Dabei ging es v.a. um die Untersuchung der Programmumsetzung sowie die Unterstützung der Vorort-Arbeit. (vgl. das Resümeepapier der PvO-Teams in: Difu 2003, 262 – 267)

noch näher vorgestellt. Zunächst ist es allerdings wichtig, die Datenbasis zu erläutern, auf der unsere Analyse beruht.

3.2.2 Datenbasis

Datenbank www.sozialestadt.de

Im Zuge der Programmbegleitung Soziale Stadt hat das Deutsche Institut für Urbanistik eine Reihe von Projektdokumentationen erarbeitet. Die umfassendste Sammlung findet sich in der online-Datenbank Soziale Stadt. Dort sind derzeit ca. 290 Projekte verzeichnet. Die Datenbank ist darauf ausgerichtet, möglichst nachahmenswerte Projekte aufzunehmen. Dabei wurde zum Beispiel darauf geachtet, dass die Projekte mehrere Handlungsfelder berühren und dass ausreichende Informationen über die Ansprechpartner vor Ort vorliegen. Insofern wurden auch die Projekte, die von den Projektverantwortlichen selbst vorgeschlagen wurden, noch einmal durch die Datenbank-Redakteure des Difu überprüft und ggf. ergänzt. Die Projekte müssen allerdings nicht notwendigerweise in einem Programmgebiet der "Sozialen Stadt" angesiedelt sein.

Die hier zu untersuchenden Handlungsfelder sind in der Datenbank folgendermaßen vertreten:

Themenbereiche / Handlungsfelder	Projektdokumentationen (davon Kinder-/Jugenprojekte)
I. Gesundheit	
- Gesundheitsförderung	15 (9)
- Sport/Freizeit	32 (24)
II. Mittelbare Gesundheitsförderung	
- Wohnumfeld und öffentlicher Raum	90 (43)
- Umwelt	22 (11)
- Verkehr	7 (3)
- Beschäftigung	53 (21)
- Ausbildung und Qualifizierung	56 (29)

Tabelle 2: Recherche Datenbank Soziale Stadt

Experten-Interviews zur weiteren Qualifizierung der Recherche

Entsprechend des konzeptionellen Zuschnitts liefert die Datenbank weder eine Basis für einen repräsentativen noch einen zahlenmäßigen Überblick über die seit Programmstart durchgeführten Projekte der Sozialen Stadt. Die Datengrundlage insgesamt ist daher unbefriedigend. Aus diesem Grund haben wir auch die Programmerfahrungen unseres Instituts bei der Projektauswahl und –bewertung eingebracht. [10]

Dokumentationen

Im Rahmen der Programmbegleitung wurden zahlreiche Schlüsselprojekte und good-practices recherchiert und publiziert. Hervorzuheben sind hier vor allem:

- die Vierteljahresschrift "Soziale Stadt info" (bis einschließlich Ausgabe 13/Juli 2003),
- "Good Practices in Neubauquartieren" (Pfeiffer et al. 2003),
- "Good Practices in Altbauquartieren" (Difu 2003a),
- "Strategien für die Soziale Stadt. Bericht der Programmbegleitung" (Difu 2003).

---

[10] Erfahrungen aus folgenden Gebieten werden einbezogen: Berlin-Neukölln (High-Deck-Siedlung, Reuter-Kiez, Rollberg-Siedlung), Stendal-Stadtsee, Leinefelde-Südstadt, Ludwigsburg-Eglosheim, Ulm-Weststadt.

Themenbereiche / Handlungsfelder	Projektdokumentationen (davon Kinder-/Jugenprojekte)
I. Gesundheit	
- Gesundheitsförderung	22 (15)
- Sport/Freizeit	8 (8)
II. Mittelbare Gesundheitsförderung	
- Wohnumfeld und öffentlicher Raum	5 (2)
- Umwelt	1 (1)
- Verkehr	1 (0)
- Beschäftigung	9 (1)
- Ausbildung und Qualifizierung	8 (7)

Tabelle 3:   Recherche Schlüsselprojekte Soziale Stadt

E&C-Fachforen zur Gesundheitsförderung

Im Rahmen der E&C-Fachforen zur Gesundheitsförderung haben sich eine Reihe von Projekten präsentiert. Wir haben vor allem die Projekte in die Untersuchung einbezogen, die einen klaren lokalen Bezug zu einem Programmgebiet erkennen ließen oder bei dem das jeweilige Quartiersmanagement federführend war. Zudem sind E&C-Maßnahmen zum Teil bereits in den genannten Dokumentationen und in der Datenbank verzeichnet.[11]

Kooperationsprojekte

Auch auf die Kooperationsprojekte von E&C und der Bundeszentrale für gesundheitliche Aufklärung sei in diesem Zusammenhang verwiesen (Marsen-Storz 2003, 10ff. sowie Hemme 2003, 14). Die Datenbank, die aus diesem Engagement der BzgA in der Zusammenarbeit mit Gesundheit in Berlin e.V. entstanden ist, haben wir nicht in die Analyse einbezogen, da diese selbst im Rahmen eines gesonderten Gutachtens ausgewertet wird. Jedoch sind die Projekte zu den Themen Ernährung und Bewegung bei Kindern (Revue "Apfelklops & Co") und Jugendlichen (Mit-

---

[11] 1. Fachforum "Gesundheit von Kindern und Jugendlichen in sozialen Brennpunkten" 2002, 2. Fachforum "Vernetzung - Macht - Gesundheit. Kooperationen zwischen Jugendhilfe und Gesundheitswesen in sozialen Brennpunkten" 2003; 3. Fachforum "Perspektive: Gesunder Stadtteil" Januar 2004.

mach-Ausstellung "Gut drauf") sowie die Verbesserung der Frühförderung und die Durchführung von Jugendgesundheitstagen Teil unserer Datenbasis.

Freiwilliges Soziales Trainingsjahr - Projekte mittelbarer Gesundheitsförderung

Für den Bereich der mittelbaren Gesundheitsförderung wurden vor allem die Beschäftigungs- und Qualifizierungsinitiativen des E&C-Programms "Freiwilliges Soziales Trainingsjahr" berücksichtigt.

Gesundheitsfördernde Projekte im Programm Lokales Kapital für soziale Zwecke - LOS

Da die erste Programmphase erst Mitte 2004 abgeschlossen sein wird und die Fortschreibung der lokalen Aktionspläne bis Ende April erfolgt, ist noch kein verlässlicher Überblick über die durchgeführten Projekte möglich. Auf der Ideenwerkstatt im Januar 2004 wurden allerdings erste Übersicht vorgestellt. Auf der Basis von 600 laufenden Projekten wurde zusammengefasst, welche Instrumententypen und Zielgruppen besonders häufig anzutreffen sind. Die Übersichten zeigen vor allem, welche Projekte für eine schnelle Umsetzung geeignet sind.

3.3   Auswertungsergebnisse

In der Projektanalyse haben wir nach direkten und mittelbaren Handlungsfeldern der Gesundheitsförderung unterschieden. Im folgenden werden die jeweiligen Handlungsfelder sowie wichtige Projekttypen charakterisiert.

3.3.1   Direkte Gesundheitsförderung – die Handlungsfelder Gesundheit und Sport

Die Auswertung der direkt dem Handlungsfeld Gesundheit zugeordneten Projekte zeigt, dass einzelnen Gebieten eine Art Vorreiterstellung zuerkannt werden kann. Das Thema Gesundheitsförderung ist in diesen Stadtteilen offenbar mit besonderer Priorität behandelt worden. Die entsprechenden Gesundheitsprojekte werden als "Schlüsselprojekte" beziehungsweise "Good Practices" fast in jeder Projektdokumentation genannt. Der Bezug auf den setting-Ansatz ist in der Regel in allen Konzepten der Vorreitergebiete vorhanden. Von einer breiten Bewegung kann allerdings keine Rede sein. Dies belegen auch unsere eigenen Erfahrungen und Recherchen.

Einige der von uns befragten Quartiersmanagerinnen räumen allerdings ein, dass im Stadtteil möglicherweise mehr im Bereich Gesundheit läuft, als dem Quartiersmanagement bekannt ist. Da das Thema im Rahmen der Programme bislang nicht im Vordergrund stand, sind die Quartiersmanagements auch von Einrichtungen, Initiativen und interessierten Bewohnern nicht als Ansprechpartner für Aktivitäten in diesem Bereich in Betracht gezogen worden. Auch eine Kooperation mit Krankenkassen ist bislang eher selten. Nur in Einzelfällen werden Pilotprojekte gemeinsam durchgeführt. Meist gibt es Kontakte im Zusammenhang mit Sponsoringaktionen oder Informationsveranstaltungen. Ähnlich verhält es sich mit den anderen Akteuren im Bereich Gesundheit. Es besteht kein oder nur sehr punktuell Kontakt. Vielfach wird jedoch der Wunsch nach einer stärkeren Vernetzung geäußert. Auch die Aussicht auf eine verstärkte Zusammenarbeit mit Krankenkassen wird in den Gesprächen sehr positiv kommentiert. Hier ist folglich noch viel Potenzial vorhanden, Gesundheitsförderung und Stadtteilentwicklung gewinnbringend zu verknüpfen.

Lokale Gesundheitsnetzwerke

Im Zusammenhang mit der stärkeren Sensibilisierung für das Thema Gesundheitsförderung kommt es in immer mehr Stadtteilen zum Aufbau lokaler Gesundheitsnetzwerke. Die Vernetzung bezieht sich dabei sowohl auf die verschiedenen Akteure des Gesundheitswesens als auch auf die Vernetzung der Jugendarbeit und der Stadtplanung/-entwicklung mit dem Gesundheitsbereich. Der Brückenschlag ist hier vor allem zur Jugendhilfe gelungen – nicht zuletzt wegen der Unterstützung von E&C-Aktivitäten seitens der Bundeszentrale für gesundheitliche Aufklärung. Doch auch im Rahmen der Sozialen Stadt lässt sich eine Annäherung zwischen Gesundheitsakteuren und anderen an der Quartiersentwicklung Interessierten beobachten. Bei diesen Vernetzungsprozessen spielen die Quartiersmanagements eine wichtige Mittlerrolle. Beispielhaft sind hier Netzwerke und Kooperationen, wo eine Verknüpfung des Programmansatzes der Sozialen Stadt mit dem der Gesunden-Städte-Bewegung gelungen ist (Stender 2003).

Projektsteckbrief Gesundes Heimfeld/ Hamburg

Träger:	Förderverein Heimfeld-Nord, Stadtteilbüro
Gebiets-charakteristik:	Im Gebiet leben rund 6.000 Bewohner. Die Arbeitslosenquote sowie der Anteil der Menschen, die Hilfe zum Lebensunterhalt erhalten, liegt deutlich über dem Hamburger Durchschnitt. Der Migrantenanteil der Bevölkerung liegt bei 30 bis 35 %.
Kurzbeschreibung:	Der Arbeitskreis "Gesundes Heimfeld" verbindet seit 2000 verschiedene Einrichtungen im Stadtteil Hamburg-Heimfeld-Nord unter folgender Zielstellung: Verbesserung der gesundheitlichen Lebensbedingungen im Stadtteil durch gemeinsame Schwerpunktsetzungen, Bündelung der Ressourcen und aktivere Bürgerbeteiligung. Die Arbeitskreistreffen finden monatlich statt. Folgende Aktionen wurden initiiert: ein gesundes Schulfrühstück, "food and more", ein verändertes Unterrichtskonzept, die aktive Pause, Bewegungsangebote im Stadtteil und eine Mütterberatung vor Ort, begleitetes Wohnen, offenes Sportangebot, Infoveranstaltungen zu Ernährungsfragen, Frauenbewegungswoche und gezielte Aktionen auf dem jährlichen Stadtteilfest. Investitionen in den Wohnungsbestand und das Wohnumfeld verbesserten ebenfalls die Situation.
Besondere Zielgruppen:	Kinder, Familien
Weitere Projektbeteiligte:	Mütterberatung (Gesundheitsamt), Praxisausbildungsstätte der Fachschule für Sozialpädagogik, Frauentreff und Kindertreff der Bürgerinitiative ausländische Arbeitnehmer e.V., Ev. Familienbildungsstätte Harburg, Kita Bissingstraße, Kita Seepferdchen, Dienstleistungszentrum Harburg, Kinderschutzzentrum Harburg, Schule Grumbrechtstraße, Jugendclub (AWO), Stadtteildiakonie, SAGA Wohnungsbaugesellschaft
Finanzierung:	Mittel aus Landesprogrammen wie Soziale Stadtteilentwicklung, Hamburgische Arbeitsgemeinschaft für Gesundheitsförderung, Bezirksamt Harburg, Wohnungsbaugesellschaft SAGA, Verein zur Förderung der Jugend- und Kulturarbeit, Sponsoring/ Spenden
Angestrebte gesundheitsfördernde Wirkungen:	Engagierte und kontinuierliche Zusammenarbeit der Arbeitskreisteilnehmer, koordiniertes Vorgehen zu Gesundheitsförderung und Stadtteilentwicklung, Gesundheitsförderung im Stadtteil zum Thema vieler Einrichtungen gemacht, durch Mittelbündelung ein Mehrfaches an stadtteilöffentlicher Wirkung erzielt, viele Bewohnerinnen und Bewohner mit den Projekten erreicht, für Gesundheitsfragen sensibilisiert und zur Beteiligung angeregt,Angebotslücken durch neue Projekte geschlossen.
Förderzeitraum:	2000 bis Ende 2003 (Programm Soziale Stadtteilentwicklung), 2004 (Bezirksamt Harburg, Wohnungsbaugesellschaft SAGA, Verein zur Förderung der Jugend- und Kulturarbeit) Fördervereinaktivitäten bereits seit 1994
Quellen/ Literaturhinweise:	Förderverein Heimfeld-Nord e.V.: "Gesundheit! Wie sich Stadtteilentwicklung und Gesundheitsförderung in Heimfeld-Nord die Hände reichen." "Heimfeld-Nord: Die Arbeit geht weiter." Hamburger Abendblatt vom 09.01.2004 www.soziale-stadt.de www.hag-gesundheit.de
Kontaktadresse:	Förderverein Heimfeld-Nord e.V. Probst Jürgen F. Bollmann (Vorsitzender) Treffpunkthaus Heimfeld-Nord Friedrich-Naumann-Str. 9, 21075 Hamburg Tel. 040-7656170 Ansprechpartnerin vor Ort: Britta Blinkmann

Gesundheitshäuser und Nachbarschaftstreffs

Ein Ort, von dem wichtige Impulse ausgehen können, ist das Gesundheitshaus im Stadtteil. Einige Einrichtungen dieser Art sind mit Soziale-Stadt-Mitteln entstanden oder ausgestaltet worden. Dabei konnten sowohl die notwendigen infrastrukturellen Investitionen übernommen werden als auch konzeptionelle Planungen und Projekt- umsetzungen. Das Prinzip besteht darin, unter einem Dach die gesundheitsfördernden Angebote im Stadtteil zu versammeln. Die dokumentierten Beispiele weisen in der Regel eine besondere Zielgruppenorientierung beziehungsweise einen stadtteilsensiblen Ansatz auf, der über verhaltenspräventive Angebote von Gesundheitskursen hinausgeht. Projekte wie Schutzengel Flensburg und Gesundheitshaus Gelsenkirchen-Bismark/Schalke-Nord sind als vorbildlich häufig dokumentiert und haben viel öffentliche Aufmerksamkeit erfahren.[12] Die Anbindung an ein stadtteilweites Netzwerk, das die Entwicklung eines gesundheitsfördernden Stadtteil-settings im Blick hat, wird in den Dokumentationen insgesamt selten erwähnt.

Ein weiterer Ausgangspunkt für vernetztes, gesundheitsförderndes Handeln im Stadtteil sind die Nachbarschaftstreffs, die in vielen sozial benachteiligten Stadtteilen existieren. Hier werden niedrigschwellig verschiedene kulturelle, soziale und gesundheitsfördernde Angebote gemacht. Auf diese Weise sollen bestimmte Zielgruppen besser erreicht werden. Eine Förderung dieser laufenden Arbeit ist zu empfehlen, da gezielt sozial benachteiligte Zielgruppen angesprochen und bestehende Angebote durch zusätzliche gesundheitsfördernde Inhalte weiter aufgewertet werden können. Beispielhaft sei ein Nachbarschaftstreff in Berlin-Neukölln näher ausgeführt:

---

[12] Zur Dokumentation siehe Datenbankeinträge www.sozialestadt.de; weiterhin für Schutzengel: Difu 2002a und Difu 2003a, S. 84ff. sowie SPI 2002, S.79; für Gesundheitshaus Gelsenkirchen auch Difu 2003, S. 141 sowie 2003a, S. 87ff. und 2003b.

Der Stadtteil als Ort von Gesundheitsförderung

Projektsteckbrief: Nachbarschaftstreff "mittendrin" High-Deck-Siedlung/ Berlin

Träger:	Internationaler Bund
Gebiets-charakteristik:	Die Siedlung des sozialen Wohnungsbaus in Berlin-Neukölln ist in den 70er Jahren entstanden. Hier leben 5.400 Menschen aus über 30 Nationen. Der Anteil ausländischer Bewohner beträgt 24 %. Die Arbeitslosenquote und der Anteil der Sozialhilfeempfänger liegt deutlich über dem städtischen Durchschnitt.
Kurzbeschreibung:	Im Gebiet gibt es einen großen Gemeinschaftsraum, der seit Bestehen vor allem an den Wochenenden den Mietern für Familienfeste zur Verfügung stand. Im Jahr 2000 konnte der Raum mit Landesmitteln saniert und neu hergerichtet werden. Mit Hilfe des Quartiersmanagements haben Bewohner, soziale Einrichtungen, freie Träger und Initiativen den Raum zu einem lebendigen Nachbarschaftstreff entwickelt. Seit dem Frühjahr 2002 befindet er sich in freier Trägerschaft. Angeboten werden Tanzkurse, Bewegungstraining für Senioren, Bauchtanz für Kinder und Frauen, Sprachkurse für Migrantinnen, Existenzgründerberatungen, Vorträge und Infoabende zu verschiedenen Themen, preiswerte Mittagsmenüs, Kaffeenachmittage, ein türkisches Frauenfrühstück und die "Küche der Nationen" - ein Abend, an dem die Bewohnerinnen sich gegenseitig die eigenen Lieblingsgerichte vorstellen und gemeinsam essen. Auch die Kiezsprechstunde der Polizei und die Preisverleihungen des jährlichen Balkonwettbewerbs finden hier statt.
Besondere Zielgruppen:	Frauen, insbesondere Migrantinnen und Menschen in schwierigen Lebenslagen
Weitere Projektbeteiligte:	STADT UND LAND Wohnbautengesellschaft, Mieterbeirat, Quartiersmanagement
Finanzierung:	Landesprogramm Wohnumfeldgestaltung 99 und Eigenmittel STADT UND LAND (Neugestaltung des Raums), Quartiersfondsmittel aus dem Programm Soziale Stadt (Ergänzung der Ausstattung), Aktionsfonds des Quartiersmanagements für Veranstaltungen, Soziale-Stadt-Mittel für das Programmmanagement des Treffs 2003 und 2004, ABM-Mittel für das Serviceteam des IB
Angestrebte gesundheitsfördernde Wirkungen:	Einbindung von sozial benachteiligten Zielgruppen wie Migrantinnen und Menschen mit wenig Einkommen, Akzeptanz der Angebote auch zu Themen Ernährung und Bewegung, Etablierung des Nachbarschaftstreffs als Anlaufpunkt, auch um für neue Angebote zu werben.
Förderzeitraum:	seit 2002 in freier Trägerschaft (davor bauliche Arbeiten und Programmaufbau durch das Quartiersmanagement seit 2000)
Quellen/ Literaturhinweise:	www.high-deck-quartier.de www.stadtentwicklung.berlin.de/wohnen/quartiersmanagement/de/sonnenallee www.quartiersmanagement-berlin.de
Kontaktadressen:	Nachbarschaftstreff "mittendrin" Träger: Internationaler Bund Sonnenallee 319, 12057 Berlin Tel. 030-68059843 Ansprechpartnerin: Heike Höning Quartiersmanagement High-Deck-Siedlung Leo-Slezak-Str. 23, 12057 Berlin Tel. 030-68059325 Ansprechpartnerin: Ines Müller, Weeber und Partner

Projekte der Gesundheitsförderung

Zielgruppen

Charakteristische Gesundheits- und Sportprojekte sind niedrigschwellige und wohnnahe Angebote für sozial benachteiligte Zielgruppen. Hauptzielgruppen sind dabei Kinder und Jugendliche, Frauen, Migrantinnen. Die Bedeutung der Zielgruppe Kinder und Jugendliche in den Gebieten der Sozialen Stadt wird dabei durch die Aktivitäten des Partnerprogramms E&C verstärkt. Junge Eltern sind zudem Adressaten, die erfolgreich für Gesundheitsbelange interessiert werden konnten. Hervorzuheben ist in diesem Zusammenhang das Modell der Familienhebamme, wie es beispielsweise in Hamburg-Barmbek praktiziert wird. Die Hebamme begleitet und berät im Nachbarschaftstreff sowie aufsuchend sozial benachteiligte Schwangere und Eltern von Kleinkindern. Über die Zusammenarbeit mit dem Nachbarschaftstreff gelingt es, einige Eltern auch über die erste Zeit der Elternschaft hinaus in Selbsthilfegruppen oder anderen Angeboten zu halten (Staschek 2003).

Projektsteckbrief: Familienhebamme Barmbek-Süd/ Hamburg

Träger:	**KiFaZ - Kinder- und Familienhilfezentrum Barmbek-Süd**
Kurzbeschreibung:	Das Modell der Familienhebamme im Hamburger Stadtteil Barmbek-Süd ist beispielhaft für die Integration der Einzelfallhilfe in ein lokales Familienzentrum. Im Familienzentrum arbeiten seit 1998 zwei Hebammen mit jeweils einer halben Stelle. Mit niedrigschwelligen Angeboten wie dem Stadtteil-Cafe, einfachen Zugangsmöglichkeiten zu Hilfeleistungen kann eine frühzeitige Kontaktaufnahme zu sozial benachteiligten werdenden Müttern erfolgen. Die Vielzahl der Probleme kann natürlich nicht durch die Hebammentätigkeit alleine abgefangen werden. Durch ihre Arbeit kann der unterschiedliche Hilfebedarf jedoch (frühzeitig) erkannt werden, so dass die Weitervermittlung der betroffenen Frauen an andere unterstützende Fachkräfte und Stellen möglich wird. Ein entsprechendes Kooperationsnetzwerk sorgt dafür, dass die Frauen vor allem schnell und unkompliziert weitere Hilfe erfahren können.
Besondere Zielgruppen:	Migrantinnen, junge Mütter unter 20 Jahre, Sozialhilfeempfängerinnen, Alleinerziehende, Frauen mit Partnerproblemen, chronischer Erkrankung oder Behinderung, psychischen Problemen oder Suchtgefährdung.
Weitere Projektbeteiligte:	Lokale Krankenhäuser, Kinderärzte, Amt für soziale Dienste, Drogenberatungsstellen, Mütterberatungen und freiberufliche Hebammen
Finanzierung:	Die Dokumentationen weisen die Finanzierung von Barmbeck-Süd leider nicht aus. Grundsätzlich scheint hier ein Trägermodell zu bestehen, das heißt die Familienhebammen sind Angestellte beim KiFaZ, dem Kinder- und Familienzentrum Barmbeck-Süd. Die Abrechnung der Leistungen ist über die Hebammengebührenverordnung möglich. Für die weiteren sozialpädagogischen Leistungen und offenen Angebote bedarf es einer zusätzlichen Förderung, die üblicherweise über Land oder Kommune (hier Senat oder Bezirk) gewährleistet wird.
Angestrebte gesundheitsfördernde Wirkungen:	Sozialintegrativ - die betreuten Frauen kommen über das Familienzentrum in Kontakt mit anderen Frauen und Familien aus dem Stadtteil; Kennenlernen sozialer Einrichtungen - die jungen Familien lernen die Orte in ihrem Wohnumfeld kennen, die ihnen auch nach der Hebammenbetreuung Angebote und Hilfeleistungen bieten; Eigeninitiative und Selbstbewusstsein werden gestärkt - über den Kontakt zu anderen Müttern und Kindern steigt auch die Bereitschaft, sich nach der Betreuungszeit weiter zu engagieren beziehungsweise pädagogische Folgeangebote zu nutzen.
Förderzeitraum:	seit 2/1998
Quellen/ Literaturhinweise:	Harring, I., Hülsmann, R.: Betreuung von Mutter und Kind durch Familienhebammen. (abgerufen unter www.liga-kind.de am 25.03.04) Staschek, B. (2003): 20 Jahre Familienhebamme. In: Deutsche Hebammen Zeitschrift 3/2003, S. 48-52. Staschek, B. (1999): Familienhebammenprojekt im Kinder- und Familienhilfe-Zentrum Barmbek Süd in Hamburg. In: Deutsche Hebammen Zeitschrift (abgerufen unter www.staschek.com am 25.03.04).
Kontaktadresse:	Kinder- und Familienhilfezentrum Barmbek-Süd Wohldorferstr. 30, 22081 Hamburg Tel. 040-29820606 Ansprechpartnerin: H. Szepansky www.kifaz.de

Schwerpunkt Sport und Bewegung

Das Thema Bewegung steht an erster Stelle im Spektrum der Gesundheitsangebote, wenn man das Handlungsfeld Sport zum Bereich Gesundheitsförderung hinzuzieht. Die meisten dieser Projekte richten sich auch hier an Kinder und Jugendliche und gehen häufig mit Programmen zur Gewaltprävention einher. Sport wird auch häufig als Kontaktmöglichkeit zu schwer erreichbaren Jugendlichen genutzt.

Investive Projekte haben zum einen zu einer verbesserten Infrastruktur, vor allem zu mehr offenen Angeboten geführt. Zum anderen engagieren sich auch viele Sportvereine mit Trendsportangeboten und Trainingsmöglichkeiten für Nicht-Mitglieder und erreichen so viele neue Bewohnerinnen und Bewohner. Das Engagement einiger Landessportbünde ist dabei besonders bemerkenswert, die ergänzend zum Programm Soziale Stadt eigene Initiativen auf den Weg gebracht haben. Vergleichsweise viele der dokumentierten Projekte gibt es in Nordrhein-Westfalen. Dies ist sicher ein Ergebnis der vom Landessportbund getragenen Programme (1997 - 2001 "Jugend mit Zukunft ins nächste Jahrtausend – Bewegung, Spiel und Sport mit Mädchen und Jungen in Stadtteilen mit besonderem Entwicklungsbedarf" und 2002 - 2006 "Werkstatt Sport").

Projektsteckbrief "Nachtaktiv" in Flingern-Oberbilk/ Düsseldorf

Träger:	Fußballverein DJK Sportclub Flingern 08
Gebiets-charakteristik	Flingern-Oberbilk ist ein baulich verdichtetes Gründerzeitquartier mit 42.000 Einwohnern. 1.300 Jugendliche über 15 Jahre leben hier, ca. 57 % haben einen Migrationshintergrund. Es gibt lediglich zwei Jugendfreizeiteinrichtungen, die den Bedarf allein nicht abdecken können. Es gibt überdurchschnittlich hohe Kriminalitätsraten (Drogenkriminalität und Raubdelikte).
Kurzbeschreibung:	Das Motto von Nachtaktiv ist "Mannschaftssport statt Bandenkrieg". Aggressionsabbau und Fairplay können bei den wöchentlichen Fuß- und Basketballangeboten trainiert werden. Auch Selbstwert- und Wir-Gefühl sollen im sportlichen Wettkampf gestärkt werden. Die Trainingszeiten - 22.00 bis 01.00 Uhr - sind auf die Zielgruppe zugeschnitten.
Besondere Zielgruppen:	Männliche Jugendliche über 15 Jahre, auch mit Migrationshintergrund
Weitere Projektbeteiligte:	SportAktionBus des Stadtsportbundes e.V. Düsseldorf, Jugendamt der Stadt Düsseldorf, Landessportbund, zwei Realschulen aus dem Quartier, Kriminalkommissariat Vorbeugung, örtliche Polizeiwache, Stadtsparkasse Düsseldorf, Bezirksvertretung, Stadtteilbüros
Finanzierung:	2002 Anschubfinanzierung durch "Werkstatt Sport", Soziale Stadt 2003 Fortsetzung mit Hilfe von Spenden und Zuschüssen. Projektförderung bis 2006 über das Jugendamt geplant

Der Stadtteil als Ort von Gesundheitsförderung

Träger:	Fußballverein DJK Sportclub Flingern 08
Angestrebte gesundheitsfördernde Wirkungen:	Gewaltprävention und Aggressionsabbau bei besonders gefährdeten Zielgruppen, soziale Integration, Stärkung Selbstwertgefühl, Identifikation mit der Gruppe und dem Stadtteil, Bewegungsförderung und motorische Schulung
Förderzeitraum:	seit 10/2002
Quellen/ Literaturhinweise:	www.sozialestadt.de
Kontaktadresse:	Stadtteilbüro Oberbilk Kronenstr. 62 40217 Düsseldorf Tel. 0211-8892823 Ansprechpartnerin: Andrea Greve

Schwerpunkt Ernährung

An zweiter Stelle steht das Thema Ernährung. Angesiedelt sind diese Angebote an Kindertagesstätten und Schulen, die damit auf das zunehmende Problem hungriger Kinder in ihren Einrichtungen reagieren. Häufig findet man aber auch Nachbarschaftszentren, die Frühstückstreffs, Mittagstische, Kochkurse oder einfach nur gesellige Abende mit gemeinsamen Essen anbieten. Zielgruppen sind häufig Frauen (v.a. Migrantinnen) und sozial Schwache. Man kann sicher sagen, dass es in nahezu allen Quartieren solche Angebote gibt. Nur sind diese Treffs häufig ohne umfassenden Anspruch bezüglich einer Gesundheitsförderung ausgestattet, sondern firmieren unter dem Handlungsfeld "Zusammenleben im Stadtteil". Der Schritt zu einer Weiterentwicklung in diese Richtung ist sicher nicht sehr groß.

Sonstige Präventionsbereiche

Sucht- und Gewaltprävention sind weitere Themen, die auf Stadtteilebene mit Projekten untersetzt werden.[13] Gute Erfahrungen gibt es auch mit der Anpassung von eher "klassischen" Präventivmaßnahmen wie der Kariesvorsorge oder den U1-U9-Früherkennungsuntersuchungen, an die besonderen Erfordernisse in benachteiligten Stadtteilen.

---

[13] Vgl. zur Suchtprävention die E&C-Expertise zu Drogengebrauch und drogenpräventiven Ansätzen in benachteiligten städtischen Quartieren (Stöver/Kolte 2003).

Finanzierung

Ein grundsätzliches Problem aller geförderten Maßnahmen und Projekte ist es, die Finanzierung über das Modellprojekt hinaus zu sichern. Beispielhaft sei die Bilanz der Initiative "Gesundes Heimfeld" genannt, die gemessen an den Zielen sehr positiv ausfällt und zu den genannten Vorreitern zählt. Doch die Perspektiven für das Weiterbestehen sind unklar. "Die Stärkung der Gesundheitsförderung im Quartier scheint jetzt allerdings an eine Grenze gestoßen zu sein. Stadtteilmanagement und Einrichtungen können auch mit einer guten Zusammenarbeit und Bündelung von Kräften Defizite in der Infrastruktur nicht ausgleichen: Alle Projekte, die neu geschaffen wurden, waren Modellprojekte. Sie sind nicht institutionalisiert, sondern beendet worden (zum Beispiel Begleitetes Wohnen) oder werden in absehbarer Zeit beendet werden (zum Beispiel Offenes Sportangebot, food and more). Sie hinterlassen Lükken, die nicht zu schließen sind" (Kienzler et al. 2002, 17). Eine Krankenkasseninitiative könnte dazu beitragen das zu verhindern.

3.3.2 Mittelbare Gesundheitsförderung
Wohnumfeld und öffentlicher Raum, Verkehr, Umwelt

Projekte dieser Handlungsfelder zielen auf die konkrete infrastrukturelle Verbesserung des Stadtteils, das heißt eine Aufwertung der Grünanlagen, Parks und Freiflächen, der Plätze, Wege- und Straßenführungen sowie eine Reduzierung anderer Umweltbelastungen im Stadtteil. Im Ergebnis sollen gesundheitliche Risiken und Belastungen durch Lärm, Unfälle und Schadstoffe verringert und vor allem Naherholungsmöglichkeiten und die Sicherheit im Quartier verbessert werden.

Neben den städtischen Fachämtern spielen in diesem Bereich verstärkt auch die lokalen Wohnungsunternehmen eine aktive Rolle bei der Projektentwicklung und -umsetzung. Nahezu in jedem der dokumentierten Projekte sind die Ideen der Bewohnerinnen und Bewohner des Gebietes Teil der Planung. Häufig werden sie auch bei der Umsetzung beispielsweise im Rahmen von vorbereitenden Arbeiten oder auch Pflanzaktionen involviert.

Bei der Projektrealisierung haben sich vor allem Beschäftigungs- und Qualifizierungsmaßnahmen bewährt. Oftmals ist es gelungen, arbeitslose Quartiersbewohner in diese Projekte zu vermitteln, was einen zusätzlichen positiven Effekt für das Gebiet schafft.

Wohnumfeldmaßnahmen stehen in Prioritätenlisten wie in der Zahl der Projekte in den meisten Gebieten ganz oben. Vergleichsweise wenige Projekte sind jedoch im Bereich Umwelt und Verkehr dokumentiert, obwohl Müllbeseitigung, Energiesparmaßnahmen, Verkehrsberuhigung und der Ausbau von Fußgänger- und Radwegen auch in der Mehrzahl der Gebiete zu finden sein werden.

Schulen und Bildung im Stadtteil

In den Gebieten der Sozialen Stadt spielt vor allem die Zusammenarbeit mit den Schulen eine zentrale Rolle, um eine Verbesserung von Gesundheitschancen im Stadtteil zu erreichen. Über die Schulen werden wichtige Zielgruppen in der Regel gut erreicht, nämlich Kinder und Jugendliche sowie Eltern, Erzieherinnen und Erzieher. Diese Zusammenarbeit ist auch ein Ergebnis der zunehmenden Öffnung der Schule zum Stadtteil. Vielerorts müssen in den Schulen und Kindergärten erst Basisvoraussetzungen für die Vermittlung von pädagogischen oder schulischen Inhalten geschaffen werden. Um den vielfältigen Problemlagen in den Stadtteilen und den schlechten Startbedingungen im Elternhaus gegenzusteuern, vernetzen sich viele Schulen stärker mit anderen Leistungserbringern im Gebiet, so mit der Jugendhilfe, dem öffentlichen Gesundheitsdienst, Bildungs- und Beschäftigungsträgern, dem Quartiersmanagement usw. Dies gilt für die inhaltliche und methodische Abstimmung wie für die Nutzung von Räumen und die Öffnung des Schulhofes nach Ende des Unterrichts.

Die größten Hindernisse für eine gute Schulbildung sind Lern- und Konzentrationsschwierigkeiten sowie Sprachprobleme. Daher zielen viele Projekte auf die Stärkung von Basisvoraussetzungen wie sozialer und kommunikativer Kompetenzen. Insbesondere die Elternarbeit gewinnt dabei an Bedeutung. Die Gesundheitsförderung ist ein wichtiger Teil dieser Grundlagenarbeit. Beispielsweise sind einige Ernährungsprojekte erfolgreich durchgeführt worden, da in vielen Stadtteilen Schüler und Kindergartenkinder wegen eines fehlenden oder unzureichenden Frühstücks nicht genügend aufnahmebereit sind.

Die Projekte in diesem Handlungsfeld sind also zum einen mittelbar gesundheitsfördernd, weil sie die Bildungschancen benachteiligter Kinder und Jugendlichen (hier vor allem Migranten) zu verbessern suchen. Zum anderen haben viele Einrichtungen auch ein stärkeres Interesse an Gesundheitsföderung allgemein sowie den Themen Bewegung, Ernährung und Gewaltprävention entwickelt.

Auch im Rahmen von LOS zeichnet sich ab, dass Schüler/-innen und Eltern einerseits und Jugendliche ohne Hauptschulabschluss, Schulabgänger und Ausbildungsplatzsuchende andererseits wichtige Zielgruppen sind.

Qualifizierung, Ausbildung, Beschäftigung

Der Übergang von schulischer in eine weiterführende berufliche Ausbildung beziehungsweise ins Erwerbsleben ist ein weiterer wichtiger Ansatzpunkt, der vor allem im E&C-Programm "Freiwilliges soziales Trainingsjahr" eine besondere Förderung erhält. Schulabbrecher und Jugendliche ohne Lehrstelle können mit Hilfe eines Qualifizierungsangebotes, das für jeden einzelnen maßgeschneidert wird, einen erneuten Anschluss an Bildungsinstitutionen oder den Arbeitsmarkt finden. Dabei werden gerade dem individuell angepassten Ansatz gute Noten von der Programmevaluation bescheinigt. Beispiele wie das von BuntStift e.V. getragene Projekt "maßarbeit" in Kassel zeigen, dass hier hilfreiche und erhaltenswerte Strukturen für bildungsschwache Jugendliche entstanden sind.[14] Allerdings läuft das Programm im September 2004 aus. Bislang ist nicht bekannt, in welcher Weise die Projekte fortgeführt werden können. Vermutlich müssen mit den Partnern vor Ort jeweils lokale Einzellösungen verhandelt werden.

Die Beschäftigungsförderung hingegen erweist sich als ein sehr schwieriges Feld der Stadtteilarbeit. Die "Good Practice"-Dokumentationen zum Handlungsfeld Beschäftigung heben insgesamt neun Einzelprojekte als besonders gelungen hervor. Dabei sind allerdings rund die Hälfte Stadtteilkonferenzen zu den Themen Lokale Ökonomie, Beschäftigung, Qualifizierung. In Umfang und Dauer lassen sich mit den Mitteln des Quar-

---

[14] Vgl. Difu 2003a, S. 58ff. oder den Projektsteckbrief unter www.soziale stadt.de.

tiersmanagements kaum größere Beschäftigungseffekte erzeugen. Dennoch sind vor allem im Rahmen von SAM und ABM auf Stadtteilebene einige nennenswerte Projekte entwickelt worden. Diese sind in zwei Bereichen angesiedelt (Böhme et al. 2003, 109):

- Zusammenspiel von personen- und unternehmensorientierter Beschäftigungsförderung:
  In diesen Projekten gelingt es über Jobagenturen, Personen aus dem Stadtteil in lokale Betriebe zu vermitteln. Damit sind positive Effekte für beide Seiten verknüpft. Die meist kleinen Unternehmen, die ihr Personal selten über Stellenanzeigen rekrutieren, erhalten eine passende Arbeitskraft. Die vermittelte Person erhält eine Beschäftigung, die sie über die üblichen Wege bislang nicht finden konnte.

- Qualifizierungs- und Beschäftigungsprojekte zur Aufwertung des Stadtteils:
  Wie bereits im vorangegangenen Abschnitt zu Wohnumfeldaufwertungen beschrieben, sind diese Projekte erfolgreich (was die Umsetzung der Aufwertungsmaßnahmen angeht). Auch die stärkere Identifikation der Beschäftigten mit ihrem Stadtteil ist positiv zu verbuchen.

In einigen Gebieten hat man sich besonders auf den Bereich Beschäftigung und Qualifzierung konzentriert. Beispielhaft sei das "Good Practice" Modell "Arbeit für alle" aus Detmold-Herberhausen genannt. Das Projekt bezieht seinen Erfolg vor allem aus der Vernetzung mehrerer Handlungsfelder (Beschäftigung, Qualifizierung, Ausbildung, Sport und Freizeit) sowie der Kombination vieler kleiner Einzelmaßnahmen.

Projektsteckbrief: "Arbeit für alle" Detmold-Herberhausen

Träger:	Netzwerk Lippe gGmbH
Gebietscharakteristik:	Herberhausen ist ein Wohngebiet der 70er Jahre, das als Wohnsiedlung für britische Soldaten entstand und heute überwiegend von Migranten bewohnt wird (vor allem Aussiedler und Kurden). Insgesamt wohnen ca. 2.700 Menschen im Stadtteil. Die Arbeitslosigkeit wurde 1998 auf 32 % geschätzt, die Sozialhilfequote auf 25 %. Eine überdurchschnittliche Kriminalität zählt ebenfalls zu den vordringlichen Problemen.
Kurzbeschreibung:	"Arbeit für alle" beinhaltet ein dreistufiges Verfahren mit den Elementen Kontakt, Vermittlung und Kooperation. Die Kontaktaufnahme erfolgt über einen eigens gegründeten Sportverein mit Angeboten von Angeln über Fußball und Gymnastik bis Thai-Boxen. Die Vermittlung wird dann von den Betreuern des Jugendtreffs durch Berufsorientierung und Bewerbungstraining vorbereitet. Durch die Kooperation von Bundesagentur für Arbeit Detmold, kommunaler Beschäftigungsgesellschaft Netzwerk Lippe und dem Stadtteilmanagement konnten den Jugendlichen in der dritten Stufe bislang über 450 Beschäftigungs- und Qualifizierungsmaßnahmen angeboten werden, dazu zählte unter anderem der Umbau des Ritterguts Herberhausen. Diese werden über die Programme "Arbeit und Lernen" (A+L), "Jugend mit Perspektive" (JUMP), "Arbeits statt Sozialhilfe" (AsS) gefördert. Obligatorisch für alle Teilnehmenden ist ein achtwöchiges Betriebspraktikum. Die Jugendlichen werden durch einen Sozialpädagogen begleitet.
Besondere Zielgruppen:	Jugendliche ohne abgeschlossene Ausbildung bis 25 Jahre (A+L), arbeitslose Jugendliche mit abgeschlossener Ausbildung (JUMP), arbeitslose Sozialhilfeempfäner (AsS), langzeitarbeitslose Jugendliche (Jugend in Arbeit), arbeitslose junge Frauen (Kaufhaus Allerhand)
Weitere Projektbeteiligte:	Bundesagentur für Arbeit, verschiedene Landesministerien NRW, Kreis Lippe, Stadt Detmold, verschiedene lokale Beschäftigungsträger, Frauen fördern Frauen e.V., Sportverein, Jugendtreff, Stadtteilbüro Hakedahl
Finanzierung:	Netzwerk Lippe: 2,5 bis 3 Mio. Euro pro Jahr durch das Arbeitsministerium Düsseldorf (inklusive ESF-Mittel), zusätzlich Mittel des Kreises; Beschäftigungs- und Qualifizierungsmaßnahmen: Bundesagentur für Arbeit sowie Netzwerk Lippe; A+L-Maßnahmen: Netzwerk Lippe (Anleiter, Sozialpädagoge, Sachkosten), Bundesagentur für Arbeit (Teilnehmerlöhne, Qualifizierungskosten); Sportangebote: Mittel des Sportministeriums, Stadtteilbüro
Angestrebte gesundheitsfördernde Wirkungen:	Mittelbare gesundheitsfördernde Wirkungen über die Vermeidung von Arbeitslosigkeit und Sozialhilfebezug, hohe Vermittlungsquote verglichen mit herkömmlichen ABM (50-55 %), Verbesserung der Beschäftigungsfähigkeit, Vermeidung langjähriger Arbeitslosigkeit, Senken der Sozialhilfe- und Arbeitslosenquote, Aktivierung von Aussiedlern und Ausländern, Aufbau einer sozialen Infrastruktur für den Stadtteil, Imageverbesserung und Besetzung des Angstraumes im Stadtteil
Förderzeitraum:	seit 1997
Quellen/ Literaturhinweise:	Pfeiffer, U. et al. (2003): Good Practice in Neubauquartieren. Arbeitspapiere zum Programm Soziale Stadt, Bd. 9. Berlin: Difu, S. 90-99, www.sozialestadt.de
Kontaktadresse:	Stadtteilbüro Hakedahl Allandsbusch 10, 32785 Detmold Tel. 05231-999231 Ansprechpartner: Jürgen Grimm

Gespannt darf man auf die Ergebnisse des Programms LOS sein, das sich gezielt dem Themenfeld Arbeit, Beschäftigung, Qualifizierung widmet. Erste Hinweise wurden auf dem Ideenworkshop im Januar 2004 gegeben. Projekte der "Berufsvorbereitung/-orientierung/-beratung" sind unter den ersten 600 Projekten zahlenmäßig stark vertreten. Auffallend ist auch, dass eine Vielzahl von Projekten bei der Stärkung der sozialen Kompetenz - als Grundvoraussetzung für eine Arbeitsmarktintegration - ansetzt. Auch Netzwerke im Bereich Arbeit, Beschäftigung, Qualifizierung werden in vielen Gebieten gegründet oder durch das Programm neu belebt. In jedem Fall ist zu erwarten, dass durch die Förderung eine erneute lokale Sensibilisierung für die besonderen Bildungs- und Beschäftigungsbelange der Programmgebiete erfolgt.

Probleme bei der Beschäftigungsförderung im Gebiet

Voraussetzung für erfolgreiche Qualifizierungs- und Beschäftigungsprojekte ist die Kooperation zwischen den lokalen Beschäftigungsnetzwerken oder – wo diese nicht existieren – dem Quartiersmanagement und der Agentur für Arbeit. Diese Zusammenarbeit gestaltet sich jedoch in vielen Gebieten äußerst schwierig, da sich die He- rangehensweisen grundsätzlich unterscheiden. Die Agentur für Arbeit betreibt eine Einzelfallförderung. Die Arbeitsmarktpolitik konzentriert sich dabei auf den Arbeitsmarkt und die arbeitsmarktnahen Gruppen. Eine Unterstützung sozialraumbezogener Projekte, die meist auf die Herstellung der Beschäftigungsfähigkeit im Gebiet abstellen, ist dabei nicht vorgesehen. Die gemeinsame Projektarbeit gelingt nur da, wo einzelne Mitarbeiter den Wechsel vom "Fall zum Feld" im Rahmen ihrer Möglichkeiten mit vollziehen. Nur in diesen Stadtteilen ist den Krankenkassen eine Förderung von Beschäftigungsprojekten zu empfehlen.

Das Beispiel der schwierigen Kooperation verweist auf das grundlegendere Problem, dass die lokale Beschäftigungsförderung eher eine Randerscheinung unter den Arbeitsmarktinstrumenten ist. Auch in der Zwischenevaluation des Europäischen Strukturfonds zur lokalen Beschäftigungsförderung wird das betont. Programme wie die Soziale Stadt, das FSTJ oder LOS, die die lokale Entwicklung mit Beschäftigungsförderung verbinden wollen, belegen einen Nischenplatz verglichen mit anderen Interventionsformen der Beschäftigungsförderung. Als Modellversuche haben sie zudem alle nur experimentellen Charakter. Eine Regelförderung und ein "Main-stream" dieses Ansatzes ist nicht in Sicht (Walter 2003).

3.4 Fazit

Das Thema Gesundheit spielt in den bisher laufenden Aktivitäten und Zielsetzungen der Programmgemeinden Soziale Stadt eine eher untergeordnete Rolle. Allerdings gibt es eine wachsende Sensibilisierung für das Thema und eine Annäherung zwischen den Akteurinnen und Akteuren der Stadtentwicklung, Jugendhilfe und Gesundheit. Erfahrungen mit der Bürgerbeteiligung bei der Mittelvergabe zeigen außerdem, dass gesundheitsfördernde Projekte Zustimmung bei den Bürgerjurys finden.

Neben der direkten Gesundheitsförderung kann unterstellt werden, dass eine Reihe anderer Handlungsfelder mittelbar die gesundheitliche Ungleichheit vermindert. Handlungsfelder wie beispielsweise die Aufwertung des Wohnumfelds sind in den untersuchten Förderprogrammen zum Teil sehr stark mit Projekten untersetzt. Hier liegt folglich viel Potenzial für ein koordiniertes Vorgehen von Gesundheitsförderung und sozialer Stadtentwicklung.

3.4.1 Projekte zur Gesundheitsförderung in sozial benachteiligten Stadtteilen

Direkte Gesundheitsförderung in benachteiligten Stadtteilen

Unter den analysierten Projekten direkter Gesundheitsförderung wurden drei zentrale Projektformen hervorgehoben: Gesundheitsnetzwerke, Gesundheitshäuser beziehungsweise Nachbarschaftstreffs und niedrigschwellige Präventionsprojekte für besondere Zielgruppen.

Vor dem Hintergrund den Stadtteil als setting weiterzuentwickeln, ist die Netzwerkgründung positiv zu beurteilen. Ein solches Gremium kann das Forum bilden, das Ziele formuliert, einen umfassenden Entwicklungsansatz verfolgt und alle wichtigen Gruppen im Stadtteil einbezieht. Die vorliegenden Netzwerk-Dokumentationen lassen leider nicht im Detail erkennen, wie weit derartige Entwicklungsprozesse bereits vorangetrieben wurden. Ähnliches gilt für die Gesundheitshäuser. Diese Einrichtungen und Projektverbünde können Ausgangspunkte dafür werden, eine setting-Entwicklung im Stadtteil zu etablieren.

Die durchgeführten Einzelprojekte hingegen sind zwar Teil des integrierten Handlungskonzeptes im Quartier, aber Teil einer stadtteilweiten Gesundheitsförderung sind sie zumeist nicht. Allerdings können viele dieser Projekte gute Teilnahmequoten von bislang schlecht erreichten Zielgruppen vorweisen. Dies gilt besonders für Migrantinnen und sozial benachteiligte Frauen, Kinder und Jugendliche sowie Einrichtungen und Initiativen, die mit diesen Gruppen zusammenarbeiten. Im Zusammenhang mit den Programmen E&C und LOS sind Kontakte zu Bildungs- und Beschäftigungsträgern sowie zu bildungsschwachen oder erwerbslosen Menschen entstanden.

Insgesamt sind alle Aktivitäten im Bereich direkter Gesundheitsförderung im Rahmen von Modellprojekten entstanden und somit zumeist nicht langfristig finanziert. So besteht die Gefahr, dass gute und vergleichsweise weitentwickelte Arbeitszusammenhänge wieder auseinanderbrechen, sobald die Förderung endet.

Ein verstärktes Engagement der Krankenkasse im setting Stadtteil könnte dazu beitragen, diese Strukturen zu stabilisieren und im Sinne einer vertiefenden setting-Arbeit zu unterstützen. Dabei wäre vor allem darauf zu achten, dass vor Ort integrierte Ansätze verfolgt werden, die verschiedene Bereiche der Stadtteilentwicklung und Gesundheitsförderung in einem gemeinsamen Prozess zusammenführen.

Mittelbare Gesundheitsförderung in benachteiligten Stadtteilen

Zum ersten Projektbereich der mittelbaren Gesundheitsförderung gehören bauliche Veränderungen der Lebensumwelt, also beispielsweise Wohnumfeldaufwertungen, Verkehrsberuhigungen und Umweltverbesserungen. Hier ist die Mehrzahl der Projekte in den Fördergebieten der Sozialen Stadt angesiedelt. Aus Sicht der Gesundheitsförderung sind Maßnahmen dieses Handlungsfeldes insgesamt sehr positiv zu bewerten, da gesundheitliche Belastungen durch das Wohnumfeld reduziert werden. Davon profitieren alle Bewohner gleichermaßen und da die Interventionen in diesem Fall auf benachteiligte Stadtteile beschränkt sind, gewinnen vor allem Zielgruppen, die bislang von Präventionsmaßnahmen schlecht erreicht wurden.[15]

Im zweiten Projektbereich wurden Maßnahmen berücksichtigt, die an den Ursachen sozialer und gesundheitlicher Ungleichheit ansetzen, nämlich unzureichende Ausbildung, niedriger beruflicher Status oder Arbeitslosigkeit. Neben den entsprechenden Maßnahmen der Sozialen Stadt sind in diesen Handlungsfeldern die Projekte verschiedener "E&C"-Programme angesiedelt. Die Effekte zur Verminderung der gesundheitlichen Ungleichheit durch diese Projekte sind nach unserem Kenntnisstand bislang nicht evaluiert worden. Einige wichtige Ergebnisse lassen sich formulieren:

- Kindergärten und Schulen sind wichtige Kooperationspartner für die Entwicklung benachteiligter Stadtteile.

- Wichtige Zielgruppen, wie Kinder und Jugendliche aus sozial benachteiligten Familien deutscher und nicht-deutscher Herkunft, wurden in der Regel über Schul- und Kitaprojekte gut erreicht.

- Elternarbeit, die Vernetzung von Schulen mit Jugendhilfeeinrichtungen und die Öffnung von Räumen und Schulhöfen nach Ende des Unterrichts haben sich als Strategien in den Soziale-Stadt-Gebieten bewährt.

- Kindergärten und Schulen in benachteiligten Stadtteilen initiieren zunehmend gesundheitsfördernde Maßnahmen, um Aufnahme- und Konzentrationsfähigkeit der Kinder und Jugendlichen zu stärken.

- Für die Zielgruppe Schulabbrecher und Jugendliche ohne Ausbildungsplatz haben sich Programme wie das "Freiwillige Soziale Trainingsjahr" bewährt, die individuell abgestimmte Förderpläne mit den Jugendlichen vereinbaren.

- Bei der Beschäftigungsförderung konnten kleine Erfolge einerseits bei der Vermittlung von arbeitslosen Stadtteilbewohnerinnen und -bewohnern an lokale Betriebe und andererseits durch Projekte zur

---

[15] Vgl. auch Geyer 2003 und Mielck 2000, 378. Beide Autoren würdigen in ihren Untersuchungen Präventionsansätze, die die Lebensumwelt verändern, als besonders wirksam.

Aufwertung des Stadtteils erzielt werden. Dennoch ist dieses Feld in der Sozialen Stadt bislang eines der schwierigsten. Ergebnisse des Programms LOS bleiben abzuwarten, da hier die Förderung auf den Bereich Arbeit konzentriert wird.

Insgesamt zeigen die Investitionen in die Handlungsfelder mittelbarer Gesundheitsförderung auch, dass eine stärkere Mitwirkung der Krankenkassen in den Gebieten der Sozialen Stadt wünschenswert ist. Auf diese Weise könnten die gesundheitsfördernden Potenziale, die in baulichen und infrastrukturellen Aufwertungen liegen und die sich in Bildungs-, Qualifizierungs- und Beschäftigungsprojekten zeigen, noch besser genutzt werden.

3.4.2 Gesundheitsfördernde settings in benachteiligten Stadtteilen: vier Gebietstypen

Den Stadtteil zu einem gesundheitsfördernden setting zu entwickeln, erfordert einen sehr umfassenden Ansatz. Kernelemente, wie sie sich aus der betrieblichen Gesundheitsförderung ableiten, sind die Einbeziehung aller wichtigen Gruppen im Stadtteil, eine gemeinsame Zielfindung und eine prozessbegleitende Steuerung durch ein repräsentativ besetztes Gremium.

Diesem Anspruch nach werden die untersuchten Förderprogramme in der Konzeption auch gerecht. In allen Programmgebieten wurden integrierte Handlungskonzepte zur Zielformulierung und Prozessbegleitung erarbeitet. Diese Konzepte berücksichtigen ein breites Spektrum an Entwicklungsbereichen, um umfassend den Negativtrends im Stadtteil zu begegnen und die Folgen sozialer Ungleichheit aufzufangen. Gesundheitsförderung gehört zum Zielkanon der Sozialen Stadt und wird auch innerhalb der E&C-Programme thematisiert.
In dieser Hinsicht bestehen prinzipiell gute Voraussetzungen, einen Prozess zur Entwicklung eines gesundheitsförderlichen settings in Gang zu setzen. In vielen Gebieten sind in den vergangenen Förderjahren entsprechend Strukturen entstanden, in denen verschiedene Bewohnergruppen in die Entwicklungsprozesse eingreifen und zum Teil auch über den Einsatz von Fördermitteln entscheiden können. In allen Gebieten sind zudem Zielgruppen erreicht und in Projekte involviert worden, die sonst eher schwer zu beteiligen sind.

Offen ist, ob und inwieweit in den Gebieten eine kleinräumige, regelmäßige Gesundheitsberichterstattung im Kontext zur Fortschreibung der Handlungskonzepte stattfindet. Verglichen mit der Verfügbarkeit anderer gebietsbezogener Statistiken ist anzunehmen, dass Gesundheitsdaten auf dieser Ebene bisher wahrscheinlich selten zusammengefasst wurden. Am ehesten werden solche Daten sicher von Erstklässern im Rahmen der Einschulungsuntersuchungen im Quartier bekannt sein. Informationen über den Gesundheitszustand im Gebiet zu erheben, wäre folglich ein wichtiger Ausgangspunkt für eine gesundheitliche Weiterentwicklung des Stadtteils. Dies sollte allerdings im Rahmen bestehender Berichts- und Monitoringsysteme geschehen. Sinnvoll wäre auch eine zusätzliche Förderung solcher integrierten Erhebungen, da die laufende Berichterstattung und Datenerhebung schon jetzt viel Arbeitszeit in den Quartiersmanagements bindet.

Beurteilt man zusammenfassend die Entwicklungsstadien gesundheitsförderlicher settings in den Soziale-Stadt-Gebieten, so lassen sich vier unterschiedliche Gebietstypen bilden:

- Typ 1 Vorreiter – das heißt Stadtteile, in denen ein Netzwerk zwischen Vertretern der Bereiche Gesundheit, Stadtteilentwicklung und/oder Jugend entstanden ist und zudem explizite setting-Projekte auf den Weg gebracht worden sind.

- Typ 2 Gebiete auf dem Weg – das heißt Stadtteile, in denen Gesundheitshäuser oder Projektverbünde entstanden sind, die explizit am setting-Ansatz anknüpfen; stadtteilweite Koordinationsgremien existieren jedoch meist nicht.

- Typ 3 Gebiete mit Einzelmaßnahmen – das heißt Stadtteile, in denen Gesundheitsförderung nahräumlich und niedrigschwellig betrieben wird; die Projekte sind nicht in einen größeren konzeptionellen Rahmen im Sinne einer setting-Entwicklung eingebunden.

- Typ 4 Weiße Flecken – das heißt Stadtteile, in denen noch keine direkte Gesundheitsförderung betrieben wird und sie somit quasi weiße Flecken auf der Landkarte der Gesundheitsförderung darstellen. Jedoch sind auch hier mittelbare Effekte durch Maßnahmen im Wohnumfeld, bei der sozialen Integration, in Kooperation mit Schulen und mit Qualifizierungs- wie Beschäftigungsprojekten entstanden. Das Konzept der Gesundheitsförderung wird dabei nicht erwähnt.

Leider lassen die vorhandenen Projektdokumentationen keine Aussage über die Größe der jeweiligen Gruppen zu. Nach unseren Schätzungen umfasst die Gruppe der Vorreiter vermutlich nicht mehr als 20 Stadtteile. Erheblich größer ist die Gruppe der Stadtteile "auf dem Weg", denn das setting-Konzept ist auch in Gesundheitsprojekten der Sozialen Stadt inzwischen verbreitet und bekannt. Schätzungsweise wird diese Gruppe aber auch deutlich kleiner als 60 Gebiete sein. Die Zusammenführung von Strategien der Stadtteilentwicklung und der Gesundheitsförderung steht in den meisten Gebieten noch am Anfang. Ein Maßnahmenkatalog, der auf eine verstärkte Gesundheitsförderung auf Stadtteilebene abzielt, muss diese unterschiedlichen Entwicklungsniveaus berücksichtigen.

4 Empfehlungen

Der Stadtteil ist eine wichtige Ebene, Gesundheitsförderung für sozial benachteiligte Gruppen zu verstärken. Durch die räumliche Konzentration von Armutslagen erreicht ein gebietsbezogener Ansatz Arme, Bildungsschwache und Arbeitslose dort, wo sie leben. Verschiedene Einzelsettings wie Schulen und Kitas können in ihren gesundheitsfördernden Bemühungen durch eine Abstimmung im Stadtteil zusätzlich unterstützt werden. Die Ergebnisse der Untersuchung zeigen, dass ein Engagement der Krankenkassen in den Gebieten der Sozialen Stadt sinnvoll und wichtig wäre. Viele der im Förderzeitraum entstandenen Strukturen ließen sich gut für einen gesundheitsfördernden setting-Ansatz nutzen. Dafür muss jedoch die Idee der sozialräumlichen Gesundheitsförderung eine stärkere Verbreitung finden und die Bereiche Gesundheitsförderung und Stadtentwicklung müssen noch besser integriert werden. Das heißt beispielsweise:

- wichtige Träger gesundheitlicher Belange stärker in die Arbeitsstrukturen und Netzwerke im Gebiet einzubeziehen,
- die durchgeführten Projekte gezielter auf mögliche - direkte oder mittelbare - Gesundheitseffekte auszuwerten,
- bei der Datenerhebung für die Handlungskonzepte sowie beim Monitoring und bei Evaluationen Gesundheitsinformationen zusätzlich aufzunehmen.

Wichtige Elemente für eine weitere Qualifizierung der Strukturen in den Soziale-Stadt-Gebieten sind zum einen mehr Informationen über das Konzept der Gesundheitsförderung bereitzustellen und zum anderen eine setting-Entwicklung auch finanziell zu unterstützen. Dafür lassen sich aus den bisherigen Programmerfahrungen folgende Empfehlungen ableiten:

Quartiersmanager/-innen für das Thema Gesundheitsförderung gewinnen

Der setting-Ansatz und das Konzept der Gesundheitsförderung sind in den Soziale-Stadt-Gebieten noch nicht ausreichend bekannt, obwohl im

Rahmen der sozialräumlichen Förderprogramme bereits nach ganz ähnlichen Zielen und Methoden gearbeitet wird. Die Quartiersmanagements in ihrer Koordinations- und Multiplikatorenfunktion für die Stadtteile sind gute Anlaufstellen, um für den Ansatz zu werben. Die Netzwerkkoordination gehört in der Regel zum Aufgabenbereich der Quartiersmanagements. Die Quartiersbüros haben meist auch den besten Überblick über Angebotslandschaft und Zielgruppenarbeit im Quartier. Daher empfiehlt sich eine gezielte Ansprache der Quartiersmanagements zum Thema setting-Ansatz auf Stadtteilebene.

Konkret heißt das:

1. Inhaltliche und methodische Parallelen zwischen den sozialräumlichen Entwick-lungsansätzen in den Soziale-Stadt-Gebieten und dem Konzept der Gesundheitsförderung aufzeigen

Dabei ist es sicherlich von Nöten, die Offenheit des WHO-Ansatzes gegenüber Feldern zu betonen, die nur mittelbar die Gesundheit der Bewohnerinnen und Bewohner beeinflussen. Gerade die Krankenkassen werden noch stark mit der Förderung von verhaltenspräventiven Gesundheitskursen verknüpft. Diese verengte Sicht des Engagements der Krankenkassen auf Stadtteilebene gilt es im weiteren Prozess zu überwinden.

2. Vorhandene Strukturen nutzen, um die Quartiersmanagements bundesweit zu erreichen

In Kooperation mit dem Deutschen Institut für Urbanistik als Regiestelle für das Programm Soziale Stadt könnte beispielsweise der Email-Newsletter als ein Informationsmedium genutzt werden. Darüber hinaus ist eine direkte Ansprache der Quartiersmanagements wichtig, zum Beispiel bei Fachtagungen innerhalb der Programme und bei überregionalen Treffen (häufig von den federführenden Landesministerien koordiniert). Natürlich sollten auch die BKK-Strukturen genutzt werden, um lokal Informationen über die Fördermöglichkeiten durch die Krankenkassen zur Verfügung zu stellen.

3. E&C-Fachforum "Gesundheit" besser nutzen

Auf dem dritten Fachforum "Gesundheit" im Januar 2004 musste die Arbeitsgruppe zum Thema "Mitwirkung der Krankenkassen" noch ausfallen.

Eine solche Veranstaltung könnte durch die Krankenkassen in Zusammenarbeit mit der Regiestelle des E&C-Programms organisiert werden, um über die Ansätze, Ziele und mögliche Förderkonditionen zu informieren. Folgende Fragen wären dafür im Vorfeld zu klären:

- In welcher Höhe stehen Mittel für die einzelnen Gebiete zur Verfügung?
- Wie sind Bewerbungs- und Vergabeverfahren organisiert?
- Welche Projekte sind förderfähig?

Zusammenstellen von Beispielprojekten und bewährten Methoden

Das Interesse an einer stärkeren Gesundheitsförderung im Quartier wächst. Weniger bekannt sind wirksame Methoden und gute Projekte aus diesem Bereich. Ein Methodenkoffer und eine Sammlung von nachahmenswerten Projektbeispielen könnte diesem Informationsdefizit begegnen. Krankenkassen sollten ihre Erfahrungen mit betrieblicher Gesundheitsförderung, Pilotprojekten in anderen settings und mit sozial benachteiligten Zielgruppen auf diese Weise für die Stadtteilarbeit verfügbar machen.

Wichtig scheint in diesem Zusammenhang, nicht unbedingt neue Projekte und Strukturen entstehen zu lassen, sondern auf die Möglichkeiten der Implementierung des Themas Gesundheit konkret hinzuweisen.

Fonds zur Verminderung gesundheitlicher Ungleichheit in benachteiligten Stadtteilen

Viele erfolgreiche Projekte und bewährte Initiativen können nach Ende der Modellförderung nicht fortgesetzt werden. Einen Beitrag zur Weiterführung von vielversprechenden Strukturen und Projekten könnte die Bereitstellung von Mitteln der Krankenkassen (zur Prävention) leisten. Eine geeignete Form der Mittelvergabe wäre die eines Fonds, für den seitens der Geldgeber Vergabekriterien festgelegt werden. Das Angebot könnte darin bestehen, entsprechend des setting-Ansatzes folgende Maßnahmen zu fördern:

- den Aufbau beziehungsweise die Belebung von Netzwerken, die sich um eine integrierte Weiterentwicklung des Stadtteils bemühen,
- Projekte, bei denen direkt oder mittelbar ein gesundheitsfördernder Effekt deutlich wird und die in einen größeren Entwicklungszusammenhang eingebettet sind,
- Analysen, die eine kleinräumige Beschreibung der sozialen, baulichen und gesundheitlichen Lage ermöglichen,
- Evaluationen oder die wissenschaftliche Begleitung der setting-Entwicklung oder wichtiger Einzelmaßnahmen.

Nachdem die Quartiersmanagements sowohl Informationen zum setting-Ansatz auf Stadtteilebene als auch das Angebot über eine entsprechende Förderung erhalten haben, könnten sie in ihren Quartieren für eine Mittelbeantragung werben und die Antragstellung koordinieren. Der Ideen- und Methodenkoffer zeigt seitens der Krankenkassen dabei nur das Spektrum des Möglichen auf. Den Akteuren auf Quartiersebene verbleibt genug Raum, lokal den jeweils geeigneten Weg für eine setting-Entwicklung zu suchen. So wäre sichergestellt, dass in den Anträgen das Machbare vor Ort berücksichtigt wird und übertragbare Methoden und Projektideen an die lokalen Gegebenheiten angepasst werden können.

Literaturverzeichnis

Altgeld, T., Landesvereinigung für Gesundheit Niedersachsen e.V. (2004): Gesundheitsfördernde Settingansätze in benachteiligten städtischen Quartieren. Expertise im Auftrag der Regiestelle E&C der Stiftung SPI. Berlin.

ARGEBAU, Ausschuss für Bauwesen und Städtebau und Ausschuss für Wohnungswesen (2000): Leitfaden zur Ausgestaltung der Gemeinschaftsinitiative "Soziale Stadt". Programmgrundlagen. Deutsches Institut für Urbanistik abgedruckt in: Difu 2000.

Austermann, K. und Zimmer-Hegmann, R. (2000): Analyse der Umsetzung des integrierten Handlungsprogramms für Stadtteile mit besonderem Erneuerungsbedarf. Evaluationsbericht zum nordrhein-westfälischen Landesprogramm. Dortmund.

Becker, H., Franke, T., Löhr, R.-P und Rösner, V. (2002): Drei Jahre Programm Soziale Stadt - eine ermutigende Zwischenbilanz. In: Difu 2002, S. 12-51.

Becker, H. (2003): "Besonderer Entwicklungsbedarf" - die Programmgebiete der Sozialen Stadt. In: Difu 2003, S. 56-73.

Böhme, C., Becker, H., Meyer, U., Schuleri-Hartje, U-K und Strauss, V.-C. (2003): Handlungsfelder integrierter Stadtteilentwicklung. In: Difu 2003, S. 98-147.

Bundesamt für Bauwesen und Raumordnung (Hrsg.)(2003): Soziale Benachteiligung und Stadtentwicklung. Informationen zur Raumentwicklung. Bonn 3/4,2003.

Bundesministerium für Verkehr, Bau- und Wohnungswesen (2002): Verwaltungsvereinbarung über die Gewährung von Finanzhilfen des Bundes an die Länder (VV-Städtebauförderung 2002): Strategien für die Soziale Stadt. Erfahrungen und Perspektiven - Umsetzung des Bund-Länder-Programms "Stadtteile mit besonderem Entwicklungsbedarf - die soziale Stadt". In: Difu 2002, S. 310-327.

Difu, Deutsches Institut für Urbanistik (2000a): Soziale Stadt info - Newsletter zum Bund-Länder-Programm Soziale Stadt 1.

Difu, Deutsches Institut für Urbanistik (2000b): "Schwerpunktthema: Quartiersmanagement." Soziale Stadt info - Newsletter zum Bund-Länder-Programm Soziale Stadt 2.

Difu, Deutsches Institut für Urbanistik (2000c): Soziale Stadt info - Newsletter zum Bund-Länder-Programm Soziale Stadt 3.

Difu, Deutsches Institut für Urbanistik (2001a): "Schwerpunktthema: Projektdatenbank online." Soziale Stadt info - Newsletter zum Bund-Länder-Programm Soziale Stadt 4.

Difu, Deutsches Institut für Urbanistik (2001b): "Schwerpunktthema: Lokale Ökonomie." Soziale Stadt info - Newsletter zum Bund-Länder-Programm Soziale Stadt 5.

Difu, Deutsches Institut für Urbanistik (2001c): "Schwerpunktthema: Integriertes Handlungskonzept." Soziale Stadt info - Newsletter zum Bund-Länder-Programm Soziale Stadt 6.

Difu, Deutsches Institut für Urbanistik, (Hrsg.) (2002): Die Soziale Stadt. Eine erste Bilanz des Bund-Länder-Programms "Stadtteile mit besonderem Entwicklungsbedarf - die soziale Stadt". Berlin, Difu im Auftrag des Bundesministeriums für Verkehr, Bau- und Wohnungswesen.

Difu, Deutsches Institut für Urbanistik (2002a): "Schwerpunktthema: Aktivierung und Beteiligung." Soziale Stadt info - Newsletter zum Bund-Länder-Programm Soziale Stadt 7.

Difu, Deutsches Institut für Urbanistik (2002b): "Schwerpunktthema: Zusammenleben im Stadtteil." Soziale Stadt info - Newsletter zum Bund-Länder-Programm Soziale Stadt 8.

Difu, Deutsches Institut für Urbanistik (2002c): "Schwerpunktthema: Ressourcenbündelung im Programm Soziale Stadt." Soziale Stadt info - Newsletter zum Bund-Länder-Programm Soziale Stadt 9.

Difu, Deutsches Institut für Urbanistik (2002d): "Schwerpunktthema: Kultur im Stadtteil." Soziale Stadt info - Newsletter zum Bund-Länder-Programm Soziale Stadt 10.

Difu, Deutsches Institut für Urbanistik (Hrsg.) (2003): Strategien für die Soziale Stadt. Erfahrungen und Perspektiven - Umsetzung des Bund-Länder-Programms "Stadtteile mit besonderem Entwicklungsbedarf - die soziale Stadt". Berlin, Difu im Auftrag des Bundesministeriums für Verkehr, Bau- und Wohnungswesen.

Difu, Deutsches Institut für Urbanistik (2003a): "Good Practice in Altbau- und Gemischten Quartieren. Eine Analyse im Rahmen des Bund-Länder-Programms "Stadtteile mit besonderem Entwicklungsbedarf - die Soziale Stadt". Arbeitspapiere zum Programm Soziale Stadt 10.

Difu, Deutsches Institut für Urbanistik (2003b): "Schwerpunktthema: Gesundheitsförderung." Soziale Stadt info - Newsletter zum Bund-Länder-Programm Soziale Stadt 11.

Difu, Deutsches Institut für Urbanistik (2003c): "Schwerpunktthema: Schule und Bildung im Stadtteil." Soziale Stadt info - Newsletter zum Bund-Länder-Programm Soziale Stadt 12.

Difu, Deutsches Institut für Urbanistik (2003d): "Schwerpunktthema: Imageverbesserung und Öffentlichkeitsarbeit." Soziale Stadt info - Newsletter zum Bund-Länder-Programm Soziale Stadt 13.

Farwick, A. (2003): Segregierte Armut und soziale Benachteiligung. Zum Einfluss von Wohnquartieren auf die Dauer von Armutslagen. In: Bundesamt für Bauwesen und Raumordnung 2003, S. 175-186.

Franke, T. (2003): Quartiersmanagement – Schlüsselinstrument integrierter Stadtteilentwicklung. In: Difu 2003, S. 170-191.

Franke, T. (2003a): Aktivierung und Beteiligung. In: Difu 2003, S. 192-207.

Friedrichs, J., Blasius, J. (2000): Leben in benachteiligten Wohngebieten. Opladen.

Geene, R. (2003): Acht Jahre Kongresse "Armut und Gesundheit". In: Difu 2003b, S. 16-17.

Geyer, S.(2003): Reduzierung gesundheitlicher Ungleichheiten. Möglichkeiten und Grenzen von Prävention und Gesundheitsförderung. In: Prävention 2.2003, S. 35-39.

Harring, I., Hülsmann, R. (o.J.): Betreuung von Mutter und Kind durch Familienhebammen. (abgerufen unter www.liga-kind.de am 25.03.04)

Häußermann, H. (2003): Armut in der Großstadt. Die Stadtstruktur verstärkt soziale Ungleichheit. In: Bundesamt für Bauwesen und Raumordnung 2003, S. 147-159.

Hemme, A. (2002): Vorwort. E&C-Fachforum "Gesundheit von Kindern und Jugendlichen in sozialen Brennpunkten." Dokumentation der Veranstaltung vom 4. und 5. Juni 2002. (Stiftung SPI) Berlin, S. 5-6.

Hemme, A. (2003): Bedeutung der Gesundheit für die soziale Stadtentwicklung – Erfahrungen aus dem Programm Entwicklung und Chancen junger Menschen in sozialen Brennpunkten. In: Löhr, R.-P. et al. 2003, S. 12-14.

Krautzberger, M. und Richter, B. (2002): "Die soziale Stadt" – Neuorientierung in der Stadtentwicklungspolitik und in der Sozialarbeit. In: Theorie und Praxis der Soziale Arbeit 1.2002, S. 36-41.

Kienzler, S., Cohen, C. und Schulze, T.(2002): Gesundheit! Wie sich Stadtteilentwicklung und Gesundheitsförderung in Heimfeld-Nord die Hände reichen. Stadtteilbüro Heimfeld-Nord e.V., Hamburg.

Kilian, H. et al. (2003): Abschlussbericht Projektphase 1: "Erhebung von Projekten und Maßnahmen zur Gesundheitsförderung bei sozial Benachteiligten in der Bundesrepublik Deutschland". In: BZgA (Hrsg.): Gesundheitsförderung für sozial Benachteiligte. Köln 2003, S. 65-118.

Lang, S., Mack, W., Reutlinger, C. und Wächter, F. (2001): Wissenschaftliche Begleitung von "E&C". Sozialräumliche Vernetzung in städtischen Armutsquartieren – erste Erfahrungen und Herausforderungen. In: DJI Bulletin, 56/57 2001, S. 14-19.

Löhr, R.-P., Geene, R., Halkow, A. (Hrsg.)(2003): Die soziale Stadt – Gesundheitsförderung im Stadtteil. Armut und Gesundheit. Themenheft 1, Berlin.

Marsen-Storz, G. (2003): Erfahrungen aus der sozialräumlichen Kooperation von Jugendhilfe und Gesundheit. In: Löhr, R.-P. et al. 2003, S. 10-12.

Mielck, A.(2000): Soziale Ungleichheit und Gesundheit. Empirische Ergebnisse, Erklärungsansätze, Interventionsmöglichkeiten. Bern.

Mielck, A.(2003): Chancenungleichheit für benachteiligte Kinder und Jugendliche. Daten - Fakten - Konsequenzen. Vortrag gehalten auf dem E&C-Fachforum "Vernetzung - Macht - Gesundheit. Kooperation zwischen Jugendhilfe und Gesundheitswesen in sozialen Brennpunkten", Berlin.

Pfeiffer, U., Krings-Heckemeier, M.-T., Faller, B. und Hof, G.(2003): "Good Practice in Neubauquartieren. Eine Analyse im Rahmen des Bund-Länder-Programms "Stadtteile mit besonderem Entwicklungsbedarf - die Soziale Stadt". (empirica) Arbeitspapiere zum Programm Soziale Stadt 9. Berlin.

Rosenbrock, R. (1998): Gesundheitspolitik. Einführung und Überblick. Veröffentlichungsreihe der Arbeitsgruppe Public Health. Wissenschaftszentrum für Sozialforschung, Berlin.

Rosenbrock, R., Gerlinger, T. (2004): Gesundheitspolitik. Eine systematische Einführung. Bern.

Staschek, B. (2003): 20 Jahre Familienhebamme. In: Deutsche Hebammmen Zeitschrift 3.2003, S. 48-52.

Staschek, B. (1999): Familienhebammenprojekt im Kinder- und Familienhilfe-Zentrum Barmbek Süd in Hamburg. In: Deutsche Hebammen Zeitschrift. (abgerufen unter www.staschek.com am 25.03.04)

Stender, K.-P. (2003): Gesunde Städte: Eine Chance für die Integration von Umwelt- Sozial- und Gesundheitspolitik in der Stadtentwicklung. In: Löhr, R.-P. et al. 2003, S. 14-18.

Stiftung SPI, Regiestelle E&C, (Hrsg.) (2002): E&C-Fachforum. Gesundheit von Kindern und Jugendlichen in sozialen Brennpunkten. Dokumentation der Veranstaltung vom 4. und 5. Juni 2002. Berlin.

Walter, G. (2003): Bedeutung von Beschäftigungs- und Qualifizierungsmaßnahmen für die Armutsbekämpfung. Vortrag gehalten auf dem 9. Kongress "Armut und Gesundheit" in Berlin.

WHO (1986): Ottawa Charter for Health Promotion. First International Conference on Health Promotion. Abgerufen am 28.08.03 unter: www.who.int/hpr/archive/docs/ottawa.html

Internetadressen

www.dji.de/wissenschaftliche-begleitung-eundc/

www.eundc.de

www.high-deck-quartier.de

www.kifaz.de

www.los-online.de

www.stadtentwicklung.berlin.de

www.sozialestadt.de

www.quartiersmanagment-berlin.de

V Partizipative Qualitätssicherung und Evaluation für Präventionsangebote in Settings

Dr. Michael T. Wright, LICSW, MS

Der partizipative Ansatz: ein Überblick

Was bedeutet ein „partizipativer Ansatz" im Zusammenhang mit Qualitätssicherung und Evaluation?

Qualitätssicherung, ein Begriff, der in den letzten Jahren aus der Betriebswirtschaft auf den sozialen und gesundheitlichen Sektor übertragen wurde, bezeichnet ursprünglich alle systematischen Versuche, die Leistung einer Firma dadurch zu steigern, dass sämtliche Abläufe nach bestimmten Kriterien regelmäßig überprüft und verbessert werden. Je nach Qualitätstheorie oder -modell liegt der Schwerpunkt der Qualitätssicherung auf unterschiedlichen Aspekten dieser Abläufe. In der Industrie bemisst sich der Erfolg eines Unternehmens im Verhältnis zur Konkurrenz. Das Ziel der Qualitätssicherung ist dementsprechend eine gesteigerte Wettbewerbsfähigkeit, die den Gewinn eines größeren Marktanteils ermöglicht.

Evaluation entstand aus den Sozialwissenschaften, um die Ergebnisse konkreter politischer und sozialer Maßnahmen zu überprüfen. Die Evaluation beschäftigt sich vorrangig mit zwei Fragen: erstens – ob eine bestimmte Maßnahme die erwünschte Wirkung erbracht hat und zweitens – wie die Wirkung der Maßnahme zu erklären ist. Die Antwort zu diesen Fragen wird von den durchführenden Einrichtungen verwendet, um vorhandene Maßnahmen zu optimieren bzw. neue Maßnahmen zu entwickeln, um einen stärkeren Einfluss auf gesellschaftliche Veränderungsprozesse ausüben zu können.

Wie schon aus diesen Kurzdefinitionen abgeleitet werden kann, ist weder Qualitätssicherung noch Evaluation allein eine ausreichende Basis für die Steuerung der Primärprävention. Die Qualitätssicherung mit ihrem Blick auf Arbeitsprozesse lässt organisatorische Aspekte auch von Einrichtungen im sozialen und gesundheitlichen Bereich betrachten, berücksichtigt aber nicht die besonderen Bedingungen dieser Einrichtungen, deren Finanzierung nicht vom freien Markt, sondern von der Erfüllung eines öffentlichen Auftrags abhängig ist. Die Evaluation stellt den öffentlichen Auftrag in den Mittelpunkt, betont aber wissenschaftliche Erklärungsmuster und vernachlässigt dadurch die organisatorischen Besonderheiten der Einrichtungen. Aus diesen Gründen wird immer häufiger argumentiert, dass beide, Qualitätssicherung und Evaluation, berücksichtigt werden sollten, um das Potential der primärpräventiven Arbeit zu optimieren (vgl. Christiansen 1999). Die Zusammenführung dieser zwei Aspekte zu diesem Zweck ist jedoch ein schwieriges Unterfangen: Die unterschiedlichen Entstehungsgeschichten haben dazu geführt, dass Fachleute in der Regel nur über eine Kompetenz in der Qualitätssicherung *oder* in der Evaluationsforschung verfügen. Dazu kommt die Vielzahl an Theorien und Modellen aus den zwei Bereichen, die sich nicht ohne weiteres kombinieren lassen.

Der partizipative Ansatz in der Qualitätssicherung und Evaluation versteht sich zunächst als Querschnittaufgabe, die unabhängig von Theorie oder Modell erfüllt werden kann. Die Aufgabe besteht darin, *eine möglichst starke* **Teilnahme und Teilhabe** *(Partizipation) der Projektmitarbeiter/innen und vor allem der Zielgruppen an allen Aspekten der Planung (einschließlich der Problemdefinition), Durchführung, Steuerung und Auswertung einer primärpräventiven Maßnahme zu gewährleisten* (vgl. Stark 2003a). Der Anspruch steht im Kontrast zu der von außen bestimmten Leistungskontrolle, die im sozialen und gesundheitlichen Bereich eher üblich ist. Die Kontrolle nimmt in der Regel zwei Formen an: eine Aufsicht seitens des Kostenträgers (unter Einbeziehung von Projektberichten und zunehmend auch quantitativer Daten über Projektnutzer/innen und erbrachte Leistungen) und/oder eine wissenschaftliche Begleitung der Projektarbeit, die die Angemessenheit der Angebote prüft. In den seltensten Fällen basieren diese zwei Formen der Leistungskontrolle auf Kriterien und Verfahren, an deren Entwicklung die betroffenen Projekte und deren Klientel beteiligt waren.

Der partizipative Ansatz als Querschnittsaufgabe kann durch die Anwendung der so genannten *Handlungsforschung* (auch Aktionsforschung genannt) gefördert werden. Die Handlungsforschung repräsentiert eine Richtung in der Evaluation, die einen Rahmen für die Erhebung und Auswertung von Daten schafft, in dem alle Akteure – Vertreter/innen aus der Zielgruppe, Projektmitarbeiter/innen, Kostenträger und Wissenschaftler/innen – gleichberechtigt zusammenarbeiten können. Diese Form einer solchen Zusammenarbeit wird durch folgende Merkmale gekennzeichnet (in Anlehnung an INCBR 2000; vgl. Israel u. a. 1998):

Aufbau von Kapazität: Mitarbeiter von Projekten werden dazu befähigt, Informationen über ihre Arbeit systematisch zu erheben und auszuwerten. Ziel ist der Aufbau einer langfristigen Kompetenz zur Selbstreflexion sowie zur selbst gesteuerten Weiterentwicklung.

Mitbestimmung: Alle wesentlichen Aspekte der Qualitäts- und Evaluationsmaßnahmen werden von allen Akteuren (Projekt, Zielgruppe, Wissenschaft, Kostenträger) mit entschieden, z. B. ethische Fragen, der Umgang mit Daten sowie die Verwendung und Veröffentlichung der Ergebnisse.

Gleichstellung: Qualitätssicherung und Evaluation nach einem partizipativen Ansatz bedeuten ein besonderes Verhältnis zwischen den Beobachtern und den Beobachteten, da die „Probanden" auch an der Analyse ihres kollektiven Zustandes teilnehmen. Alle Akteure müssen sich deshalb als gleichberechtigte Partner verstehen, damit die Zusammenarbeit so ausgehandelt werden kann, dass sich Respekt, Selbstbewusstsein und Empowerment entwickeln können.

Zugang: Da Qualitätssicherung und Evaluation nach einem partizipativen Ansatz eine Form von Weiterbildung für die beteiligten Projekte und Zielgruppen darstellt, sollten Sprache und Methode allgemein verständlich sein, um den optimalen Zugang für alle Akteure zu gewährleisten.

Empowerment: Der Prozess der Qualitätsentwicklung und der Evaluation sowie die dadurch gewonnenen Daten und Erkenntnisse sind das Eigentum der beteiligten Projekte und deren Nutzer/innen und müssen als solche von anderen Akteuren (Kostenträgern, Wissenschaftler(inne)n) anerkannt und respektiert werden. Die Projekte und deren Nutzer/innen sollen dabei unterstützt werden, die Ergebnisse der Qualitäts- und Evaluationsverfahren so zu nutzen, dass die Zielgruppe zum Thema Gesundheit stärker mobilisiert wird, um ihren gesundheitlichen Zustand durch individuelles und kollektives Handeln selbständig verbessern zu können.

In der Evaluationsforschung wird zwischen *internen* und *externen* Evaluationen unterschieden. Eine interne Evaluation wird von Projektmitarbeiter(inne)n selbst durchgeführt, eine externe Evaluation von Außenstehenden (z. B. vom Kostenträger oder von beauftragten Wissenschaftler(inne)n). Es wird weiterhin zwischen *Selbstevaluation* und *Fremdeva-*

luation differenziert: Eine Selbstevaluation ist eine Auswertung der eigenen Arbeit, eine Fremdevaluation eine Auswertung der Arbeit von anderen. Die Selbstevaluation, die in Deutschland vor allem in der Sozialarbeit und Pädagogik bekannt ist, sieht vor, dass der/die Praktiker/in seine/ihre eigene Arbeit routinenmäßig und systematisch überprüft und die Ergebnisse schriftlich festhält. Die Selbstevaluation erfolgt freiwillig und dient der Steigerung der eigenen Praxiskompetenzen (z. B. König 1998, Heiner 1994). Der partizipative Ansatz basiert auf einer Zusammenarbeit zwischen allen Akteuren und stellt deshalb eine Mischung von interner und externer Evaluation dar: Auch wenn Projektmitarbeiter/innen alle Daten erheben, werden diese Daten zusammen mit den anderen Akteuren ausgewertet. Die Selbstevaluation bildet den Kern des partizipativen Ansatzes. Da alle verwendeten Evaluationsmaßnahmen in der Zusammenarbeit zwischen Akteuren ausgehandelt werden, ist jedoch ein gewisser öffentlicher Aspekt immer vorhanden, der eher einer Fremdevaluation ähnelt und in dieser Hinsicht vom selbst bestimmten Charakter des ursprünglichen Selbstevaluationskonzepts abweicht.

Solange die oben geschilderten Kernmerkmale berücksichtigt werden, ist der partizipative Ansatz im Grunde genommen mit verschiedenen Qualitätsmodellen vereinbar. Nicht nur das Konzept des *Total Quality Management*, das in der deutschen Diskussion zur Qualität im Gesundheitswesen momentan Hochkonjunktur genießt, sondern beispielsweise auch das *Innovationsmanagement*, das Konzept der *Lernenden Organisation* oder das *Change Management* könnten mit dem partizipativen Ansatz kombiniert werden, um Qualitätssicherungsprozesse zu unterstützen.

Partizipation als Bestandteil der Qualitätssicherung und Evaluation in der Gesundheitsförderung wird vor allem im angloamerikanischen Raum, in Skandinavien sowie in der Entwicklungsarbeit *explizit* thematisiert. In der internationalen Literatur läuft diese Diskussion unter vielerlei Begrifflichkeiten: z. B.: community-based research, action research, participatory research, participatory action research, collaborative research, participatory evaluation, empowerment evaluation (s. Überblick in Allman u. a. 1997). In Deutschland wird Partizipation in diesem Sinne in drei Zusammenhängen *implizit* diskutiert. Der erste beruht in Theorie und Praxis auf der oben erwähnten Selbstevaluation, welche Einzelaspekte des partizipativen Ansatzes enthält. Die beiden anderen Zusammenhänge sind inden Praxisbereichen „gesundheitsfördernde Schule" und „betriebliche Gesundheitsförderung" zu finden.[1]

Die folgende Darstellung in Anlehnung an die Arbeit der Britin Jane Springett (2003) verdeutlicht einige wichtige Unterschiede zwischen dem üblichen expertengeleiteten Ansatz und einem partizipativen Ansatz in der Evaluation.

	konventionelle Evaluation	partizipative Evaluation
Veranstalter	externe Experten	Vertreter aus der Zielgruppe, Projektmitarbeiter
Erfolgskriterien	im Voraus festgelegte Maßstäbe der Effizienz und des erzielten Gesundheitseffekts	durch Zusammenarbeit ausgehandelte Kriterien, die einen direkten Bezug auf selbst definierte Bedürfnisse der Zielgruppe nehmen
Methode	im Voraus festgelegte Methoden, die nur durch wissenschaftlich ausgebildete Mitarbeiter angewendet werden können; wissenschaftliche Kriterien der Datenqualität stehen im Vordergrund	durch Zusammenarbeit ausgehandelte Methoden, die auch von Praktikern bzw. Zielgruppenmitgliedern angewendet werden können; Handhabbarkeit und Praxisrelevanz der Methoden stehen im Vordergrund
Berichterstattung	Ergebnisse werden erst nach dem Abschluss der Evaluation bekannt; Analyse wird allein vom Wissenschaftler durchgeführt; eingeschränkter Zugang zu Daten	Ergebnisse werden kontinuierlich allen Kooperationspartnern mitgeteilt; Analyse wird in Kooperation mit allen Partnern durchgeführt; offener Zugang zu Daten für alle Kooperationspartner
Zeitraum	punktuell, üblicherweise nach der Durchführung der Intervention	fortdauernd im Sinne des Monitoring
Ziel	Wirksamkeit einer Intervention zu überprüfen, üblicherweise im Rahmen einer Entscheidung zur weiteren Finanzierung	Projektmitarbeiter und Zielgruppen zu ermöglichen, Gesundheitsprobleme längerfristig zu beobachten und angemessene Interventionen zu entwickeln und zu verbessern (Empowerment)

In Anlehnung an Springett (2003)

Abbildung 1: Die Unterschiede zwischen einer konventionellen und einer partizipativen Evaluation

---

[1] Eines der wenigen Beispiele der expliziten Auseinandersetzung mit Handlungsforschung in Deutschland ist die Arbeit von Ulrike Schneider (1980) aus der Perspektive der Kritischen Psychologie.

Warum ein partizipativer Ansatz?

Viele Argumente sprechen für den partizipativen Ansatz in der Qualitätssicherung und Evaluation primärpräventiver Maßnahmen, vor allem im Zusammenhang mit Projekten, die nach einem Settingansatz arbeiten und deshalb eine möglichst starke Einbeziehung der Zielgruppe anstreben.

Verstärkung des Empowerment-Effekts: Wie in der Ottawa-Charta der WHO (1986) verdeutlicht und mittlerweile auch durch diverse andere wissenschaftliche, politische und praxisorientierte Veröffentlichungen bestätigt (vgl. Sachverständigenrat 2000/2001, Stark 2003b), ist ein wesentlicher Aspekt der Gesundheitsförderung die Stärkung der von Krankheit gefährdeten Bevölkerungsgruppen, damit sie sich durch kollektives und individuelles Handeln vor Gesundheitsproblemen besser schützen können (Empowerment). Die beste Voraussetzung für die Gesundheitsförderung ist die Partizipation (Teilhabe) dieser Gruppen an der Konzipierung, Gestaltung und Durchführung aller präventiven Maßnahmen. Der partizipative Ansatz in der Qualitätssicherung und Evaluation dehnt diesen Partizipationsbegriff auf alle Phasen der Angebotsentwicklung einschließlich der Auswertung aus. Nach der Logik der Gesundheitsförderung liegt der Vorteil eines partizipativen Ansatzes darin, dass die Angebote der Projekte von den Nutzer(inne)n nicht in erster Linie als Dienstleistungen mit der damit verbundenen passiven Verbraucherhaltung betrachtet werden, sondern als eigenes Produkt, dessen Nutzen vor allem durch eine aktive, längerfristige Mitgestaltung zu realisieren ist. Das begünstigt die Entstehung der erwünschten Empowerment-Effekte.

Lokale Bedingungen im Mittelpunkt: In der Entwicklung primärpräventiver Maßnahmen werden üblicherweise Gesundheitsprobleme sowie Methoden zu deren Vorbeugung (z. B. standardisierte Interventionen) von Experten allgemein definiert, ohne Bezug auf einen bestimmten Ort. Diese allgemein formulierte Darstellung des Problems und dessen Lösung wird dann von anderen Experten (z. B. Projektplaner(inne)n und Praktiker(inne)n) vor Ort umgesetzt. Die Anpassung der allgemeinen Erklärungen und Methoden an die konkreten Gegebenheiten vor Ort stellt ein zentrales Problem für die Praxis da. Im Gegensatz zu diesem Verfahren fängt der partizipative Ansatz mit einer Zusammenarbeit zwischen allen Akteuren in einem bestimmten Setting an, um ein Gesundheitsproblem in dem spezifischen Zusammenhang zu definieren und dessen Lösung gemeinsam zu erarbeiten. Die wissenschaftlichen, epidemiologischen und anderen Informationen „von außen" sind wichtige Ressourcen für diesen kooperativen Prozess, bestimmen aber nicht dessen Inhalt. In diesem Sinne umfasst der partizipative Ansatz den Aufbau primärpräventiver Maßnahmen **von unten nach oben (Bottom up)**, während herkömmliche Herangehensweisen einen Aufbau von oben nach unten (Top down) verfolgen. Die lokale Problemstellung und -lösung verlangt ein stärkeres Engagement aller Akteure, um die Besonderheiten eines spezifischen Settings an einem bestimmten Ort zu berücksichtigen, um ‚**maßgeschneiderte' Interventionen** zu entwickeln.

Gesundheitsprobleme werden handhabbar: Gesundheitliche Probleme sind bekanntlich komplex, ihre Ursachen vielfältig und durch Wechselwirkungen gekennzeichnet. Durch die Schwerpunktsetzung auf lokale Erklärungen und Interventionsstrategien wird diese Komplexität durch die Zusammenarbeit aller Akteure auf die für das spezifische Setting wesentlichen Aspekte reduziert. Diese Vereinfachung ermöglicht das Setzen von Zielen, die der konkreten Problemlage und gleichzeitig auch den Interessen aller Beteiligten entsprechen. Dadurch wird das komplexe, abstrakte Gesundheitsproblem zu einer handhabbaren, praktischen Angelegenheit, der gemeinsam entgegengewirkt werden kann.

Verbesserung des Informationsflusses: Alle Akteure im Gesundheitswesen beklagen die mangelhafte Verbreitung der Informationen über vorhandene Präventionsmodelle und deren Umsetzung. Vor allem sei die Kluft zwischen den verschiedenen Tätigkeitsfeldern besonders ausgeprägt, d. h. zwischen Wissenschaft, Politik und Praxis. Durch das Anbinden aller Beteiligten – nicht zuletzt auch Vertreter/innen der Zielgruppen – wird zumindest in einem spezifischen Setting die Kommunikation verbessert. Um spezifische Gesundheitsprobleme durch eine dauerhafte Zusammenarbeit gemeinsam zu lösen, müssen die verschiedenen Sichtweisen und Informationsquellen zusammengebracht werden.

Förderung der systematischen Selbstreflexion: Durch die kontinuierliche Zusammenarbeit zwischen allen Akteuren und durch die routinemäßige Erhebung relevanter Daten wird eine systematische Selbstreflexion hinsichtlich der durchgeführten Interventionen gefördert. Im Gegensatz zu einer von außen gesteuerten Leistungskontrolle, die oft als Bedrohung empfunden wird, bietet der partizipative Ansatz in der Qualitätssicherung und Evaluation die Möglichkeit, Verfahren zu entwickeln, die von allen Seiten für relevant und umsetzbar gehalten werden. Die Motivation, an solchen Prozessen teilzunehmen, wird durch den deutlichen Nutzen für die Beteiligten verstärkt.

Effekte, die über das ursprüngliche Problem hinausgehen: Obwohl der partizipative Ansatz in der Regel zur Bekämpfung eines bestimmten Gesundheitsproblems (z. B. Adipositas, Rauchen, Drogensucht) verwendet wird, liegt der große Vorteil darin, dass eine gelungene Zusammenarbeit zwischen den Akteuren einen Prozess in Gang setzt, der über das ursprüngliche Problem hinausgeht. Wenn eine Gruppe im Interesse ihrer eigenen Gesundheit mobilisiert worden ist, will sie sich für grundsätzliche Verhaltens- und Verhältnisänderungen engagieren, die ihrerseits wiederum Wirkungen auf andere Gesundheitsprobleme haben. Der Problem-Fokus wird zu einer zukunftsorientierten Perspektive, die im Sinne des Empowerment eine Eigendynamik entwickelt. Das wichtigste Ergebnis einer gelungenen Umsetzung des partizipativen Ansatzes ist also nicht die Entwicklung spezifischer Interventionen, sondern die strukturelle Etablierung einer nachhaltigen Problemlösungsstrategie, die von den Zielgruppen gesteuert und weiter ausgebaut wird.

Der partizipative Ansatz in der Praxis

Der partizipative Ansatz kann auf unterschiedlichste Weise realisiert werden. Wie Barbara A. Israel und Kollegen (2003) deutlich machen, gibt es keine Patentrezepte und auch keine Möglichkeit, das partizipative Verfahren zu standardisieren. Als lokaler Prozess ist die Umsetzung des Ansatzes von der Konstellation der Akteure und anderen örtlichen Bedingungen abhängig. Jedes neue Setting bedeutet einen Neubeginn des Aufbaus einer Zusammenarbeit zwischen allen Akteuren, um eine erfolgreiche Lösung vorhandener Gesundheitsprobleme zu ermöglichen. Anhand internationaler Erfahrungen ist es jedoch durch die Beantwortung zentraler Praxisfragen möglich, Voraussetzungen für die erfolgreiche Gestaltung des örtlichen Prozesses zu beschreiben.

Wie kommt eine erfolgreiche Zusammenarbeit zustande?

Der größte Vorteil des partizipativen Ansatzes, nämlich die längerfristige Zusammenarbeit aller Akteure, stellt auch die größte Herausforderung für den Prozess dar. Die Teilnehmer/innen besitzen unterschiedliche Kompetenzen und repräsentieren zum Teil unterschiedliche Interessen. Sie verfügen auch über verschiedene Einflussmöglichkeiten (z. B. abhängig davon, ob sie den Kostenträger, das ausführende Projekt oder die Nutzergruppe vertreten) und geraten häufig in Konflikte, die mit Macht und Position zu tun haben. Nicht wenige gesundheitsfördernde Maßnahmen, die nach dem partizipativen Ansatz konzipiert wurden, sind daran gescheitert, dass keine produktive Zusammenarbeit zwischen den Teilnehmer(inne)n zustande kam. Was für alle Gruppenprozesse gilt, muss besonders bei der Gestaltung der Kooperation zwischen den Akteuren im Gesundheitsbereich berücksichtigt werden:

- Der Aufbau von Vertrauen und arbeitsfähigen Strukturen braucht Zeit.

- Der Erfolg der Gruppe kann nicht dem Zufall überlassen werden, sondern benötigt eine kontinuierliche Steuerung.

Abraham Wandersman und Kollegen (1997; vgl. Stevenson u. a. 1996) fassen auf Grund der Erfahrungen mehrer Praktiker/innen die wichtigsten Voraussetzungen für das Gelingen der gemeinsamen Arbeit zusammen:

Eine optimale Akteurskonstellation: Die Zusammenarbeit wird üblicherweise von einem Arbeitskreis (Steuerungsgruppe) geplant und koordiniert. Zur Teilnahme an diesem Arbeitskreis sollen alle eingeladen werden, die an der Realisierung und Auswertung der Intervention beteiligt sein sollen – vor allem der Kostenträger, das Projekt, die Zielgruppen und eventuell auch Wissenschaftler/innen. Damit ist aber nicht gemeint, irgendwelche Vertreter/innen einer Organisation oder Gruppe zu gewinnen, sondern Menschen gezielt anzusprechen, die die jeweilige Interessenlage gegenüber anderen vertreten und sich persönlich im Vorhaben engagieren können. Die Vielfalt der Interessen ist genau so wichtig wie die Vielfalt der Kompetenzen der einzelnen Menschen, deshalb ist es notwendig zu überlegen, welche Stärken einzelne potentieller Mitglieder besitzen. Die Kooperation endet jedoch nicht mit dem Arbeitskreis. Es ist erforderlich, dass der Arbeitskreis formale, andauernde Kontakte zu Einrichtungen pflegt, die für die Realisierung des Vorhabens wichtig sein können: z. B. das Gesundheitsamt, andere soziale Einrichtungen, kommunale Politiker/innen etc.

Strukturen für eine aktive Steuerung: Klare Leitungsstrukturen, festgelegte Arbeitsweisen und Zuständigkeiten sowie Methoden der Konfliktlösung sind unentbehrlich, um eine produktive, zufrieden stellende Zusammenarbeit zu ermöglichen. Laut Wandersman und Kollegen soll die Leitung in der Hand einiger weniger Personen liegen, die folgende Kompetenzen besitzen:

- Erfahrung mit Gruppenprozessen und Leitungsfunktionen
- Erfahrung mit kommunalpolitischen Strukturen und Prozessen
- Die Fähigkeit, AG-Treffen zu organisieren und zu moderieren
- Die Fähigkeit, eine vertrauensvolle Arbeitsbeziehung zu den verschieden Akteuren aufzubauen
- Flexibilität
- Zugang zu Entscheidungsträgern und Massenmedien auf der lokalen Ebene

Die Formalisierung der Arbeitsweisen und die Bereitstellung von Methoden der Konfliktlösung versetzen den Arbeitskreis in die Lage, mit vielfältigen Interessen umgehen zu können.

Eine Balance zwischen intern und extern gerichteten Aktivitäten: Eine erfolgreiche, langfristige Zusammenarbeit gelingt einem Arbeitskreis, der sich gleichermaßen um die Zufriedenheit seiner Mitglieder und die Erfüllung der vereinbarten Ziele kümmert. Die Beachtung von Gruppenstrukturen und -prozessen kann zu einem hohen Grad an Vertrauen und Teamgeist führen, ohne deutliche Fortschritte in der Verbesserung der Gesundheit der Zielgruppen zu erreichen. Andererseits führen ausschließlich nach außen gerichtete Aktivitäten zu einer Vernachlässigung der Gruppenkonflikte und letztendlich zu einer Demotivierung der Mitglieder.

Zielorientierung: Eine klare Zielsetzung innerhalb eines festgelegten Zeitrahmens macht den Sinn und Zweck der Zusammenarbeit deutlich und motiviert dadurch die AG-Mitglieder, längerfristig im Prozess zu bleiben. Alle Ziele sollten nach den vereinbarten Entscheidungsmethoden zwischen allen Akteuren ausgehandelt werden.

Zur Unterstützung der Gestaltung einer längerfristigen Zusammenarbeit existieren diverse Handbücher und andere Veröffentlichungen mit Checklisten und Vorlagen, z. B. Lichiello 1999; Brown 1997; Allman u. a. 1997; GTZ 1998; Fetterman 2001; Fetterman u. a. 1996.

Wann ist die optimale Partizipation aller Akteure erreicht?

Versuche, Qualitätssicherung und Evaluation in der Präventionsarbeit zu implementieren, werden üblicherweise vom Kostenträger initiiert. Die vom Kostenträger finanzierten Projekte werden notwendigerweise einbezogen, da nur die Projektmitarbeiter/innen über die Informationen verfügen, die eine Messung der erbrachten Leistungen ermöglichen. Selten werden die Nutzer/innen der Angebote auf eine systematische Weise nach ihrer Meinung über die Qualität der Leistungen befragt. Wenn dies doch passiert, liegt in der Regel lediglich eine kleine Anzahl an Fragebögen vor, deren Ergebnisse nicht ohne weiteres auf die gesamte Zielgruppe übertragen werden können.

Nach dem partizipativen Ansatz werden Diskussionen über die Qualität von Angeboten von Kostenträger, Projekt oder Zielgruppe angestoßen. Unabhängig vom Urheber nehmen Vertreter/innen aller drei Parteien im Rahmen einer strukturierten Zusammenarbeit an solchen Diskussionen teil. Im Fall einer erwünschten systematischen und wissenschaftlich abgesicherten Behandlung der daraus entstehenden Fragen werden auch Wissenschaftler/innen zu diesen Diskussionen eingeladen. Im Idealfall werden alle Akteure von Menschen vertreten, die über die nötigen Entscheidungskompetenzen verfügen bzw. im Fall der Zielgruppe, über ihre eigene Situation hinaus die Interessen der Zielgruppe als Gesamtheit vertreten können. Für den Kostenträger wäre dies jemand, der oder die einen direkten Einfluss auf Projektfinanzierung hat. Für das Projekt sind es leitende Angestellte, die für die Gestaltung und Durchführung von Angeboten zuständig sind. Für die Wissenschaft sind es Forscher/innen, die über den aktuellen Stand der Qualitätssicherung und Evaluation im entsprechenden Bereich informiert sind und Erfahrung in praxisbegleitenden Erhebungen vorweisen können. Bei der Zielgruppenvertretung ist es wichtig, dass die Menschen, die am Prozess teilnehmen, Schlüsselpersonen in Zielgruppenkreisen sind, die die Meinungen von vielen stellvertretend ins Gespräch bringen können.

Ein grundsätzliches Problem in der Umsetzung des partizipativen Ansatzes ist die Einbindung der Zielgruppe in alle Qualitätssicherungs- und Evaluationsprozesse. Auch gut meinende, basisnahe Praktiker/innen können die Interessen der Zielgruppe nicht so gut vertreten wie Mitglieder der Zielgruppe selbst. Die Gefahr besteht, dass statt Schlüsselpersonen nur „Vorzeigevertreter" oder „Quotenvertreter" für die Teilnahme gewonnen werden können. Diese sind in der Regel ehemalige oder gegenwärtige Projektnutzer/innen, die ein besonders gutes Verhältnis zu den Projektmitarbeiter(inne)n genießen, bzw. Mitglieder der Zielgruppe, die einen weniger ausgeprägten Bedarf nach Außenhilfe haben. Wenn diese Personen nicht gleichzeitig Schlüsselpersonen sind, die z. B. wegen ihres Grades an Bekanntheit Kontakt zu vielen anderen in der Zielgruppe haben, entsteht das Problem, dass die Mitglieder der Zielgruppe, die am schwersten zu erreichen sind, keinen Fürsprecher in den Verhandlungsprozessen haben.

Die beste Voraussetzung für eine kontinuierliche Vertretung der Interessen einer Zielgruppe ist die Einbindung einer etablierten **Selbst-Hilfe-Organisation**, die nicht nur für eine selbstbewusste, lautstarke Minderheit, sondern auch für unsichtbare Segmente der Zielgruppe sprechen kann. Hier sind nicht nur Selbst-Hilfe-Gruppen im engeren Sinne gemeint, die sich explizit mit Gesundheitsthemen befassen, sondern auch andere Organisation, die sich zur allgemeinen Verbesserung der Lage einer Bevölkerungsgruppe zusammengeschlossen haben (z. B. Stadtteilvertretungen, Migrantenverbände). Oft ist keine Selbst-Hilfe-Organisation vorhanden, vor allem für Menschen in einer besonders prekären Lebenslage (Stricher, Obdachlose, intravenöse Drogengebraucher, Treber/innen), oder werden diese vulnerablen Gruppen – die für die Prävention besonders wichtig sind – nur teilweise vertreten. In den Settings Schule und Betrieb geht es darum, existierende Gremien, die Zielgruppeninteressen vertreten, einzubinden und (wo nötig) neue Strukturen zu schaffen. Wo keine längerfristige Vertretung der Zielgruppe möglich ist oder wichtige Teilgruppen nicht vertreten werden können, sollten andere Methoden verwendet werden, um regelmäßiges Feedback für alle Planungsprozesse zu bekommen. Einige wichtige erprobte Methoden sind:

Fokusgruppen: Die Fokusgruppe ist in erster Linie eine qualitative Datenerhebungsmethode, die aus der Marktforschung stammt und über das so genannte *social marketing* in die Praxis der Prävention gelangte. Sie wird bei der Interpretation quantitativer Daten und der Auswertung bereits durchgeführter Maßnahmen oder zur Entwicklung oder Überprüfung neuer Konzepte eingesetzt. Es handelt sich dabei um ein moderiertes Gruppengespräch mit Vertreter(inne)n einer Zielgruppe, in dem ein für das jeweilige Vorhaben relevantes Thema anhand eines Interviewleitfadens diskutiert wird. Üblicherweise wird das Gespräch so ausgewertet, dass der Moderator/die Moderatorin übergreifende Leitthemen formuliert, welche die Aussagen der Zielgruppe charakterisieren. Die Stärke der Methode liegt darin, dass die Anliegen der Zielgruppe in einem kollektiven Kontext zum Ausdruck kommen, was allerdings die Bildung einer Gruppenmeinung zu bestimmten Themen voraussetzt. Die Art und Weise, wie Vertreter/innen einer Zielgruppe kollektiv auf eine Frage reagieren, kann ein anderes Bild über ihre Situation vermitteln als etwa aus einzelnen Interviews zusammengetragene Informationen. Viele Zielgruppenmitglieder, die sich für eine formale Teilnahme an einem Planungsgremium nie interessieren würden, können für eine punktuelle Zusammenarbeit durch eine Fokusgruppe gewonnen werden (wie z. B. Stricher in der Studie von Wright 2003a; vgl. Basch 1987).

Nutzerbefragungen: Die regelmäßige Befragung von (potentiellen) Nutzer(inne)n eines Angebots ist eine in der Qualitätssicherung oft angewandte Methode, die ebenso wie die Fokusgruppe aus der Marktforschung stammt. Um eine ausreichende Aussagekraft zu gewährleisten sind ein starker Rücklauf und eine einigermaßen repräsentative Gruppe von Befragten notwendig. Kurze, leicht und schnell zu beantwortende anonyme Fragebögen werden hier bevorzugt. Ob die Fragen schriftlich oder in der Form eines kurzen Interviews gestellt werden, kann in erster Linie nach dem zu erwartenden Rücklauf aus der betreffenden Zielgruppe entschieden werden; die Befragungsform, die den stärksten Rücklauf verspricht, sollte Vorrang haben. Eine Faustregel kann der internationalen Erfahrung der letzten Jahre entnommen werden: die Nutzer/innen, die mit schriftlichen Fragebögen am besten umgehen können,

- stammen aus der Mittelschicht,
- befinden sich momentan in einer stabilen Lebenssituation,
- bekommen den Fragebogen in einer Situation, in der das Ausfüllen bequem erfolgen kann (z. B. im Wartezimmer),

- werden von Projektmitarbeiter(inne)n zur Ausfüllung angeregt,
- bekommen unmittelbar nach dem Ausfüllen eine Belohnung für ihre Mühe (z. B. einen Gutschein oder anderes kleines „Dankeschön").

Für andere Gruppen wird hinsichtlich des Rücklaufs eine mündliche Befragung mehr Erfolg zeigen. Um die Anonymität der Befragten zu sichern und Interessenkonflikten zu vermeiden, sollte in diesem Fall die Befragung allerdings nicht von den gleichen Mitarbeiter(inne)n durchgeführt werden, die die Leistungen anbieten.

Open Space: Open Space ist eine Methode, bei der Gruppen von Menschen (z. B. aus einer bestimmten Zielgruppe) an einem Thema bzw. einer Problemlösung arbeiten, in diesem Fall an der Definition eines Gesundheitsproblems und der Erarbeitung möglicher Präventionsansätze. Die Methode ist nach dem Prinzip der Selbstorganisation konzipiert: Vorgegeben ist lediglich ein Leitthema und ein einfacher Rahmen sowie eine zeitliche Struktur. Es gibt keine vorbereiteten Arbeitsgruppen, festgelegten Lösungsvorschläge und keine Referent(inn)en. Die Tagesordnung wird von den Teilnehmer(inne)n zu Beginn des Treffens selbst erstellt und mithilfe einer Moderation abgearbeitet. Hierbei steht Partizipation im Mittelpunkt: Die Teilnehmer/innen sind für das Ergebnis, den Inhalt sowie für den Prozess (Kommunikation und Arbeitsweisen) verantwortlich.

Nutzerbeirat: Eine weitere Möglichkeit, die Meinungen und Erfahrungen der Zielgruppen einzubeziehen, ist die Bildung eines Nutzerbeirats. Dieses moderierte Gremium mit Vertretung aus den wichtigsten Zielgruppen wird an allen Entscheidungsprozessen beteiligt. Ein Nutzerbeirat hat den Vorteil, dass die Zielgruppen die Möglichkeit haben, ihren Beitrag unabhängig vom Einfluss der anderen Akteure unter sich abzustimmen. Dies gilt vor allem in jenen Fällen, in denen die Zielgruppen vielfältig sind oder wenig Erfahrung in der Selbstvertretung haben. Dann dient der Beirat als ein Gremium, in dem gemeinsame Positionen ausgearbeitet werden können und ein Selbstbewusstsein als Interessenvertretung entwickelt werden kann. Mitglieder des Beirats können dann in der Steuerungsgruppe die Interessen der Zielgruppe vertreten.

Oft werden **Ergebnisse aus anderen Erhebungen** herangezogen, um die Meinungen der Zielgruppe abzubilden. Vor allem Daten aus bundesweiten Befragungen – z. B. für eine bestimmte Altersgruppe – werden zitiert, um die präventive Arbeit vor Ort zu begründen. Solche Ergebnisse haben einen durchaus positiven Nutzen für die Planung von Interventionen, vor allem als Hintergrundinformationen für eine örtliche Bedarfserhebung. Sie ersetzen aber nicht die Einbindung der Zielgruppe. Der Sinn des partizipativen Ansatzes ist es, konkreten Personen aus der Zielgruppe die Teilhabe an den Qualitätssicherungs- und Evaluationsprozessen zu ermöglichen, um längerfristig die Zielgruppe für ihre eigene Gesundheit zu mobilisieren. Dies kann nur über einen intensiven Kontakt mit der Zielgruppe vor Ort erreicht werden. Um zu überprüfen, wie erfolgreich die Einbeziehung der Zielgruppe gelingt, entwickelten Bjärås, Haglund und Rifkin (1991) eine von anderen Wissenschaftler(inne)n und Praktiker(inne)n angewandte Methode, die den Grad der Partizipation der Zielgruppe darstellen soll. Beim hier angeführten Beispiel handelt es sich um eine kommunale Strategie im Stockholmer Vorort Sellentuna, um die jährliche Anzahl der Unfälle zu reduzieren. Diese Strategie wurde durch eine Zusammenarbeit der verschiedenen Akteure – auch Vertreter/innen der Zielgruppen – realisiert. Zu zwei verschiedenen Zeitpunkten wurden Beteiligte zu einem Workshop eingeladen, um die Strategie unter dem Gesichtspunkt der Partizipation der Zielgruppen auszuwerten. Auf jedem Workshop prüften die Teilnehmer/innen anhand einer vorbestimmten Fragestellung fünf Kernaspekte der Strategie nach folgenden Partizipationskriterien (Abbildung 2):

	eingeschränkte Partizipation (1)	mäßige Partizipation (2)	stark ausgeprägte Partizipation (3)
Bedarfsbestimmung	Bedarf von Außenstehenden bestimmt	Bedarf von Außenstehenden und Zielgruppen bestimmt	Bedarf selbständig von Zielgruppen bestimmt
Interessenvertretung	Interessen einer kleinen Gruppe vertreten	Interessen mehrer Gruppen vertreten	Alle Akteure ausreichend vertreten
Organisation	„Profis" (Kostenträger, Projektmitarbeiter, Wissenschaftler) sind für das Organisatorische zuständig; rigide Zielsetzung	Beteiligung der Zielgruppen an der Organisation ist vorhanden	„Profis" und Zielgruppen gleichermaßen beteiligt; flexible Zielsetzung
Ressourcen	Nur Basisfinanzierung und andere Leistungen der Kostenträger verfügbar	Nicht nur der ursprünglicher Kostenträger sondern auch andere Akteure steuern Ressourcen bei	Alle Akteure teilen die Kosten durch monetäre und nichtmonetäre Beiträge
Steuerung	Alles wird von Außenstehenden entschieden	Entscheidungen werden gleichermaßen von allen Akteuren geteilt	Zielgruppen sind in der Lage, den Prozess selber zu steuern, beziehen Expertise von außen, wenn nötig

In Anlehnung an Bjärås, Haglund und Rifkin (1991)

Abbildung 2: Raster zur Bewertung des Grades der Partizipation

Die Bewertungen der Workshopteilnehmer/innen wurden graphisch als Netzdiagramm darstellt (Abbildung 3). Die beste Bewertung war mit 3, die schlechteste mit 1 zu vergeben. Nach dem zweiten Jahr war z. B. die Partizipation der Zielgruppen im Rahmen der Interessenvertretung am stärksten ausgeprägt, während die Steuerung und Bedarfsbestimmung noch vorwiegend von den „Profis" bzw. Außenstehenden bestimmt wurden. Im vierten Jahr war eine stärkere Partizipation in allen Bereichen vor allem hinsichtlich der Bedarfsbestimmung zu verzeichnen. Dies zeigt eine Verstärkung des Engagements der Zielgruppe bei der Vorbeugung von Unfällen und damit auch einen höheren Grad an Empowerment.

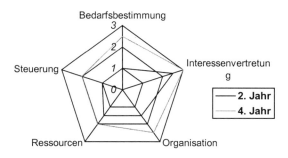

Abbildung 3: Graphische Darstellung des Grades derPartizipation der Zielgruppen

Wie ist der partizipative Ansatz im Rahmen der Diskussion zur „Evidenzbasierung" in der Prävention zu verstehen?

Für manche Wissenschaftler/innen und Praktiker/innen bedeutet der partizipative Ansatz, dass nur bestimmte Datenerhebungs- und Analysenmethoden verwendet werden sollen, um die Wirksamkeit präventiver Interventionen zu überprüfen. Diese Autor/innen bevorzugen vor allem qualitative Verfahren und stehen standardisierten Instrumenten skeptisch gegenüber (z. B. Dixon 1995). Einige Autor/innen lehnen die aktuelle Diskussion zur Evidenzbasierung vollkommen ab, da sie darin in erster Linie eine expertengetriebene, von außen bestimmte Denkweise sehen, die mit dem diskursiven, lokalen Schwerpunkt des partizipativen Ansatzes nicht zu vereinbaren ist (z. B. Kippax und Van de Ven 1998). In der Praxis wird Partizipation im Rahmen verschiedenster Forschungsdesigns, Messinstrumente und Auswertungsverfahren realisiert.

Entscheidend ist nicht das gewählte Evaluationsverfahren sondern der Prozess in dem es entwickelt und umgesetzt wird. Der partizipative Ansatz erfordert, dass dieser Prozess durch eine möglichst starke Beteiligung der Projektmitarbeiter/innen und der Zielgruppen realisiert wird und dass das Empowerment der Zielgruppe als oberstes Ziel anerkannt wird. Dies steht im Kontrast zum typischen Verfahren: Ob qualitativ oder quantitativ, experimentell oder nichtexperimentell werden viele Interventionen vor allem für vulnerable Bevölkerungsgruppen von Wissenschaftler(inne)n am grünen Tisch entwickelt und dann im Auftrag eines Kostenträgers in ein bestimmtes Setting implantiert. Mitglieder der Zielgruppe werden im besten Fall im Voraus konsultiert, meist im Rahmen einer Bedarfserhebung. Sie haben jedoch keine Entscheidungsbefugnisse – weder über die Definition noch über die Lösung des Gesundheitsproblems. Dadurch werden die Kompetenzen zu Selbstorganisation, Selbstevaluation und kollektivem Handeln nicht entwickelt oder zur Nebensache degradiert, da statt Nachhaltigkeit der Interventionsplanungsstrategie und Eigeninitiative seitens der Betroffenen wissenschaftliche Kausalitätsprinzipien im Mittelpunkt stehen.

Mit der Konzentration auf ortspezifische Lösungen stellt der partizipative Ansatz den üblichen wissenschaftlichen Anspruch auf allgemein gültige Evidenz für die Wirksamkeit einer Intervention grundsätzlich in Frage. Der partizipative Ansatz rückt den Aufbau und die Aufrecherhaltung von Strukturen für eine lokale Problemdefinition und -lösung in den Mittelpunkt, damit die Akteure in einem spezifischen Setting dazu befähigt werden können, nachhaltige Planungs- und Durchführungsstrategien für die Verbesserung der Gesundheit der Zielgruppen zu erarbeiten. Das bedeutet konkret, dass die Beurteilung der Beweislage für die Wirksamkeit einer Präventionsstrategie letztendlich bei den Akteuren vor Ort liegt. Aus dieser Sicht kann es keine standardisierten Interventionen geben, die überall verwendbar sind; Evidenzen der Wirksamkeit sind immer ortsbezogen und prozessabhängig. Dennoch können auf Grund der Erfahrung in verschiedenen spezifischen Settings Aussagen über bestimmte Interventionsformen und Herangehensweisen getroffen werden, von denen die Akteure in anderen vergleichbaren Settings lernen können. Mit anderen Worten: Nach dem partizipativen Ansatz wird Evidenz lokal erzeugt, die Diffusion von erprobten Innovationen findet durch einen Austausch zwischen vergleichbaren Settings statt. Dieser Austausch kann systematisiert werden, z. B. durch den Aufbau von nationalen Netzwerken (z. B. Netzwerk „Gesundheitsfördernde Schulen"). Auszeichnungen (z. B. Cavaluzzo 1997) und Best-practice-Beispiele (z. B. Thornton u. a. 2002) stellen zwei weitere Möglichkeiten dar, die Arbeit von einzelnen Projekten bekannt zu machen.

Eine oft geäußerte Kritik aus den Gesundheitswissenschaften am partizipativen Ansatz betrifft die Geschlossenheit der Entscheidungsprozesse. Angenommen, dass Partizipation im Mittelpunkt stehen muss, um die Potentiale der Zielgruppen und der beteiligten Projekte zu optimieren und in Anerkennung der Einschränkungen, die solche Prozesse für die Produktion von Evidenz im allgemeinen Sinne darstellen, bleibt das Unbehagen, dass die Akteure in jedem Setting nur eingeschränkte Inputs von außen bekommen. Besteht nicht die Gefahr der Selbstgefälligkeit? Wie kann die Qualität der Umsetzung des partizipativen Ansatzes gesichert werden?

Dieser Kritik wird in letzter Zeit durch die Aufstellung projektübergreifender Leitlinien begegnet (z. B. Judd u. a. 2001; Lichiello 1999; Health Canada 1996). Dies bietet eine Anleitung für die Arbeit vor Ort, ermöglicht aber kein Feedback von außen in dem Fall, wo eine Steuerungsgruppe Schwierigkeiten bei der Planung oder Umsetzung des Vorhabens erlebt, bzw. kritische Rückmeldungen zu ihrer Arbeit von außen einholen will. Um dieses Problem zu lösen, wird vom Verfasser dieses Berichts die Einrichtung eines systematischen Begutachtungsprozesses vorgeschlagen. Die Gutachter/innen sollten Teilnehmer/innen aus Steuerungsgruppen in vergleichbaren Settings sein. In Anlehnung an das Konzept des *judicial review* vom britischen Wissenschaftler Keith Tones (1997)[2] wird die Präventionsstrategie in einem spezifischen Setting ausgewertet. Durch die-

---

[2] Das Konzept des *judicial review* sieht vor, dass Aussagen über die Angemessenheit und Wirksamkeit einer Intervention analog zu einem Gerichtsurteil getroffen werden. Richter arbeiten nicht nach wissenschaftlichen Maßstäben des Beweises, sondern treffen Urteile in einem vorgegebenen Rahmen nach festgelegten Plausibilitätskriterien. Viele Informationsquellen werden dabei berücksichtigt, und die Verlässlichkeit jeder Quelle wird überprüft, um komplexe Sachverhalte zu klären.

ses Peer-Review-Verfahren können nach festgelegten Plausibilitätskriterien die Angemessenheit und Wirksamkeit der Strategie beurteilt und Vorschläge zu deren Verbesserung erarbeitet werden. Um dieses Konzept in die Praxis umzusetzen, müssen zunächst entsprechende Strukturen und Kriterien entwickelt werden (vgl. Wright 2003b).

Durch das Einrichten eines Peer-Review-Verfahrens wird der partizipative Ansatz auf eine Metaebene gebracht und damit auf eine diskursive Weise und mit Bezug auf konkrete Projekte, ein Rahmen für eine Qualitätsdiskussion etabliert, die die Steuerung lokaler Prozesse unterstützen soll. Mit der Zeit werden sich dann professionelle Normen entwickeln, die es gestatten, eine gelungene von einer misslungenen Präventionsstrategie mit partizipativem Ansatz, unterscheiden zu können. Wie auf der lokalen Ebene soll das Review-Verfahren nicht nur Praktiker/innen und Mitglieder der Zielgruppe sondern auch Wissenschaftler/innen und Kostenträger einbeziehen.

Die Einführung eines Peer Review-Verfahrens wurde bereits im Rahmen des Projekts „Qualitätssicherung für Prävention und Gesundheitsförderung" unter der Leitung des Universitätsklinikums Hamburg-Eppendorf in Zusammenarbeit mit der Bundeszentrale für gesundheitliche Aufklärung empfohlen. Die Notwendigkeit eines solchen Verfahrens für die Qualitätssicherung der Primärprävention wird von Kliche et al. (2004) mit Bezug auf nationale und internationale Erfahrung ausführlich begründet. Dieses Verfahren ist im Kern unter Berücksichtigung der folgenden Voraussetzungen mit dem partizipativen Ansatz vereinbar:

- Um die Partizipation der Präventionsmitarbeiter/innen und Vertreter/innen der Zielgruppe zu optimieren und dabei die Entstehung selbs entwickelter Praxisnormen und -standards zu fördern, sollen Gutachten in erster Linie von Peers im engeren Sinne (d. h. Praktiker(inne)n und Zielgruppenvertreter(inne)n aus dem gleichen Arbeitsbereich bzw. Setting) erstellt werden. Die Teilnahme von Wissenschaftler(inne)n und Koströgern an solchen Prozessen ist wie auf der lokalen Ebene vom Vorteil, soll aber nicht überhand nehmen. Selbstbestimmung ist auch in solchen Gutachtungsprozessen ein wichtiges Qualitätsmerkmal.

- Das von Kliche et al. entwickelte umfangreiche Instrumentarium für die Begutachtung von Präventionsprojekten soll wegen seiner einmalig umfangreichen und wissenschaftlich fundierten Darstellung international anerkannter Qualitätsdimensionen als Leitfaden für Peer-Review-Verfahren eingesetzt werden, kann aber aus partizipativer Sicht nicht als verbindlicher Maßstab für Qualität und Leistung in allen Präventionsbereichen angenommen werden. Das ambitionierte Ziel der Verfasser, ein generisches Verfahren für alle Präventionsangebote zu entwickeln, steht im Widerspruch zu dem partizipativen Ansatz, der die primären Befugnisse über die Beurteilung der Beweislage auf der lokalen Ebene vorsieht. Dennoch bietet das Instrumentarium eine solide Grundlage für alle Begutachtungsverfahren, indem es wesentliche Aspekte der Qualität anschaulich abbildet.

- Peer-Review-Verfahren auf der regionalen oder nationalen Ebene sollen als Unterstützung für die Weiterentwicklung der Präventionsstrategien vor Ort und nicht als letzte Kontrollinstanz angesehen werden. Das Ziel solcher Verfahren soll nicht die Verbreitung standardisierter Interventionen, sondern die Setzung von Maßstäben für lokal entwickelte und gesteuerte Strategien sein. Demnach hat das Verfahren eine „diagnostische" Funktion, um Rückmeldungen zu Stärken und Schwächen der vorgestellten Projekte zu geben und Empfehlungen für die Verbesserung von Maßnahmen zu formulieren.

Was sind die konkreten Auswirkungen des partizipativen Ansatzes auf die Gestaltung der Qualitätssicherung und der Evaluation?

Je nach Qualitäts- und Evaluationsmodell werden die Entwicklung, Steuerung und Messung der Leistungen im primärpräventiven Bereich unterschiedlich konzipiert. Modellunabhängig sind jedoch die folgenden drei Aspekte (wenn auch anders genannt) zu berücksichtigen:

Planung: Um eine Präventionsstrategie zu entwickeln, sind die Bedarfe und Bedürfnisse der Zielgruppe (Bedarfserhebung), strukturelle Aspekte (Ressourcen, Kooperationsstrukturen etc.) sowie vorhandene Informationsquellen (Epidemiologie, Erfahrungsberichte aus vorherigen Interventionsversuchen etc.) in Betracht zu ziehen.

Durchführung: Bei der Implementierung der Strategie werden Informationen über zentrale Aspekte der Projektabläufe regelmäßig dokumentiert und ausgewertet, um Rückmeldungen über die Inanspruchnahme der Angebote und über Leistungsvorgänge zu erhalten.

Ergebniskontrolle: Zu einem im Voraus festgelegten Zeitpunkt wird überprüft, ob die gesetzten Präventionsziele mittels der durchgeführten Interventionen erreicht wurden.

Die Auswirkungen eines partizipativen Ansatzes auf Planung, Durchführung und Ergebniskontrolle einer präventiven Maßnahme werden im Folgenden beschrieben.

Planung

In der Planungsphase wird die Grundlage für die Zusammenarbeit zwischen allen Akteuren gelegt. Ein Arbeitskreis für die Steuerung des Vorhabens wird gegründet und möglichst auch weitere Kooperationspartner zur Unterstützung des Prozesses gewonnen. Die ersten Treffen dienen der Festlegung der Arbeitsweisen und Leitungsstrukturen für den Arbeitskreis, wobei ein deutlicher Bezug auf den partizipativen Ansatz und dessen Konsequenzen für die Zusammenarbeit genommen werden soll. In einem nächsten Schritt wird sich der Arbeitskreis der Erarbeitung einer gemeinsamen Problemdefinition widmen. Dies beginnt mit dem Finden eines gemeinsamen Nenners (z. B. Übergewicht bei Kindern in der Grundschule) und wird mit der Bildung eines Konsenses über die möglichen Ursachen dieses Problems vor Ort fortgesetzt. Zum Schluss einigen sich die Teilnehmer/innen über eine erste Präventionsstrategie (einschließlich konkreter, erreichbarer Ziele), um dem Problem entgegenzuwirken.

Als Ausgangspunkt werden alle Informationen über die Verbreitung des Problems zusammengetragen und ausgewertet. Über vorhandene „offizielle" epidemiologische Daten des Settings bzw. des Stadtteils oder der Kommune hinaus können mehrere Informationsquellen einbezogen werden, um die epidemiologische Situation zu beschreiben, vor allem von den Einrichtungen und Gruppen, die am Arbeitskreis teilnehmen. Dazu können gezielte Umfrageaktionen (z. B. bei der Zielgruppe oder bei lokalen Experten) organisiert werden, um Rückmeldungen von möglicherweise gefährdeten Gruppen zu erhalten.

Alle vorhandenen Informationen werden verwendet, um das örtliche Problem darzustellen. Die Leitfragen dabei sind:

- Wie hat sich das Problem bisher verbreitet und welche möglichen Wege für dessen weitere Verbreitung sind anzunehmen?
- Welche Bedingungen in diesem Setting begünstigen die Verbreitung des Problems?

Ziel ist es, ein Bild des gesamten Problemgeschehens auf der Ebene des spezifischen Settings herzustellen. Das allgemeine Problem bekommt dadurch ein lokales Gesicht, indem die Mitglieder des Arbeitskreises die wichtigsten Aspekte des Problems nennen und bewerten. Der partizipative Ansatz fordert also die Teilnehmer/innen heraus, über allgemeine Aussagen der wissenschaftlichen Literatur hinauszugehen, um die lokale Situation zu beschreiben. Diese Beschreibung sollte Aspekte berücksichtigen, die in den üblichen wissenschaftlichen Abhandlungen des Problems nicht vorkommen. Im Grunde genommen entwickelt der Arbeitskreis eine *lokale Theorie* für die Entstehung, Verbreitung und Prävention des Gesundheitsproblems, aus der Handlungsmaßnahmen abgeleitet werden können (vgl. Christiansen 1999, s. auch Greenwood et al. 1993).

Die Erarbeitung einer Präventionsstrategie unter Anwendung des partizipativen Ansatzes erfordert, alle am Ort vorhandenen Präventionsangebote von allen Trägern zu beschreiben. Dabei ist zu berücksichtigen, welche Gruppen von diesen Angeboten angesprochen werden und welche Ziele bzw. welchen Umfang die Angebote haben sollen. Auch formelle und informelle Strukturen außerhalb von sozialen und gesundheitlichen Einrichtungen (z. B. die Aktivitäten von Vereinen, Verbänden und Initiativen seitens der Mitglieder der Zielgruppe) sollten einbezogen werden. Dadurch entsteht eine „Landkarte" der Strukturen, die zur Beseitigung des Problems beitragen können (im Sinne des *Mapping*, z. B. Hartley u. a. 1999). Neue Präventionsmaßnahmen sollten soweit wie möglich vor allem die Eigeninitiative der Zielgruppe aber auch existierende Angebote einbeziehen. Nach dem partizipativen Ansatz ist ein zentrales Ziel jener Präventionsstrategie die Entwicklung des Empowerment der Zielgruppe, sodass diese immer stärker die Verantwortung für die Beseitigung des Gesundheitsproblems übernehmen kann.

Durchführung

Der partizipative Ansatz sieht vor, dass Informationen über den Verlauf der Interventionen von den Projektmitarbeiter(inne)n und den Zielgruppen selbst kontinuierlich im Sinne des *Monitoring* erhoben und ausgewertet werden. Das heißt, dass quantitative und qualitative Daten über die Interventionen gesammelt werden, um die Strategie insgesamt ständig zu verbessern. Das übliche Evaluationsverfahren sieht vor, dass Projektmitarbeiter/innen Daten nach einem Protokoll erheben, das von anderen bestimmt wurde; das Auswerten der Daten erfolgt von Außenstehenden und zu einem späteren Zeitpunkt. In einem Monitoringverfahren werden Informationen von Projektmitarbeiter(inne)n nach einem von ihnen mitentwickelten Protokoll erfasst; diese Daten werden in erster Linie von den Mitarbeiter(inne)n in Zusammenarbeit mit der Steuerungsgruppe ausgewertet, um regelmäßige Indikatoren über den Verlauf und die Auswirkung der Arbeit zu bekommen. Die Leitfrage hierbei ist: Wie wird die Präventionsstrategie umgesetzt und wie kommt sie an? Diese Frage umfasst mehrere Aspekte z. B.:

- Wer setzt die Präventionsstrategie um?
- Was sind die fördernden und hemmenden Bedingungen für deren Umsetzung?
- Sind neue Informationen über die Zielgruppe und deren Lebensverhältnisse ans Tageslicht gekommen, die die Präventionsstrategie in Frage stellen?
- Stehen ausreichende Ressourcen zur Verfügung, um die geplante Strategie zu realisieren?
- Welche organisatorischen Probleme sind im Laufe der Umsetzung der Strategie aufgetaucht?
- Sind die eingesetzten Interventionen passend?
- Wer von der Zielgruppe wird erreicht?

- Sind genügende Informationen über den Verlauf und die Auswirkung der Interventionen vorhanden?
- Ist die Zielgruppe mit den Angeboten zufrieden?

Ergebniskontrolle

Im Mittelpunkt einer Ergebniskontrolle steht die Frage, ob die Ziele der Präventionsstrategie im vorgesehenen Zeitrahmen erreicht wurden. Wie bei allen anderen Arbeitsschritten wird auch hier im Rahmen der Steuerungsgruppe gemeinsam entschieden. Alle vorliegenden Informationen, die im Laufe der Durchführung der Strategie erhoben wurden, werden zusammengetragen und beurteilt. Es geht hier nicht in erster Linie um wissenschaftliche Kriterien der Nachweisbarkeit; diese werden schließlich von der wissenschaftlichen Vertretung – falls vorhanden – in der Steuerungsgruppe angesprochen. Es ist festzustellen, inwiefern die verschiedenen Akteure anhand der dokumentierten Ergebnisse mit der Strategie zufrieden sind. Auf jeden Fall muss die Frage des Empowerment einen wichtigen Platz in der Diskussion einnehmen, da diese den Sinn und Zweck des partizipativen Ansatzes darstellt, nämlich: Inwieweit sind die Zielgruppen durch die Präventionsstrategie darin gestärkt worden, dem Gesundheitsproblem aus Eigeninitiative erfolgreich entgegenzuwirken?

Der partizipative Ansatz in den Settings Betrieb, Schule und Stadtteil

Der partizipative Ansatz in Betrieben

In einer Veröffentlichung der WHO-Europa in Zusammenarbeit mit den kanadischen und US-amerikanischen Behörden für Prävention und Gesundheitsförderung werden Grundsätze der Evaluation diskutiert (Rootman u. a. 2001). In einem Beitrag der britischen Wissenschaftlerinnen Lindsey Dugdill und Jane Springett (2001) wird eine schrittweise Umsetzung des partizipativen Ansatzes empfohlen, um Evaluation und Qualitätssicherung in der betrieblichen Gesundheitsförderung zu verstärken. Laut Dugdill und Springett beschränkt sich Gesundheitsförderung in Betrieben zu sehr auf Themen des Arbeitsschutzes (z. B. Unfälle) und unterschätzt dadurch das Potential eines Betriebs, breitere Aspekte der Gesundheit aller Mitarbeiter/innen positiv zu beeinflussen. Um dieses Potential auszuschöpfen, empfehlen die Autorinnen, die Mitarbeiter/innen in die

Planung, Durchführung und Auswertung aller gesundheitsfördernden Maßnahmen einzubeziehen, vor allem durch die Bildung einer Steuerungsgruppe („Evaluationsgruppe") mit Vertreter(inne)n der Betriebsleitung und der Belegschaft. Für Barbara A. Israel und Kollegen (1989) ist der partizipative Ansatz in der Evaluation und Qualitätssicherung der betrieblichen Gesundheitsförderung vor allem in solchen Betrieben wichtig, in denen die Partizipation der Mitarbeiter/innen an betrieblichen Prozessen sehr eingeschränkt ist. In diesen Fällen bietet der Ansatz die Möglichkeit, neue Formen der Zusammenarbeit zwischen Leitung und Belegschaft zugunsten einer längerfristigen Verbesserung der Arbeitsverhältnisse zu etablieren. Auch diese Autor/innen messen einer Steuerungsgruppe mit Vertreter(inne)n aus allen Ebenen des Betriebs eine große Bedeutung bei.

In der Praxis der betrieblichen Gesundheitsförderung in Deutschland ist das Konzept der Partizipation bereits fest verankert und spiegelt dadurch die Grundsätze der WHO und der Europäischen Union in diesem Bereich wider. Die üblichen Steuerungsstrukturen sehen eine Zusammenarbeit zwischen Krankenkasse, Betriebsleitung, und Betriebsrat vor. Die Partizipation der Mitarbeiter/innen wird vor allem durch den Einfluss der Gesundheitszirkel aber auch durch systematische Befragungen der Mitarbeiter/innen weiter verstärkt. In Übereinstimmung mit den oben vorgestellten Grundsätzen des partizipativen Ansatzes in der Qualitätssicherung und Evaluation ist die Einbeziehung der Belegschaft (durch Betriebsrat, Gesundheitszirkel und Befragungen) von der Bedarfserhebung oder Organisationsdiagnose (Pfaff 1999, Noack 1999) bis hin zur Auswertung der Ergebnisse aller Maßnahmen vorgesehen (Noack 1999, S. 171):

„Um eine angemessene Vertrauensbasis für die Bewertung betrieblicher Gesundheitsmaßnahmen herzustellen, müssen die zentralen Wertmaßstäbe und Zielvorstellungen expliziert, d. h. transparent gemacht und kommuniziert werden. Dies ist um so leichter möglich, je besser es gelingt, Belegschaftsvertreter in alle Phasen des Aktions- oder Lernzyklus der Gesundheitsförderung einzubinden, und damit auch in die Prozessevaluation und in die Ergebnisevaluation."

Auch die Vorstellung der betrieblichen Gesundheitsförderung als transformierender, lernender Prozess, der durch die Mobilisierung aller Akteure zur Verbesserung des Betriebes führt, entspricht genau dem partizipativen Ansatz. Bereits oben erwähnte Strukturen und Methoden finden sich hier wieder (Badura u. a. 1999a, S. 49):

> „Neben dem individuellen Lernen spielen kollektive Lernprozesse für die Arbeit im betrieblichen Gesundheitsmanagement eine Rolle. Ob in Gruppendiskussionen oder in Gesundheitszirkeln, im Arbeitskreis Gesundheit oder in Kooperationen mit externen Partnern (z. B. Netzwerke auf Innungs- oder Verbandsebene), stets kommen bei solchen Treffen verschiedene Standpunkte zusammen und bedürfen der Vermittlung. Unseres Erachtens sind folgende Maßnahmen geeignet, kollektive Lernprozesse zu fördern: selbst organisierende Teams, betriebliche Gesundheitszirkel, Workshops, Fokusgruppen."

Ein weiterer Aspekt der bestehenden betrieblichen Gesundheitsförderung, der dem allgemeinen partizipativen Ansatz in der Evaluation und Qualitätssicherung entspricht, ist die zentrale Rolle der Selbstevaluation. Die Erfolge der gesundheitsfördernden Maßnahmen sind in erster Linie von jedem einzelnen Betrieb zu beurteilen, um die weitere Organisationsentwicklung steuern zu können (vgl. „Selbstbewertung" in Badura u. a. 1999b).

Der starke Konsens über die Bedeutsamkeit der Partizipation in allen Phasen der betrieblichen Gesundheitsförderung heißt aber längst nicht, dass es Einigkeit über die Frage gibt, wie die Wirksamkeit von Interventionen in diesem Setting zu bestimmen ist. Der Ansatz von Noack (1999, S. 170) spricht deutlich dafür, den Prozess des einzelnen Betriebs in den Vordergrund zu stellen: „Wichtigstes Kriterium für die Auswahl, die Erhebung und die Kodierung der Daten ist der Informationsbedarf der betrieblichen Akteure." Dies entspricht einer konsequenten Umsetzung des partizipativen Ansatzes. Der Stand der Evaluationsforschung in diesem Bereicht zeigt hingegen die Einflüsse einer Vielfalt an Interessen, u. a. auch den Anspruch auf einheitliche Kriterien und Auswertungsverfahren, die wissenschaftliche Kriterien der Nachweisbarkeit erfüllen (vgl. Lenhardt 2003).

Auch wenn Fragen der Evaluation noch offen bleiben, verkörpert das Leitkonzept der betrieblichen Gesundheitsförderungen in Deutschland bereits die Kernelemente des allgemeinen partizipativen Ansatzes in der Qualitätssicherung und Evaluation und kann deshalb als Beispiel für die Übertragung des Ansatzes auf andere Bereiche dienen. Es sei aber darauf hingewiesen, dass bisher lediglich ein Bruchteil aller Unternehmen (wenige Hunderte) Gesundheitsförderungsprogramme in diesem Sinne installiert hat (Rosenbrock 2003).

Der partizipative Ansatz in Schulen

Das Pendant zur betrieblichen Gesundheitsförderung im schulischen Bereich ist die europäische Initiative der „Gesundheitsfördernden Schulen", an der ca. 30 deutsche Schulen teilnehmen (Paulus 2002). Im Gegensatz zur Gesundheitserziehung („Gesundheitsförderung in der Schule"), die eine Einflussnahme auf Risikoverhalten einzelner Schüler/innen in erster Linie durch Lehrveranstaltungen erzielt, setzt das Konzept der Gesundheitsfördernden Schule den Schwerpunkt auf die Schule als Gesamtorganisation, die durch einen kollektiven Entwicklungsprozess Bedingungen für einen verbesserten Gesundheitszustand für Schüler/innen und Lehrer/innen schaffen kann.

Das Konzept der Gesundheitsfördernden Schule basiert auf der Partizipation aller am Schulleben beteiligten Menschen (Schulleitung, Verwaltung, Lehrkollegium, Eltern, je nach Schulstufe: Schülerschaft) und verspricht sich dadurch nachhaltige Wirkungen (Paulus 2003, S. 201):

> *„Dieser settingbasierte Ansatz hat Chancen, nachhaltig wirksam zu sein, weil er von einer breiten Mehrheit der Betroffenen getragen wird, die sich eingebunden und zur Mitwirkung motiviert fühlen und weil verschiedene Aspekte des Schullebens, des Unterrichts und der außerschulischen Kooperation mit einbezogen sind."*

Interventionen gehen über die Neugestaltung des Lehrplans hinaus, um alle Abläufe in der Schule vor dem Hintergrund der gesundheitlichen Bedürfnisse der Akteure zu überprüfen (Barkholz u. a. 1997, S. 320):

> *„Dies gilt für die Verwaltungsabläufe, wie für die Arbeitsorganisation der nicht-unterrichtenden Kolleginnen und Kollegen, genauso wie für den Schulalltag der Lehrkräfte, sowie der Schülerinnen und Schüler.*
> *Auf der Ebene des Unterrichts betrifft dies nicht nur die Unterrichtstafel, -planung und -organisation, sondern auch die Methodik und Didaktik des Unterrichts selbst. Wenn es um gesundheitsrelevante Themenstellung geht, werden diese nach modernen gesundheitspädagogischen Konzepten im Unterricht bearbeitet. Die Ge-*

sundheitsfördernde Schule achtet darauf, dass nicht nur Gesundheit gelernt wird, sondern auch gesund gelernt wird. Aber nicht nur die Lehr-, Lern- und die anderweitigen Arbeitsprozesse sind gesundheitsförderlich gestaltet, sondern auch die sozialemotionalen Aspekte des Schullebens. Die interpersonalen und gruppen-kommunikativen Prozesse verlaufen gesundheitsförderlich. In den Klassen und in der Schule insgesamt werden gesundheitsverträgliche Formen der Gestaltung des Zusammenlebens praktiziert."

Das Empowerment der Beteiligten ist ein zentrales Anliegen der Gesundheitsfördernden Schule (Barkholz u. a. 1997, S. 322; vgl. Weare 1998):

„Die Strategie der Gesundheitsfördernden Schule ergibt sich aus der „Philosophie" der Gesundheitsförderung. Da es ihr Ziel ist, die Selbstbestimmung über die Gesundheit und ihre Bedingungen zu fördern, stehen auch die Bedürfnisse, Wünsche und Hoffnungen der Betroffen in der Schule im Zentrum. Alle gesundheitsförderlichen Bemühungen nehmen dort ihren Ausgang und dort finden sie auch ihr letztes Ziel."

Laut Peter Paulus (2003) sind es fünf Bereiche, die bisher von Schulen in Europa im Rahmen des Konzepts Gesundheitsfördernder Schule erfolgreich beeinflusst wurden (Abbildung 4):

Verbesserung der baulichen Substanz der Schule und des schulischen Umfeldes	z. B. Verlegung von Wasserleitungen, Reparatur von Toilettenanlagen, Umgestaltung von Schulhöfen, Ausbesserung von Schulgebäuden
Programme zur gezielten Bearbeitung verschiedener Themen	z. B. Ernährung, Umwelt und Gesundheit, Rauchen, Drogen und Alkohol, Sexualerziehung, AIDS-Prävention
Aufbau demokratischer Strukturen an Schulen	z. B. Schülerinnen und Schüler ermutigen, sich aktiv zu beteiligen, das Lernen selbständiger zu organisieren, ihre Meinungen frei zu artikulieren, die Lehrer-Schüler-Beziehung zu verbessern
Fortbildung der Lehr-kräfte	z. B. in Gesundheitserziehung und Gesundheitsförderung, Kommunikation, Lehr- und Lernmethoden und Kooperation mit der Elternschaft
Entwicklung der Schulorganisation und Schulstruktur	z. B. Pausenzeiten verändern, Regelungen zur Prävention von Gewalt oder Suchtprävention

nach Paulus (2003)

Abbildung 4: Projektbereiche erfolgreicher schulischer Gesundheitsförderung

Wie bei der betrieblichen Gesundheitsförderung handelt es sich hier um ein bewährtes, wenn auch nicht so weit verbreitetes Konzept, das Partizipation auch im Rahmen der Qualitätssicherung und Evaluation in den

Mittelpunkt stellt. Wie in der betrieblichen Gesundheitsförderung ist die Frage der messbaren Wirksamkeit noch ungelöst. Viele argumentieren wie David Stears (1998) für einen „Paradigmenwechsel" um die verschiedenen Ebenen der Veränderungsprozesse zu berücksichtigen, bieten aber keine konkreten Hinweise zur Lösung des Konflikts zwischen lokal erzeugten und beurteilten Evidenzen und den Interessen von anderen, die standardisierte Ergebniskontrollen befürworten. In Deutschland konzentrieren sich die bisherigen Evaluationen auf Prozessmerkmale (Paulus 2002).

Der partizipative Ansatz in Stadtteilen

Die Bestimmung des Stadtteils als Setting für die Gesundheitsförderung hängt stark mit der internationalen Bewegung zusammen, die lokale Planung und Durchführung von Interventionen zu verstärken. Der Grundgedanke hierbei ist, dass die unmittelbare Lebenswelt des Menschen den stärksten Einfluss auf seinen gesundheitlichen Zustand hat. Die weltweit führende Initiative in diesem Zusammenhang ist das Projekt „Gesunde Städte" der WHO, die partizipative, bürgergesteuerte Prozesse auf der Gemeindenebene fördert. Dem bundesdeutschen Gesunde-Städte-Netzwerk gehören derzeit ca. 60 Kommunen an, die sich die Entwicklung einer gesundheitsförderlichen Gesamtpolitik sowie den gegenseitigen Informations- und Erfahrungsaustausch zum Ziel gesetzt haben, um die Umsetzung der Gesunde-Städte-Konzeption auf kommunaler Ebene zu unterstützen. Diese wird als ein Prozess verstanden, der auf Prävention, Aktivierung, Beteiligung, Kooperation und Nachhaltigkeit angelegt ist. Im Rahmen dieses Prozesses haben sich mehrere Kommunen für die Umsetzung stadtteilbezogener Projekte entschieden, wie z. B. in Berlin (Der Senat von Berlin 2002, S. 4): „Mit der Schwerpunktsetzung von Prävention und Gesundheitsförderung vor Ort, im Kiez, im unmittelbaren Lebenszusammenhang der Menschen unterstützt der Senat die grundsätzliche Position des Netzwerkes Gesunde Städte." Auch das Bund-Länder-Programm „Soziale Stadt" engagiert sich für das Thema Gesundheitsförderung im Rahmen einer Gesamtstrategie, Stadtteile „mit besonderem Entwicklungsbedarf" zu unterstützen (vgl. Altgeld 2003).

Das Setting Stadtteil unterscheidet sich erheblich von den Settings Schule und Betrieb. Während vor allem Schulen aber auch Betriebe (zumindest in der gleichen Branche) große strukturelle Ähnlichkeiten aufzeigen, sind die Unterschiede zwischen Stadtteilen wesentlich ausgeprägter. Stadtteile müssen weder die gleiche Größe, noch die gleiche Altersstruktur, noch die gleiche Infrastruktur besitzen; einige Stadtteile Berlins sind z. B. bevölkerungsreicher und kulturell vielfältiger als ganze Städte in anderen Regionen Deutschlands. Da Schulen und Betriebe Organisationen mit einem klaren Auftrag und z. T. gesetzlich festgelegten Hierarchien und Normen darstellen, können erwünschte Änderungsprozesse mit Bezug auf gut definierbare (und von Ort zu Ort direkt vergleichbare) Rollen und Zuständigkeiten beschrieben werden. Stadtteile sind hingegen offene Systeme deren Strukturen und Ressourcen nur zum Teil gesetzlichen Regelungen unterliegen. Ein weiterer wichtiger Unterschied zwischen dem Setting Stadtteil und den beiden anderen Settings ist die Frage der Anbindung. Während Schulen und Betriebe von Abhängigkeitsverhältnissen gekennzeichnet sind, die eine Anbindung an die Organisation erzwingen, stellen Stadtteile lediglich einen geographischern Raum dar, der die Lebenswelten der Einwohner nicht unbedingt stark beeinflusst, z. B. in dem Fall einer Einwohnerin, die in einem Stadtteil wohnt, in einem anderen arbeitet, und ihre Freizeit überwiegend in einem dritten verbringt. Im Gegensatz zu Schule und Betrieb kann die Bedeutung des Stadtteils als gesundheitsförderndes Setting nicht ohne weiteres angenommen werden: Abhängig von Zielgruppe und Gesundheitsproblem ist der Lebensraum Stadtteil unterschiedlich zu bewerten.

Die drei unten vorgestellten Praxisbeispiele beleuchten verschiedene Aspekte des partizipativen Ansatzes im Setting Stadtteil. Die große Vielfalt an formellen und informellen Strukturen, an Zielgruppen und an potentiellen Kooperationspartnern ergeben unterschiedliche Strategien. Im ersten Beispiel aus Berlin wird gezeigt, wie auch jüngere Altersgruppen zum Thema Gesundheit mobilisiert werden können. Deutlich wird auch, dass Empowerment „von außen" angeregt werden kann – in diesem Fall von der Bezirksverwaltung – so dass die Gruppe mit der Zeit etwas Eigenes kreiert und die Steuerung und Weiterentwicklung übernimmt. Im zweiten Beispiel aus San Francisco wird eine Initiative ebenfalls „von außen" gestartet und nachfolgend von der Zielgruppe übernommen. Dieses Projekt zeigt, dass auch bei stark benachteiligten Gruppen die Umsetzung des partizipativen Ansatzes möglich ist. An diesem Fallbeispiel werden auch die Grenzen des Ansatzes deutlich: Schwerwiegende Gesundheitsrisiken können nur bedingt auf der Settingebene kompensiert werden. Das dritte Beispiel aus dem USA-Bundesstaat New Mexico wird hier angeführt, weil es verdeutlicht, wie die Effekte settingbasierter Interventionen über den Kontext des Settings hinausgehen können. Ein Projekt in Zusammenarbeit mit Schulen führte zu einem stärkeren Engagement der Schüler/innen auf verschiedenen gesellschaftlichen Ebenen und zu diversen gesundheitsrelevanten Themen.

Das bei den Settings Schule und Betrieb bereits angesprochene grundsätzliche Problem hinsichtlich der Entwicklung allgemein verwendbarer Interventionen und Indikatoren der Wirksamkeit für die Präventionsarbeit wird wegen des einmaligen Charakters jedes Stadtteils umso deutlicher. Die Theorie und Praxis der Partizipation in der Gesundheitsförderung – auch im Rahmen der Qualitätssicherung und Evaluation – ist in erster Linie aus der Arbeit in Stadtteilen (Gemeinwesenarbeit) entstanden. Gesundheitsförderung in Stadtteilen hat eher die Qualität einer Bürgerinitiative und wenig mit den geplanten Organisationsentwicklungsprozessen einer Schule oder eines Betriebs gemeinsam. Vor allem aus diesem Grund müssen Zielsetzung, Qualitätsmerkmale und Evaluationskriterien für das Setting Stadtteil notwendigerweise sehr stark variieren, wie an den hier angeführten Beispielen deutlich zu erkennen ist.

Fallbeispiel 1 (Ausschnitt aus dem Projektbericht von Papies-Winkler 2003):

Friedrichshain-Kreuzberg als kleinster und am dichtesten besiedelter Bezirk Berlins mit knapp 245.000 Einwohnern, der geringsten Grünfläche von 7 qm pro Einwohner und den größten sozialen und gesundheitlichen Belastungen hat sich zum Ziel gesetzt, durch die Aktivitäten des Gesunde-Städte-Netzwerkes, der Lokalen Agenda 21 und der Sozialen Stadtentwicklung, die Lebensqualität im Bezirk zu verbessern. Trotz niedrigstem Sozialindex Berlins, höchster Arbeitslosenrate, zweithöchstem Anteil an Sozialhilfeempfänger(inne)n und Migrant(inn)en, Wohnungen mit hoher Belegungsdichte und den daraus resultierenden Problemen verfügt der Bezirk über viele wertvolle Ressourcen. Hierzu zählen die reiche Projektlandschaft, die Vielfalt der Kulturen, das hohe Potenzial an Selbsthilfe, nachbarschaftliche Kiezstrukturen, gute Modelle von Stadtplanung und Stadtplanungsentwicklung und eine lange Tradition der Bürgerbeteiligung.

Hier setzt auch das Projekt zur Kinderbeteiligung Kiezdetektive an, eine Idee, die vom Kinder- und Jugendbüro Marzahn entwickelt wurde. In enger Kooperation mit dem Gesunde-Städte-Netzwerk und der Lokalen Agenda 21 wurde 1999 das Kinderbeteiligungsprojekt ins Leben gerufen: Kinder werden als Experten in eigener Sache in Planungs- und Entscheidungsprozesse zur nachhaltigen gesunden Stadtentwicklung und -gestaltung eingebunden. Bei ihrer Tätigkeit als Kiezdetektive spüren sie vor allem Probleme in ihrem unmittelbaren Lebensraum auf und stoßen bei ihrer Suche auch auf „Schätze". Die Ergebnisse werden in einer Ausstellung der Öffentlichkeit und auf einer Kinderversammlung den Bezirkspolitikern vorgestellt. Nach sechs Monaten werden auf einer Folgeversammlung die Umsetzungsergebnisse dargestellt.

Für die Umsetzung sind die Politiker/innen mit ihren jeweiligen Abteilungen verantwortlich. Die Kinder halten die Probleme auf „Denkzetteln" fest, die an die zuständigen Mitarbeiter/innen zur Bearbeitung weitergegeben werden. Für die Ergebniskontrolle ist die Plan- und Leitstelle Gesundheit als Koordinatorin verantwortlich.

Ein Beispiel:

Bei ihrer Kiezbegehung entdeckten die Kinder der Kita Schlesische Str. die Seniorenfreizeitstätte in der Falckensteinstrasse 6. Es fand ein gemeinsames Mittagessen zwischen Alt und Jung statt. Die Kinder haben den Alten einen Hip-Hop-Tanz gezeigt; die Senioren haben getöpfert, getanzt und gesungen. Dabei haben die Kinder gelernt, dass auch die „Alten" Spaß haben können.

Weiterhin entdeckten die Kiezdetektive, neben der Senioreneinrichtung, ein verwildertes ungenutztes Grundstück. Sie hatten die Idee, dass man dieses gemeinsam umgestalten und nutzen könnte. Dieses Ergebnis stellten sie auf der Kinderversammlung den Politiker(inne)n vor.

Die Idee wurde vom Stadtrat für Stadtentwicklung an das Quartiersmanagement zur Bearbeitung übergeben. Inzwischen wurde das Gelände zwischen Kita, Seniorenfreizeitstätte und einer angrenzenden interkulturellen Mädcheneinrichtung zu einer gemeinsamen Nutzfläche ausgebaut.

Weitere Beispiele:

- Spielplätze wurden umgestaltet und mit fehlenden Geräten ausgestattet.

- Durch den Einsatz von Konfliktmediator(inn)en konnten massive Probleme zwischen Schülerinnen und einem Jungenprojekt entschärft werden.

- Das Müllproblem wurde von den Kindern aufgegriffen und in einer Säuberungsaktion mit dem Quartiersmanagement aktiv bearbeitet.

Das Ziel des Projektes ist es, den Kindern die Chance zu geben, ihren unmittelbaren Lebensraum näher kennen zu lernen, sich ihre Lebenswelt aktiv anzueignen und mitzugestalten. Außerdem fördert die aktive Teilnahme die allgemeine Entwicklung der Persönlichkeit sowie die Wahrnehmung, das Selbstbewusstsein und die Verantwortlichkeit. Ein weiterer wichtiger Faktor dieses Projekts zielt auf das Erleben demokratischen Handelns ab und stellt somit einen umfassenden Ansatz zur Gesundheitsförderung dar. Insbesondere in problembelasteten Stadtgebieten, in denen ein hoher Anteil an Migrant(inn)en lebt, können durch dieses Projekt Kinder erreicht und für gesundheitliche und soziale Belange aktiviert werden. Eine Partizipation an politischen Prozessen auf Bezirksebene ist ausdrücklich erwünscht und als dauerhafte Einrichtung vorgesehen.

Als Kiezdetektive können sich alle Kindergruppen zwischen 6 und 14 Jahren aus Schule, Kita, Hort und Freizeiteinrichtungen beteiligen. Bisher haben sich 15 Schulen, Kitas und Freizeiteinrichtungen beteiligt. Ca. 300 Kinder waren bisher als Kiezdetektive überwiegend in den Quartiergebieten des Programms Soziale Stadt unterwegs, weil dort der größte Entwicklungsbedarf gesehen wird und die Kinder zur Verbesserung der Lebensqualität beitragen können. Kooperiert wird mit den verschiedenen Institutionen im Quartier, den Ressorts Gesundheit und Soziales, Jugend, Stadtentwicklung, Kultur und Wirtschaft des Bezirksamtes sowie wissenschaftlichen Einrichtungen. Inzwischen wurde das Projekt auch in ein aus Bundesmitteln gefördertes Modellprojekt „Soziale Ökonomie für Kinder, Umwelt und Gesundheit am Boxhagener Platz" integriert, wo es in Kombination mit dem Ansatz „Planning for Real" als Planungs- und Aktivierungsmaßnahme der Kinder und Jugendlichen dient.

Fallbeispiel 2 (nach dem Projektbericht von Minker 1997):

Ein weiteres Fallbeispiel der Anwendung des partizipativen Ansatzes in einem Stadtviertel wurde von Meredith Minkler, einer der führenden US-amerikanischen Forscherinnen in diesem Bereich, in einem ihrer Bücher zum Thema Partizipation in der Gesundheitsförderung berichtet. Es handelt sich um ein armes Stadtviertel in San Francisco (Tenderloin) mit einem besonders hohen Anteil an Senioren. Das Ziel des Projekts TSOP (Tenderloin Senior Organizing Project) war die Mobilisierung der älteren Einwohner/innen des Viertels, um Veränderungen im Stadtviertel zugunsten der Verbesserung ihres gesundheitlichen Zustands zu bewirken. Die methodische Grundlage stammt vor allem aus der Arbeit des US-amerikanischen politischen Aktivisten Saul D. Alinsky (1982), die in der amerikanischen Bürgerrechtsbewegung große Aufmerksamkeit erregte. Die spezifischen gesundheitlichen Probleme und entsprechende Lösungen sollten von den Einwohner(inne)n definiert bzw. erarbeitet werden. Obwohl das extreme Elend in diesem Stadtviertel in deutschen Städten nicht in dieser Konzentration vorkommt, ist das Fallbeispiel trotzdem besonders lehrreich, da es zeigt, dass der partizipative Ansatz sich auch unter schwersten Bedingungen umsetzen lässt.

Das Projekt ging von einer Initiative freiwillig engagierter Student(inn)en aus, den Einwohner(inne)n nach einem partizipativen Ansatz zu helfen. Es begann mit einer Suche nach möglichen Kooperationspartnern vor allem unter den sozialen Einrichtungen und Kirchen. Dies beinhaltete eine Bestandsaufnahme der Angebote dieser Einrichtungen für die älteren Einwohner/innen des Viertels (s. Mapping oben). Eine der Kirchen stellte sich als die Einrichtung mit der stärksten Bindung zur Zielgruppe heraus; aus diesem Grund haben die Student(inn)en ihr Vorhaben in enger Zusammenarbeit mit der Kirche organisiert und konnten dadurch als ehrenamtliche Mitarbeiter/innen der Kirche ihre Arbeit fortführen und auf dem schon etablierten Vertrauen zwischen der Zielgruppe und der Kirche aufbauen.

Der nächste Schritt war der Aufbau von Kontakten zu Hausverwaltungen und Heimleitungen, um den Student(inn)en den nötigen Zugang zu den Wohnhäusern der Zielgruppe zu gewährleisten. In jedem Haus wurden informelle Gesprächsrunden organisiert; ein kleiner Imbiss wurde jeweils angeboten, das Kennenlernen unter Bewohner(inne)n stand im Mittelpunkt. Mit der Zeit hatten sich die ersten Gesprächsrunden zu regelmäßigen, gut besuchten Veranstaltungen etabliert, die unter der Moderation der Student(inn)en zunehmend zum Anlass benutzt wurden, gemeinsame Probleme zu diskutieren. Zu diesem Zeitpunkt gründeten die Student(inn)en einen eigenen Verein und beantragten Finanzierungshilfen von einer Stiftung. Der zwölfköpfige Vorstand des Vereins bestand aus Vertreter(inne)n wichtiger Einrichtungen und anderen Gruppen: Kirchen, soziale Einrichtungen, lokale Geschäftsbetreiber und nicht zuletzt Mitglieder aus der Zielgruppe. Der Vorstand steuerte die weitere Arbeit der Projektmitarbeiter/innen durch eine längerfristige Zusammenarbeit zwischen allen Mitgliedern.

Die Problemlage wurde von den Bewohner(inne)n jedes Wohnhauses unabhängig von den anderen Bewohner(inne)n des Stadtteils dargestellt, und Lösungswege wurden gemeinsam erarbeitet. Nicht nur gesundheitliche Probleme im engeren Sinne (Krankheiten und deren Ursachen), sondern auch allgemeine soziale Probleme wurden von der Zielgruppe benannt (Kriminalität, schlechte Wohnverhältnisse). Einige Probleme stellten sich für mehrere Wohnhäuser als wichtig heraus z. B. Unterernährung; die von den Bewohner(inne)n organisierten Interventionen waren dennoch unterschiedlich. Die Bewohner/innen eines Hauses organisierten einmal die Woche einen kleinen Lebensmittelvertrieb in den Räumlichkeiten des Hauses und erlangten dadurch Zugang zu Subventionen in Form von Lebensmittelspenden von einem staatlichen Träger. Die Bewohner/innen eines anderen Hauses entschlossen sich für Kochkurse, um einen besseren Umgang mit den vorhandenen einfachen Lebensmitteln zu erlernen. Daraus entstand ein Kochbuch, das vom Gesundheitsamt veröffentlicht und kostenlos an Hunderte von Bewohner(inne)n des Stadtviertels verteilt wurde.

Bei fast allen Wohnhäusern konnten sich die Bewohner/innen zunehmend selbständig Strategien entwickeln, ohne Moderation oder andere Hilfe von Projektmitarbeiter(inne)n. Auch die Anzahl der Bewohner/innen, die an den Gruppenprozessen vor Ort teilnahm, ist ständig gewachsen. Mit der Zeit sind Kooperationen zwischen Wohnhäusern entstanden – vor allem im Rahmen von Bemühungen, Probleme zu beseitigen, die alle im Stadtviertel betreffen (wie z. B. Kriminalität). Langsam zogen sich die Projektmitarbeiter/innen aus den Wohnhäusern zurück, in denen die Bewohner/innen alles selber organisieren konnten und gingen nur noch auf

Einladung zu jenen Bewohner(inne)n, die spezifische Probleme oder Fragen hatten.

Auf Grund der Erfahrung des TSOP zieht Minkler folgende Schlussfolgerungen für die Umsetzung des partizipativen Ansatzes hinsichtlich der Qualitätssicherung und Evaluation:

- Nur die Zielgruppe und nicht Außenstehende kann ihre Bedürfnisse definieren.

- Eine Bestimmung der vorhandenen Ressourcen im Wohnviertel (Infrastruktur, soziale Einrichtungen, Fähigkeiten der Zielgruppenmitglieder etc.) ist notwendig, bevor interveniert wird; Interventionen sollten auf diesen Ressourcen aufbauen.

- Theorien und Methoden müssen flexibel gehandhabt werden; die praktische Relevanz aller Erklärungen und Herangehensweisen angesichts der konkreten Problemlage hat Vorrang.

- Die Evaluation (Ziele und Methoden) der Interventionen soll umfangreich sein, um alle für die Zielgruppe relevanten Effekte soweit wie möglich abzubilden. Dabei sind die Partizipation der Zielgruppe und deren Empowerment im Rahmen von Evaluationsprozessen zentral.

- Strategische Planung ist von Anfang an wichtig, auch hinsichtlich einer sicheren Finanzierung für die Arbeit.

- Die Erfolge des partizipativen Ansatzes in einem Stadtviertel sind messbar, sie können aber nicht grundlegende strukturelle Probleme kompensieren wie z. B. Armut oder Arbeitslosigkeit.

<u>Fallbeispiel 3 (nach dem Projektbericht von Wallerstein u. a. 1997):</u>

Nina Wallerstein und Kollegen dokumentieren die Umsetzung des partizipativen Ansatzes in über 30 Schulen mit Kindern unterschiedlicher ethnischer Herkunft im US-Bundesstaat New Mexico. Die angewandten Methoden stammen aus der Arbeit des international bekannten brasilianischen Pädagogen Paulo Freire (1984), der die Befreiung des Menschen als oberstes Ziel der Bildung versteht. Freire entwickelte dialoggestützte Lehrmethoden, die die Stärkung von Einzelpersonen und Kollektiven im Sinne des Empowerment in den Mittelpunkt stellen. Das hier vorgestellte

Projekt (ASAP – Adolescent Social Action Program) sollte ursprünglich Drogen- und Alkoholproblemen vorbeugen; auf Wunsch der Zielgruppe erweiterte sich die Zielsetzung auf andere Problembereiche.

Das Projekt besteht aus einem Curriculum, das in Zusammenarbeit zwischen einer Universität, einem Krankhaus, einer Jugendvollzugsanstalt und beteiligten Schulen entwickelt wurde. In einem Zeitraum von sieben Wochen treffen sich Kleingruppen von Jugendlichen mit Patient(inn)en des Krankhauses sowie mit Insassen der JVA, die Probleme mit Alkohol, Drogen, Gewalt, HIV u. a. haben. Die Kleingruppen werden von Magisterstudent(inn)en geleitet, die in den Methoden von Freire ausgebildet wurden. In den Interviews mit den jeweiligen Gesprächspartner(inne)n stellen die Jugendlichen Fragen, die sie im Voraus gemeinsam formuliert haben. Verschiedene Module bieten den Jugendlichen die Möglichkeit, über die Interviews im Kontext ihrer einzelnen Biographien aber auch im Zusammenhang mit den Normen und Lebensverhältnissen ihrer Mitschüler/innen zu reflektieren. Als letzter Schritt werden die Jugendlichen aufgefordert, ihre neuen Erkenntnisse entweder in Peer-Education oder in ein soziales Projekt zur Linderung eines (lokalen) Problems umzusetzen. Die Ermutigung einer Bevölkerungsgruppe, soziale Interventionen zur Verbesserung ihrer Lebenslage auf Grund einer kritischen Reflexion über ihre kollektiven Probleme durchzuführen, bildet den Kern der Freireschen Pädagogik.

In den Jahren der Realisierung des ASAP-Projekts sind zahlreiche Initiativen seitens der teilnehmenden Jugendlichen zustande gekommen. Am Anfang beschränkten sich diese auf Peer-geleitete Lehrveranstaltungen. Mit der Zeit interessieren sich die Jugendlichen immer stärker für Interventionen, die an eine größere Öffentlichkeit gerichtet sind. Curricula, Leporellos, Videos und andere Materialien wurden von Teilnehmer(inne)n zum Aufbau der Peer-Education in Schulen im ganzen Bundesstaat hergestellt. Aktionen auf der kommunalen, regionalen und bundesstaatlichen Ebene wurden im Rahmen von großen Veranstaltungen organisiert, um Themen wie Alkohol und Gewalt unter Jugendlichen anzusprechen. Auch Hilfsangebote für andere Gruppen z. B. Haushaltshilfe für Senioren oder Projekte zur Beseitigung eines kommunalen Problems z. B. Umweltverschmutzung wurden von ASAP-Absolvent(inn)en organisiert. Politisches Engagement auf allen Regierungsebenen wurde auch durch Teilnehmer/innen des ASAP angestoßen (z. B. beim Entwurf eines neuen Tabakkontrollgesetz).

In Auswertung der Ergebnisse des ASAP-Projekts sind folgende Veränderungen der Teilnehmer/innen auf Grund des partizipativen Ansatzes festzustellen:

- eine verstärkte Fähigkeit, mit anderen über (soziale) Probleme zu reden,
- emotionale Kompetenzen, die sich durch eine stärkeres Gemeinschaftsgefühl und die Fähigkeit auf andere zuzugehen erkennen lassen,
- die Fähigkeit zur kritischen Auseinandersetzung mit sozialen Problemen, die eine differenzierte Betrachtung gesellschaftlicher (kollektiver) und individueller (persönlicher) Aspekte ermöglicht,
- ein stärkeres Engagement in Aktivitäten zur Beseitigung sozialer Probleme unter Jugendlichen und in der Gesellschaft,
- eine klare Vorstellung davon, wie man sich in Prozessen engagieren kann, um die eigene Lebenslage und die Lebenslage von anderen zu verbessern.

Empfehlungen zur Umsetzung der partizipativen Qualitätssicherung und Evaluation in den Settingprojekten der BKK

Die Umsetzung des partizipativen Ansatzes in der Qualitätssicherung und Evaluation settingbasierter Präventionsangebote bedeutet die konsequente Partizipation der Projektmitarbeiter/innen und Zielgruppen in allen Phasen der Angebotsentwicklung, von der Konzeption bis zur Auswertung. Der partizipative Ansatz stellt keine neue Methode, sondern Rahmenbedingungen für die Entwicklung und Anwendung von Modellen der Qualitätssicherung und Evaluation dar, damit das Empowerment der Zielgruppen entwickelt werden kann. Um die Umsetzung des partizipativen Ansatzes in den Settingprojekten der BKK zu realisieren, werden in diesem Sinne folgende Empfehlungen vorgelegt:

Die Verbreitung der Konzepte „Betriebliche Gesundheitsförderung" und „Gesundheitsfördernde Schule" fördern

Im schulischen sowie im betrieblichen Bereich existiert bereits ein international anerkanntes Konzept für Gesundheitsförderung, das Partizipation im umfassenden Sinne berücksichtigt: „Gesundheitsfördernde Schule" bzw. „Betriebliche Gesundheitsförderung". Die Umsetzung des partizipativen Ansatzes in den Settings Schule und Betrieb kann in erster Linie durch die Förderung der weiteren Verbreitung dieser Konzepte verwirklicht werden. Wie konsequent Partizipation als Bestandteil des Konzepts vor Ort umgesetzt wird, ist ein Qualitätsmerkmal der lokalen Umsetzung. Die Beurteilung des Grades der Partizipation und des daraus folgenden Empowerment können durch die Weiterentwicklung bestehender Instrumente unterstützt werden (s. unten). Folgende Schritte könnten einen wichtigen Beitrag zur Verbreitung der beiden Konzepte leisten:

- Die Festlegung von „betrieblicher Gesundheitsförderung" und „gesundheitsfördernder Schule" als Leitkonzepte in der Förderung von Projekten im Setting Betrieb bzw. Schule. Das bedeutet, dass umfangreiche organisationsbezogene Projekte (mit dem Ziel *eines gesundheitsfördernden Settings*) Vorrang gegenüber einzelnen Interventionen (Gesundheitsförderung *im Setting*) bei Förderungsanträgen erhalten.

- Eine gezielte Öffentlichkeitsarbeit an Schulen und Betrieben, um über die Ansätze „betriebliche Gesundheitsförderung" und „gesundheitsfördernde Schule" aufzuklären und die Organisation von Projekten vor Ort anzuregen, am besten in Kooperation mit existierenden bundesweiten Netzwerken.

Im Sinne der Initiative der BKK zur Unterstützung des Deutschen Netzwerks für Betriebliche Gesundheitsförderung (DNBGF) eine formale Zusammenarbeit mit bundesweiten (und regionalen) Netzwerken organisieren, die die Verbreitung des Konzepts der „gesundheitsfördernden Schule" fördern (z. B. Netzwerk „Gesundheitsfördernde Schulen").

Die Erfahrungen in Betrieb und Schule zum Thema Partizipation auswerten

Deutsche Schulen und Betriebe verfügen über zehn Jahre Erfahrung in der Gestaltung partizipativer Prozesse bei der Umsetzung der Konzepte

„Betriebliche Gesundheitsförderung" und „Gesundheitsfördernde Schule". Auf Grund ausführlicher Dokumentation und fest etablierter Strukturen hat vor allem die betriebliche Gesundheitsförderung einen vorbildlichen Charakter für die Umsetzung des partizipativen Ansatzes in anderen Settings. Es wird empfohlen, dass die Praxiserfahrung in Schule und Betrieb unter folgender Fragestellung systematisch ausgewertet wird:

- Welche Strukturen und andere Bedingungen begünstigen die Partizipation der Zielgruppen an gesundheitsfördernden Maßnahmen in Schulen?

- Welche Strukturen und andere Bedingungen begünstigen die Partizipation der Zielgruppen an gesundheitsfördernden Maßnahmen in Betrieben?

- Was können wir aus den Erfahrungen in Betrieb und Schule für die Verstärkung der Partizipation in anderen Settings lernen?

Zur Umsetzung dieser Empfehlung könnte eine Untersuchung im Auftrag der BKK durchgeführt werden, bei der bestehende Erfahrungsberichte der bundesweiten Netzwerke der gesundheitsfördernden Betriebe und Schulen (ergänzt durch Expertengespräche aus ausgewählten Einrichtungen) berücksichtigt werden. Das Ergebnis der Untersuchung wäre eine handlungsorientierte Zusammenfassung der Faktoren, die Partizipation in Betrieb und Schule begünstigen – einschließlich einer Diskussion der Übertragbarkeit dieser Faktoren auf andere Settings (z. B. Stadtteil).

Partizipation als Standard der settingbezogenen Arbeit festlegen

Obwohl Partizipation prinzipiell von vielen Akteuren in der Prävention und Gesundheitsförderung befürwortet wird, ist deren Realisierung kein Standard der Arbeit in Settings. Aus diesem Grund wird hier empfohlen, dass Partizipation, d. h. *eine möglichst starke* **Teilnahme und Teilhabe** *der Projektmitarbeiter/innen und Zielgruppen an allen Aspekten der Planung (einschließlich Problemdefinition), Durchführung, Steuerung und Auswertung einer primärpräventiven Maßnahme zu gewährleisten,* als Standard für settingbezogene Projekte festgelegt wird. Partizipation wäre dann mehr als ein Grundprinzip, nämlich eine konkrete Grundvoraussetzung für alle Vorhaben, unabhängig von der Art des Setting. Zur Umsetzung dieser Empfehlung wäre die Festlegung der Partizipation als Bedingung für die Förderung settingbasierter Projekte sinnvoll. Bereits bei der Antragstellung müsste ein Konzept zur Realisierung des Partizipationsprinzips vorgestellt werden; ein entscheidendes Kriterium für den Projekterfolg und deshalb für eine weitere Förderung wäre der Umfang der erreichten Partizipation.

Die Kompetenzen lokaler Projekte zur Entwicklung geeigneter Qualitätssicherungs- und Evaluationsstrategien entwickeln

Die Aufwertung der Partizipation zum Standard misst *dem Prozess* der Entwicklung und Durchführung gesundheitsfördernder Maßnahmen in Settings eine neue Bedeutung bei. Dieser Prozess hängt nicht nur vom Settingtypus ab – Schule, Betrieb oder Stadtteil – sondern auch von den Besonderheiten vor Ort. Um eine optimale Gestaltung dieses Prozesses zu ermöglichen, wäre es sinnvoll, Settingprojekten prozessbegleitende Unterstützung anzubieten, damit sie Interventionen nach dem partizipativen Ansatz systematisch planen, durchführen und evaluieren können. Durch die Zusammenarbeit zwischen Wissenschaft und Praxis soll jedes teilnehmende Projekt dazu befähigt werden, Daten über Indikatoren der Prozesse und Wirkungen ihrer Arbeit zu erheben (im Sinne von Monitoring), diese Daten zu interpretieren und sie für eine kontinuierliche Verbesserung der Arbeit einzusetzen. Diese Art von aktiver professioneller Unterstützung in der Projektentwicklung ist international unter dem Begriff *capacity building* bekannt. Die entsprechende Unterstützung wäre von Fachkräften zu leisten, die auf Grundlage deutscher und internationaler Erfahrungen die Akteure vor Ort in allen Entwicklungsschritten begleiten, hierbei auf typische Probleme in der Umsetzung des partizipativen Ansatzes hinweisen, Lösungsmöglichkeiten aufzeigen und im Laufe des Projekts Hilfestellungen zu spezifischen Problemen geben.

Die Stiftung „Gesundheitsförderung und Prävention der Gesetzlichen Krankenversicherung" bietet einen Rahmen, in dem eine solche umfangreiche Projektunterstützung realisiert werden könnte. Der vorgesehene Begutachtungsprozess zur Auswahl der zu fördernden Settingprojekten wäre der erste Teil einer zweistufigen Strategie zur Qualitätsentwicklung im Bereich der Gesundheitsförderung für sozial Benachteiligte. Der zweite Teil würde aus einer prozessbegleitenden fachlichen Unterstützung der ausgewählten Projekte bestehen, um eine ‚maßgeschneiderte' Qualitätssicherungs- und Evaluationsstrategie für jedes geförderte Projekt zu entwickeln. Durch dieses Angebot könnte die Stiftung einen wichtigen Beitrag zum systematischen Aufbau der nötigen Strukturen für Qualitätssicherung im Bereich settingbasierter Prävention leisten.

Die Entwicklung von Indikatoren für „Partizipation" und „Empowerment" fördern

Die Festlegung der Partizipation als Standard impliziert die Bestimmung von Empowerment als zentrales Ziel der settingbezogenen Arbeit. Für ein Projekt vor Ort ist es jedoch oftmals nicht einfach festzustellen, wie erfolgreich der partizipative Ansatz umgesetzt wurde und ob die Zielgruppen einen höheren Grad an Empowerment erreicht haben. Zu diesem Zweck sollen Verfahren entwickelt werden, die Veränderungen hinsichtlich Partizipation und Empowerment anschaulich machen. Es bestehen schon mehrere Methoden und Instrumente, die zusammengetragen und angepasst werden könnten, um es den Akteuren vor Ort zu ermöglichen, Problemstellungen und Fortschritte besser beobachten zu können. Eine Aufgabe der Stiftung im Rahmen der oben beschriebenen Projektbegleitung wäre die Entwicklung von Instrumenten und Verfahren, die von diversen Projekten verwendet werden könnten, um die Konzepte „Partizipation" und „Empowerment" handhabbar zu machen.

Ein Peer Review-Verfahren entwickeln und erproben

Obwohl lokale Entscheidungsprozesse den Kern des partizipativen Ansatzes bilden, ist es im Interesse der Weiterentwicklung des Setting-Ansatzes wichtig, einen Rahmen für eine Qualitätsdiskussion zu etablieren, die die Steuerung lokaler Prozesse unterstützt. Zu diesem Zweck wird empfohlen, ein Peer Review-Verfahren zu entwickeln und dessen Anwendung zu erproben. Das Verfahren soll sich auf einen Settingtypus fokussieren (Betrieb, Schule oder Stadtteil). Ziel wäre es, ein Verfahren zu entwickeln, das örtlichen Initiativen ein formales Feedback zu allen Aspekten ihrer Interventionsstrategien ermöglicht. Mit dem vom Uniklinikum Hamburg-Eppendorf und von der Bundeszentrale für gesundheitliche Aufklärung entwickelten Instrumentarium als Grundlage könnten Kriterien für die Beurteilung lokaler Initiativen ausgearbeitet werden. Bei der Entwicklung und Erprobung dieses Verfahrens würden u. a. folgende Fragen der Machbarkeit und der Akzeptanz im Mittelpunkt stehen:

- Wer soll dem Peer Review-Gremium angehören?
- Wie können Projekte für eine Teilnahme am Peer Review-Verfahren gewonnen werden?
- Wie sollen Projekte vorgestellt und beurteilt werden?
- In welcher Form soll das Feedback mitgeteilt werden?
- Wie können Feedbackprozesse in die örtliche Qualitätsentwicklung integriert werden?

Auf jeden Fall soll in dieser Entwicklungsphase die Teilnahme am Peer Review-Verfahren für Projekte freiwillig sein. Das Ziel ist, ein Verfahren zu organisieren, an dem Projekte in Zukunft teilnehmen wollen. Existierende Netzwerke (z. B. das Deutsche Netzwerk für Betriebliche Gesundheitsförderung, das Netzwerk „Gesundheitsfördernde Schulen" und die „regionalen Knoten" von Gesundheit Berlin e.V. in Zusammenarbeit mit der Bundeszentrale für gesundheitliche Aufklärung für die Koordinierung von Settingprojekten) bieten einen idealen Rahmen für die Erprobung des Peer Review-Konzepts. Diese Netzwerke beschäftigen sich bereits mit Leitfragen der guten Praxis, dafür bekommt das DNBGF direkte Unterstützung vom BKK-Bundesverband. In einer Zusammenarbeit zwischen dem BKK-Bundesverband und den Netzwerken können verschiedene Modelle des Peer Review entwickelt und getestet werden.

Literaturverzeichnis

Alinsky, S. D. (1982) Die Stunde der Radikalen. Ein praktischer Leitfaden für realistische Radikale. Offenbach: Burckhardthaus Laetare Verlag.

Allman, D.; Myers, T.; Cockerill, R. (1997) Concepts, definitions and models for community-based HIV prevention research in Canada. Toronto: University of Toronto.

Altgeld, T. (2003) Gesundheitsfördernde Settingansätze in benachteiligten städtischen Quartieren. Hannover: Landesvereinigung für Gesundheit Niedersachsen e.V.

Badura, B.; Ritter, W.; Scherf, M. (1999a) Betriebliche Gesundheitsförderung als Managementprozess. In: B. Badura; W. Ritter; M. Scherf (Hg.) Betriebliches Gesundheitsmanagement. Ein Leitfaden für die Praxis. Berlin: edition sigma: 47-58.

Badura, B.; Ritter, W.; Scherf, M. (1999b) Qualitätselement eines betrieblichen Gesundheitsmanagwments In: B. Badura; W. Ritter; M. Scherf (Hg.) Betriebliches Gesundheitsmanagement. Ein Leitfaden für die Praxis. Berlin: edition sigma: 59-122.

Barkholz U.; Israel, G.; Paulus, P; Posse, N. (1997) Gesundheitsförderung in der Schule. Ein Handbuch für Lehrerinnen und Lehrer. Soest: Landesinstitut für Schule und Weiterbildung.

Basch, C.E. (1987) Focus group interview: An under-utilized research technique for improving theory and practice in health education. Health Education Quarterly; 14(4): 411-448.

Bjäras, G.; Haglund, B.J.A.; Rifkin, S.B. (1991) A new approach to community participation assessment. Health Promotion International; 6 (3): 199-206.

Brown, C.R. (1997) Coalition Checklist. In: M. Minkler (Hg.) Community organizing and community building for health. New Brunswick, NJ; London: Rutgers University Press: 359-365.

Cavaluzzo, L. (1997) Creating healthier communities: A compendium of models. Healthcare Forum Journal; 40 (3): 35-50.

Christiansen, G. (1999) Evaluation – ein Instrument zur Qualitätssicherung in der Gesundheitsförderung. In der Reihe „Forschung und Praxis der Gesundheitsförderung", Band 8, Bundeszentrale für Gesundheitliche Aufklärung (BZgA) (Hg.). Bonn: BZgA.

Deutsche Gesellschaft für Technische Zusammenarbeit (GTZ) Project monitoring. An orientation for technical cooperation projects. Eschborn: GTZ.

Dixon, J. (1995) Community stories and indicators for evaluating community development. Community development journal; 30(4): 327-336.

Dugdill, L.; Springett, J. (2001) Evaluating health promotion programmes in the workplace. In: Rootman, I.; Goodstadt, M.; Hyndman, B.; McQueen, D. V.; Potvin, L.; Springett, J.; Ziglio, E. (Hg.) (2001) Evaluation in health promotion. Principles and perspectives. Kopenhagen: WHO Regional Publications, European Series, No. 92: 285-308.

Fetterman, D.M.; Kaftarian, S.J.; Wandersman, A. (Hg.) (1996) Empowerment evaluation. Knowledge and tools for self-assessment and accountability. Thousand Oaks, CA: Sage Publications.

Freire, P. (1984) Pädagogik der Unterdrückten. Stuttgart: Kreuz-Verlag.

Greenwood, D.; Whyte, W.F.; Harkavy, I. (1993) Participatory action research as a process and as a goal. Human Relations; 46(2): 171-191.

Hartley, M.; Hickson, F.; Warwick, I.; Douglas, N.; Weatherburn, P. (1999) HIV health promotion activity map for Greater London 1999–2000. London: Sigma Research.

Health Canada (1996) Guide to project evaluation: A participatory approach. Ottawa: Health Canada.

Heiner, M. (1994) (Hg.) Selbstevaluation als Qualifizierung in der Sozialen Arbeit. Fallstudien aus der Praxis. Freiburg: Lambertus.

International Network for Community-Based Research on HIV/AIDS (INCBR) (2000) Communities creating knowledge: A consensus statement on community-based research. INCBR.

Israel, B.; Schurman, S.J.; House, J.S. (1989) Action research on occupation stress: Involving workers as researchers. International Journal of Health Services; 19(1): 135-155.

Israel, B.A.; Schulz, A.J.; Parker, E.A.; Becker, A.B. (1998) Review of community-based research: Assessing partnership approaches to improve public health. Ann. Rev. Public Health, 19: 173-202.

Israel, B. A.; Schulz, A. J.; Parker, E. A.; Becker, A. B.; Allen, A. J.; Guzman, R. (2003) Critical issues in developing and following community based participatory research principles. In: M. Minkler; N. Wallerstein (Hg.) Community-based participatory research for health. San Francisco: Jossey-Bass: 53-76.

Judd, J.; Frankish, C. J.; Moulton, G. (2001) Setting standards in the evaluation of community-based programmes – a unifying approach. Health Promotion International; 16 (4): 367-380.

Kippax, S.; Van de Ven, P. (1998) An epidemic of orthodoxy? Design and methodology in the evaluation of the effectiveness of HIV health promotion. Critical Public Health; 8(4): 371-386.

Kliche, T.; Töppich, J.; Kawski, S.; Koch, U.; Lehmann, H. (2004) Die Beurteilung der Struktur-, Konzept- und Prozessqualität von Prävention und Gesundheitsförderung. Anforderungen und Lösungen. Bundesgesundheitsblatt – Gesundheitsforschung – Gesundheitsschutz, 47: 125-132.

König, J. (1998) "Wie gut sind wir eigentlich?" Kleiner Praxisleitfaden zur Selbstevaluation in der Sozialen Arbeit. Verhaltenstherapie und psychosoziale Praxis, 30 (2/3): 181-200.

Lenhardt, U. (2003) Bewertung der Wirksamkeit betrieblicher Gesundheitsförderung. Zeitschrift für Gesundheitswissenschaften; 11(1): 18-37.

Lichiello, P. (1999) Turning point. Collaborating for a new century in public health. Guidebook for performance measurement. Seattle: University of Washington, Turning Point National Program Office.

Minkler, M. (1997) Community organizing among the elderly poor in San Francisco's Tenderloin District. In: M. Minkler (Hg.) Community organizing and community building for health. New Brunswick, NJ; London: Rutgers University Press: 244-258.

Noack, R.H. (1999) Evaluation betrieblicher Gesundheitsförderung. In: B. Badura; W. Ritter; M. Scherf (Hg.) Betriebliches Gesundheitsmanagment. Ein Leitfaden für die Praxis. Berlin: edition sigma: 168-174.

Papies-Winkler, I. (2003) Kiezdetektive: Kinderbeteiligung für eine gesunde und zukunftsfähige Stadt. Ein Projektbericht auf der Internetseite des Deutschen Instituts für Urbanistik (www.sozialestadt.de).

Paulus, P. (2002) Health promotion in schools – does it work? Comprehensive evaluation – what does it take? Case Study: Germany. Projektbericht des European Network of Health Promoting Schools (ENHPS) Kopenhagen: WHO European Office.

Paulus, P. (2003) Schulische Gesundheitsförderung. In: P. Franzkowiak u. a. Leitbegriffe der Gesundheitsförderung. In der Reihe „Blickpunkt Gesundheit", Band 6, Bundeszentrale für Gesundheitliche Aufklärung (BZgA) (Hg.). Schwabenheim a. d. Selz: Fachverlag Peter Sabo: 200-202.

Pfaff, H. (1999) Organisationsdiagnose im Rahmen des betrieblichen Gesundheitsmanagements. In: B. Badura; W. Ritter; M. Scherf (Hg.) Betriebliches Gesundheitsmanagement. Ein Leitfaden für die Praxis. Berlin: edition sigma: 135-139.

Rootman, I.; Goodstadt, M.; Hyndman, B.; McQueen, D. V.; Potvin, L.; Springett, J.; Ziglio, E. (Hg.) (2001) Evaluation in health promotion. Principles and perspectives. Kopenhagen: WHO Regional Publications, European Series, No. 92.

Rosenbrock, R. (2003) Betriebliche Gesundheitsförderung. In: P. Franzkowiak u. a. Leitbegriffe der Gesundheitsförderung. In der Reihe „Blickpunkt Gesundheit", Band 6, Bundeszentrale für Gesundheitliche Aufklärung (BZgA) (Hg.). Schwabenheim a. d. Selz: Fachverlag Peter Sabo: 21-23.

Sachverständigenrat für die Konzertierte Aktion im Gesundheitswesen (2000/2001) Bedarfsgerechtigkeit und Wirtschaftlichkeit. Band I: Zielbildung, Prävention, Nutzerorientierung und Partizipation. Baden-Baden: Nomos Verlagsgesellschaft.

Schneider, U. (1980) Sozialwissenschaftliche Methodenkrise und Handlungsforschung. Methodische Grundlagen der Kritischen Psychologie. Frankfurt/New York: Campus.

Der Senat von Berlin (2002) Antrag Berlins als Mitglied im Gesunde-Städte-Netzwerk der Bundesrepublik Deutschland (Drs. 14/1175 und 14/1421) und Berlin unterstützt die Aktivitäten zur Gesundheitsförderung im Rahmen der „Healthy-City" – Kampagne der Weltgesundheitsorganisation (WHO) und des bundesdeutschen Gesunde-Städte-Netzwerks (Drs 14/1180, 14/1421 und 15/384), Schlussbericht.

Springett, J. (2003) Issues in participatory evaluation. In: M. Minkler; N. Wallerstein (Hg.) Community-based participatory research for health. San Francisco: Jossey-Bass: 263-288.

Stark, W. (2003a) Partizipation – Mitwirkung und Mitentscheidung der BürgerInnen. In: P. Franzkowiak u. a. Leitbegriffe der Gesundheitsförderung. In der Reihe „Blickpunkt Gesundheit", Band 6, Bundeszentrale für Gesundheitliche Aufklärung (BZgA) (Hg.). Schwabenheim a. d. Selz: Fachverlag Peter Sabo: 170-172.

Stark, W. (2003b) Empowerment. In: P. Franzkowiak u. a. Leitbegriffe der Gesundheitsförderung. In der Reihe „Blickpunkt Gesundheit", Band 6, Bundeszentrale für Gesundheitliche Aufklärung (BZgA) (Hg.). Schwabenheim a. d. Selz: Fachverlag Peter Sabo: 28-31.

Stears, D. (1998) Evaluation of the health promoting school: A paradigm shift and way forward. Dokumentation des European Network of Health Promoting Schools (ENHPS) First Workshop on the Practice of Evaluation of the Health Promoting School. Kopenhagen: WHO European Office.

Stevenson, J.F.; Mitchell, R.E.; Florin, P. (1996) Evaluation and self-direction in community prevention coalitions. In: D. M. Fetterman; S. J. Kaftarian; A. Wandersman (Hg.) Empowerment evaluation. Knowledge and tools for self-assessment and accountability. Thousand Oaks, CA: Sage Publications: 203-233.

Thornton, T. N.; Craft, C. A.; Dahlberg, L. L.; Lynch, B. S.; Baer, K. (2002) Best Practices of Youth Violence Prevention: A Sourcebook for Community Action. Atlanta, Georgia: Division of Violence Prevention; National Center for Injury Prevention, and Control; Centers for Disease Control and Prevention.

Tones, K. (1997) Beyond the randomized control trial: a case for "judicial review." Health Education Research; 12(2): i-iii.

Wallerstein, N.; Sanchez-Merki, V.; Dow, L. (1997) Freirian Praxis in health education and community organizing: A case study of an adolescent prevention program. In: M. Minkler (Hg.) Community organizing and community building for health. New Brunswick, NJ; London: Rutgers University Press: 195-211.

Wandersman, A.; Goodman, R. M.; Butterfoss, F. D. (1997) Understanding coalitions and how they operate: An "open systems" organizational framework. In: M. Minkler (Hg.) Community organizing and community building for health. New Brunswick, NJ; London: Rutgers University Press: 261-277.

Weare, K. (1998) The health promoting school – An overview of concept, principles and strategies and the evidence for their effectiveness. Dokumentation des European Network of Health Promoting Schools (ENHPS) First Workshop on the Practice of Evaluation of the Health Promoting School. Kopenhagen: WHO European Office.

World Health Organization (WHO) (1986) Ottawa-Charta für Gesundheitsförderung. WHO: Genf.

Wright, M. T. (2003a) Die Lebenslage von Strichern in Köln, Düsseldorf und im Ruhrgebiet: Zur Feststellung der Gesundheitsrisiken einer besonders gefährdeten und schwer erreichbaren Zielgruppe. In: Wright, M. T. (Hg.) Prostitution, Prävention und Gesundheitsförderung. Teil 1: Männer. AIDS-Forum Band 40. Berlin: Deutsche AIDS-Hilfe: 57-82.

Wright, M. T. (2003b) Wie kann die innovative Präventionsarbeit im Nichtregierungssektor evaluiert werden? Die AIDS-Hilfen als Beispiel. E. Luber; R. Geene (Hg.) Qualitätssicherung und Evidenzbasierung in der Gesundheitsförderung. Berlin: Mabuse-Verlag: 127-133.

Autorenverzeichnis

Prof. Dr. Rolf Rosenbrock	Wissenschaftszentrum Berlin für Sozialforschung (WZB) Holsteinische Str. 3 10717 Berlin
Holger Kilian, Dr. Raimund Geene, Tanja Philippi, Dietmar Walter	Gesundheit Berlin e. V. Landesarbeitsgemeinschaft für Gesundheitsförderung Friedrichstr. 231 10969 Berlin
Gesine Bär, Dr. Martin Buhtz, Dr. Heike Gerth	Weeber + Partner Institut für Stadtplanung und Sozialforschung Emser Str. 18 10719 Berlin
Dr, Michael T. Wright, LICSW, MS	Wissenschftszentrum Berlin für Sozialforschung (WZB) Arbeitsgruppe Public Health